症例から学ぶNPPV
― チーム医療の役割分担 ―

[編著] 聖路加国際病院内科部長
蝶名林 直彦 Naohiko Chohnabayashi

克誠堂出版

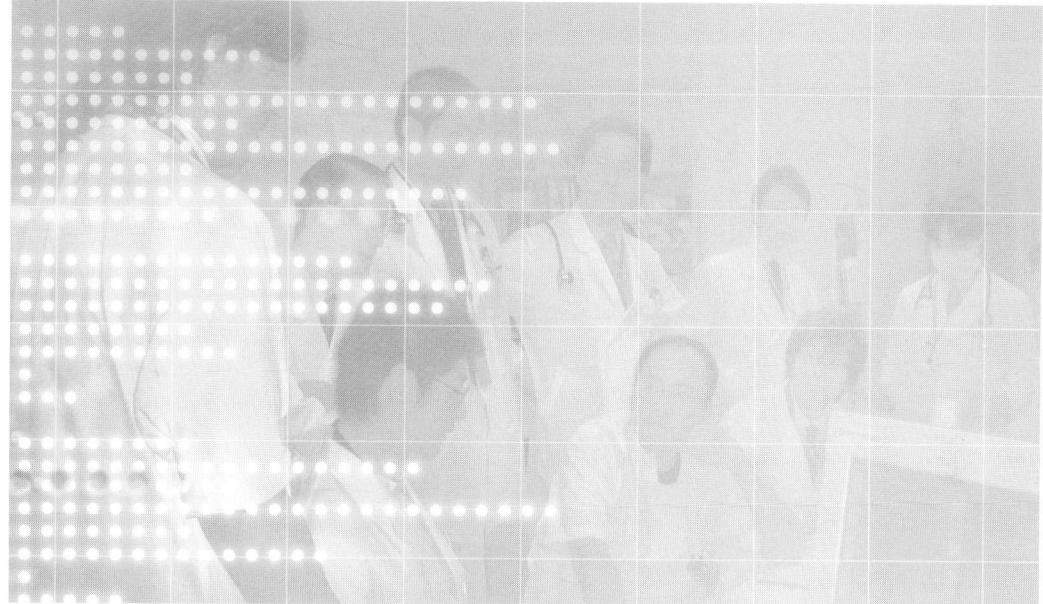

NPPV
Noninvasive Positive Pressure Ventilation

執筆者一覧

── 編 著 ──

蝶名林直彦	聖路加国際病院呼吸器内科

── 執 筆 者(執筆順) ──

北村真友	信州大学医学部救急集中治療医学講座
関口幸男	信州大学医学部救急集中治療医学講座
三島吉登	信州大学医学部救急集中治療医学講座
岡元和文	信州大学医学部救急集中治療医学講座
高橋　進	岩手医科大学医学部救急医学講座
櫻井　滋	岩手医科大学医学部臨床検査医学講座
川畑雅照	国家公務員共済組合連合会虎の門病院分院呼吸器科
石原英樹	独立行政法人大阪府立病院機構大阪府立呼吸器・アレルギー医療センター呼吸器内科・集中治療科
平松哲夫	平松内科呼吸器内科小牧ぜんそく睡眠リハビリクリニック
小島英嗣	小牧市民病院呼吸器科
辻村康彦	小牧市民病院リハビリテーション科
菅沢由美子	小牧市民病院呼吸器病棟(看護師)
蝶名林直彦	聖路加国際病院呼吸器内科
西村直樹	聖路加国際病院呼吸器内科
片山正夫	聖路加国際病院麻酔科
田村富美子	聖路加国際病院(救命救急センターナースマネージャー)
小松崎朗子	聖路加国際病院(ICU看護師)
森谷忠生	聖路加国際病院(臨床工学技士)
小島　肇	聖路加国際病院(理学療法士)
黒田浩光	岡山大学大学院医歯薬学総合研究科救急医学分野
氏家良人	岡山大学大学院医歯薬学総合研究科救急医学分野
片岡健介	公立陶生病院呼吸器・アレルギー内科
細川康二	京都府立医科大学附属病院麻酔科・集中治療部
橋本　悟	京都府立医科大学附属病院麻酔科・集中治療部
荻野美恵子	北里大学医学部神経内科学
瓜生伸一	北里大学東病院神経内科病棟(臨床工学技士)
大永里美	北里大学東病院神経内科病棟(看護師)

川上　唯	北里大学東病院神経内科病棟（看護師）
伊勢田明子	北里大学東病院（医療社会福祉士）
鈴木身和子	北里大学東病院（医療社会福祉士）
佐藤志保	北里大学東病院（医療社会福祉士）
佐藤みさを	北里大学東病院（歯科衛生士）
津田　徹	医療法人社団恵友会霧ヶ丘つだ病院
森槌康貴	医療法人社団恵友会霧ヶ丘つだ病院（検査技師）
江里口杏平	医療法人社団恵友会霧ヶ丘つだ病院（理学療法士）
宗まり子	医療法人社団恵友会霧ヶ丘つだ病院（管理栄養士）
津田緩子	Faculty of Dentistry, The University of British Columbia
町田和子	独立行政法人国立病院機構東京病院呼吸器内科（現：公害健康被害補償不服審査会）
坪井知正	京都大学大学院医学研究科呼吸管理睡眠制御学
小谷　透	東京女子医科大学麻酔科学教室・集中治療室
今中秀光	徳島大学病院ER・災害医療診療部
山口治隆	徳島大学医学部病態情報医学講座救急集中治療医学
中島　孝	国立病院機構新潟病院神経内科
会田　泉	国立病院機構新潟病院神経内科
伊藤博明	国立病院機構新潟病院神経内科
小澤哲夫	国立病院機構新潟病院内科（臨床遺伝）
木下　悟	国立病院機構新潟病院小児科
志馬伸朗	京都府立医科大学附属病院集中治療部

はじめに

　日本に普及しつつあるNPPVによる治療に関して，すでにいくつかのガイドラインや成書は発刊されてきており，NPPVについての知識はかなり浸透してきたものの，各病院単位で，実際どのように行っていくべきか，チーム医療はどのように関わっていくべきなのか，などについて具体的指針は，いまだ十分とはいえない状況と判断しています。

　特にこの領域はエビデンスの構築が難しく，どの施設でもある部分では手探り状態となっているのはやむをえないことではありますが，できる限り安全な方法が要求されるのはいうまでもありません。

　今回，疾患別にNPPVに関して日本のリーダーシップをとっている病院で，呼吸不全に陥った患者に対して，どの職種がどの時期にどう呼吸管理に関与して，NPPV導入から離脱あるいはICU退室，病棟退院までもってきているかを細かに分析してもらい，現在NPPVを行っている医療者の技術的スキルアップに，またこれから始められる施設の方々の具体的実践書として本書が企画されたのです。

　結果として，現時点でのNPPVについての欧米・本邦のガイドラインや，当該施設での工夫などが実際の症例でどう生かされているか，またそこからより具合的な治療やケアの方法を，チーム医療を担う各職種ごとに解説していくというスタイルで本書が刷り上がりました。

　さらに，NPPVの対象となる疾患を，急性・亜急性・慢性疾患と分け，またそれらに対するNPPVのエビデンスレベルの強さによって細分化し，これに呼吸補助を目的（外科手術後）にしたものや，小児の呼吸不全症例を追加して記載していただきました。

　おりしも，本年1月の診療報酬改定で，NPPVを含む人工呼吸療法を行っている患者に対し医師・看護師・臨床工学技士・理学療法士などからなる専任の呼吸ケアチームで診療がなされた場合，保険点数加算が新設されました。これはとりもなおさず，人工呼吸療法に対し，その安全性を確保するための**チーム医療の重要性**が認識されてきたあらわれであると解釈しています。

　いまやこのNPPV療法は呼吸器内科・外科のみならず，救急領域，循環器領域，外科術後領域，さらに呼吸リハビリテーション領域の呼吸管理法として広く使用されてきている現状であり，そこで直接患者の治療にあたる医師と多くのコメディカルの方々に本書を活用していただければ，編者としては大きな喜びであります。

　最後に，編集に惜しみない努力を続けていただいた克誠堂出版の堀内志保様に深謝いたします。

2010年　春

編著者　蝶名林　直彦

目 次

I 急性疾患の場合 / 1

1. エビデンスレベルの高い疾患 ……… 3

1) COPDの急性増悪 —プロトコルに基づくNPPVの導入から離脱—
……………………………………………………………………北村真友, 関口幸男, 三島吉登, 岡元和文 …… 3

[症 例] 85歳, 男性, 身長170cm, 体重54kg, COPDの急性増悪 …… 3
　■入院後の経過 / 4

各職種の役割分担 …… 9

| 解 説 | NPPVプロトコルの有用性 …… 14

> **コラム1**：熱傷深度とは / 4　　**コラム2**：熱傷予後指数(prognostic burn index：PBI)とは / 4　　**コラム3**：Parkland方式とは / 4　　**コラム4**：Do not intubate (DNI)オーダーについて / 7　　**コラム5**：頻呼吸指数(rapid shallow breathing index：RSBI)とは / 8

2) 心原性肺水腫 …………………………………………………………高橋 進, 櫻井 滋 …… 15

[症 例] 68歳, 女性, うっ血性心不全(CHF) …… 15
　■救急センター外来での経過 / 16　■救急センター病室での経過 / 17　■一般病棟での経過—終夜ポリグラフ検査の施行— / 17

各職種の役割分担 …… 19

| 解 説 | …… 24

> **コラム**：adaptive/auto servo-ventilation (ASV)とは / 23

3) 免疫不全を伴う急性呼吸不全 ……………………………………………………川畑雅照 …… 26

[症 例] 64歳, 男性, 造血幹細胞移植(HSCT)移植後の急性呼吸不全 …… 26
　■移植後の経過 / 26　■急性呼吸不全までの経過 / 27　■急性呼吸不全からNPPV開始までの経過 / 27
　■NPPV離脱までの経過 / 28

各職種の役割分担 …… 30

| 解 説 | …… 36

> **コラム1**：造血幹細胞移植(hematopetic stem cell transplantation：HSCT)と肺合併症とは / 29
> **コラム2**：特発性肺炎症候群(idiopathic pulmonary syndrome：IPS)とは / 29　　**コラム3**：BiPAP Vision®の呼気ポートテスト / 31

4) COPD合併重症肺炎 ……………………………………………………………石原英樹 …… 39

[症 例] 73歳, 女性, COPD …… 39

■入院後の経過／39　　■ICU退室から退院まで／40　　■本症例についてのNPPVに関する医学的ポイント／41

各職種の役割分担 43

|解　説| 50

> **コラム1**：圧トラブル(導入の際の注意点)／44　　**コラム2**：同調不良(導入の際の注意点)／44　　**コラム3**：不隠(導入の際の注意点)／44　　**コラム4**：NPPVと鎮静(導入の際の注意点)／45　　**コラム5**：インターフェイス(導入の際の注意点)／45　　**コラム6**：患者ケア(導入の際の注意点)／47　　**コラム7**：マスクトラブル(導入の際の注意点)／49　　**コラム8**：モニタリング(導入の際の注意点)／49

2. エビデンスレベルのやや不十分な疾患 51

1) 気管支喘息 .... 平松哲夫，小島英嗣，辻村康彦，菅沢由美子 51

［症　例］28歳，男性，気管支喘息 51

■救急車の中で／51　　■救急室で／51　　■ICUで／51

各職種の役割分担 55

|解　説| 59

> **コラム1**：呼吸介助手技について／53　　**コラム2**：NPPV下の吸入療法／55

2) 肺結核後遺症の急性増悪 .... 蝶名林直彦，西村直樹，片山正夫，田村富美子，小松崎朗子，森谷忠生，小島　肇 60

［症　例］74歳，女性，肺結核後遺症 60

■入院後の経過—病棟入室からICUへ—／60　　■ICU退室から退院まで／61

各職種の役割分担 62

|解　説| 68

> **コラム**：日常生活活動評価(functional independent measure：FIM)とは／67

3) 胸郭損傷 .... 黒田浩光，氏家良人 71

［症　例］58歳，男性，胸郭損傷(多発肋骨骨折，血気胸，肺挫傷など) 71

■搬入後経過—救急外来—／71　　■ICU搬入後／72

各職種の役割分担 74

|解　説|胸郭損傷に対するNPPV 80

3. エビデンスの明らかでない疾患 82

1) 間質性肺炎 .... 片岡健介 82

［症　例］66歳，男性，特発性肺線維症(IPF)の急性増悪 82

■入院後の経過／82　　■ICU退室から退院まで／85

各職種の役割分担 ··· 86

> **コラム1**：特発性肺線維症(idiopathic pulmonary fibrosis：IPF)の急性増悪とは／88　**コラム2**：特発性間質性肺炎(idiopathic interstitial pneumonia：IIP)の重症度分類／92

2) ALI/ARDS ·· 細川康二，橋本　悟 94

［症　例］51歳，女性，慢性移植片宿主相関病(GVHD) ··· 94

■ICU入室前数日の経過／94　　■ICU入室中の経過／95　　■ICU退室後の経過／96

各職種の役割分担 ··· 96

|解　説| ·· 100

> **コラム**：慢性移植片宿主相関病(graft-versus-host diseases：GVHD)における肺合併症／100

II　亜急性から慢性疾患の場合／103

1. エビデンスレベルの高い疾患 ·· 105

1) 神経筋疾患—筋萎縮性側索硬化症を中心に—
············ 荻野美恵子，瓜生伸一，大永里美，川上　唯，伊勢田明子，鈴木身和子，佐藤志保，佐藤みさを ······ 105

はじめに ··· 105

各職種の役割分担 ··· 105

［症　例 1］54歳，男性，筋萎縮性側索硬化症(ALS) ··· 107

■医師の立場から／107　　■看護師の立場から／109　　■臨床工学技士の立場から／111　　■医療社会福祉士の立場から／112　　■歯科衛生士の立場から／112

［症　例 2］70歳，女性，重度球麻痺，認知症合併高齢ALSへのNPPV導入 ··· 114

■看護師の立場から／114　　■臨床工学技士の立場から／114　　■医療社会福祉士の立場から／114

［症　例 3］77歳，男性，在宅看取りを行ったALS ··· 115

■症例の呈示および医師の立場から／115　　■看護師の立場から／116　　■臨床工学技士の立場から／117　　■医療社会福祉士の立場から／118

おわりに ··· 118

> **コラム**：ペインブロッカーポンプ™(自己調整鎮痛療法)の導入まで／116

2) 睡眠時無呼吸症候群 ·· 津田　徹，森槌康貴，江里口杏平，宗まり子，津田緩子 ······ 119

［症　例］24歳，男性，閉塞型睡眠時無呼吸症候群(OSAS) ··· 119

■外来初診時から持続陽圧呼吸療法(CPAP)卒業までの経過／119

各職種の役割分担 ··· 121

| 解 説 | ………………………………………………………………………………………… 131

2. エビデンスの明らかでない疾患 ……………………………………………………… 133

1) COPDの慢性期 ……………………………………………………………… 町田和子 …… 133

［症例］73歳，男性，NPPV導入後，急性増悪時にステロイド吸入療法が著効を示し，在宅で長期NPPVを行ったCOPD ………………………………………………………………… 133

■入院後の経過／133　■考察／134　■本症例の医学的問題／134　■安定期COPDの管理／136　■安定期における換気サポート／136

各職種の役割分担 ……………………………………………………………………………… 137

| 解 説 | ………………………………………………………………………………………… 142

> **コラム1**：導入時のポイント／139　**コラム2**：NPPV成功のポイント／139　**コラム3**：導入時，急性増悪時の一工夫／140　**コラム4**：在宅移行時の患者指導のポイント／144

2) 終末期の呼吸器疾患 ………………………………………………………… 坪井知正 …… 146

［症例1］52歳，女性，膵臓癌，肺結核後遺症による慢性呼吸不全 ………………………… 146

■入院までの経緯／146　■入院後の経過／147

症例1における各職種の役割分担 ……………………………………………………………… 147

［症例2］86歳，男性，肺結核後遺症によるII型慢性呼吸不全，喀血 ……………………… 148

■入院までの経緯／148　■入院後の経過／149

症例2における各職種の役割分担 ……………………………………………………………… 150

| 解 説 | ………………………………………………………………………………………… 152

> **コラム**：呼吸リハビリテーションとは／151

III 呼吸補助を目的とした場合／159

1. 人工呼吸からの離脱支援 ……………………………………………… 小谷 透 …… 161

A. 離脱におけるエビデンス …………………………………………………………………… 161

B. 離脱支援とは ………………………………………………………………………………… 161

C. 離脱失敗の病態生理 ………………………………………………………………………… 162

D. 離脱失敗例へのNPPVの役割 ……………………………………………………………… 162

E. NPPVによる離脱支援に関する報告 ……………………………………………………… 164

F. 低酸素症例に対する離脱支援 ……………………………………………………………… 164

G. NPPVによる離脱支援策の現状と限界 …………………………………………………… 165

H. まとめ 168

2. 術後の一時的使用 .... 今中秀光, 山口治隆 170

　　[症 例] 39歳, 男性, マルファン症候群, 大動脈弁輪拡張, 大動脈弁閉鎖不全 170
　　　　■入院後の経過／171　　■手術と麻酔／171　　■術後経過／172　　■ICU退室から退院まで／173

　　各職種の役割分担 173

IV　小児の呼吸不全／179

1. 筋ジストロフィー―適応を含めて― .... 中島　孝, 会田　泉, 伊藤博明, 小澤哲夫, 木下　悟 181

　　[症 例] 入院時15歳, 男性, デュシェンヌ型筋ジストロフィー 181
　　　　■入院後の経過／181　　■栄養障害へのアプローチ―PEG造設―／181　　■呼吸・心機能低下に対するアプローチ―呼吸理学療法の強化と薬物療法の開始―／182　　■NPPVの導入から維持へ／182　　■マウスピース型インターフェースの導入と従量式人工呼吸器の電動車椅子への装着／182

　　各職種の役割分担 183

　　|解　説| 184

　　　　コラム1：最大咳流量(peak cough flow：PCF)とは／189　　コラム2：Cough Assist®(カフアシスト)／190　　コラム3：筋ジストロフィーにおける認知機能に関する問題／196

2. その他の疾患―急性期, 術後補助など― .... 志馬伸朗 198

　　[症 例] 2歳, 女児, 体重11kg, フォンタン手術後, 右室型単心室症 198
　　　　■PICU入室後の経過―挿管下人工呼吸離脱からBiPAP導入まで―／198　　■PICU入室後の経過―NPPVの維持―／199

　　各職種の役割分担 199

　　|解　説| 205

　　　　コラム：フォンタン手術と早期抜管／200

付録 207

索引 213

I

急性疾患の場合

1. エビデンスレベルの高い疾患

1 COPDの急性増悪 —プロトコルに基づくNPPVの導入から離脱—

[症例] 85歳，男性，身長170cm，体重54kg，COPDの急性増悪

主 訴	体幹と上腕の熱傷
既往歴	軽度の認知症あり。慢性閉塞性肺疾患(chronic obstructive pulmonary disease：COPD)による肺気腫で在宅酸素療法(home oxygen therapy：HOT)を受けていた。なお，テオフィリン製剤，β刺激内服薬，マクロライド系抗菌薬，去痰薬，ステロイドを内服中であった。
現病歴	入院当日，自宅で歩行中に転倒し，ストーブ上にあったやかんの熱湯を体幹と左上腕に浴びた。すぐに家人が脱衣させた後，冷水で患部を冷却し近医に救急搬送された。近医で重症熱傷と診断され，受傷後約2時間30分後に本院へ転送されてきた。なお，受傷前の平常時の動脈血液ガスは酸素鼻カニューラ2l/分でPa_{O_2} 50〜65 Torr，Pa_{CO_2} 55 Torrであった。
入院時現症	意識は清明であった。気道狭窄の所見なし。呼吸数15〜20回/分，呼吸音は左右差なし。Cracklesおよびwheezeなし。脈拍数110/分，血圧185/85mmHgで末梢冷感を認めた。体温37.5℃であった。リザーバー付き酸素マスク10l/分で救急隊員による搬送中および搬入直後のパルスオキシメータによる動脈血酸素飽和度(Sp_{O_2})は99％であった。胸部単純X線写真とコンピュータ断層撮影(computed tomography：CT)では肺気腫像とブラを認めた(図1)。なお，熱傷部位と熱傷深度は，左前胸部から背部の体幹11％と左上腕の4％の合計15％のⅡ度熱傷であった(コラム1)。気道熱傷の合併はなかった。予後を反映する熱傷予後指数は93で救命率が低いことが予想された(コラム2)。

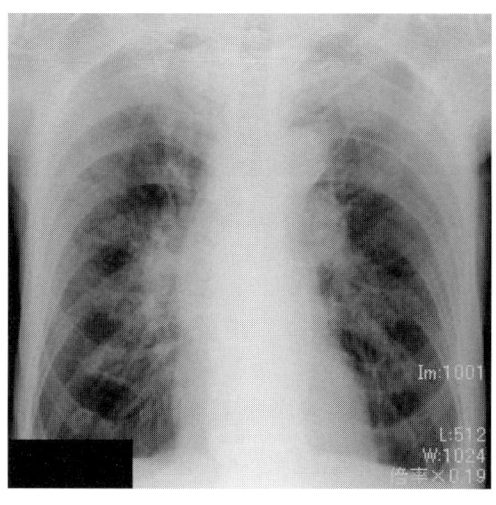

(a) 胸部単純X線写真
両肺野に肺気腫像を認める。

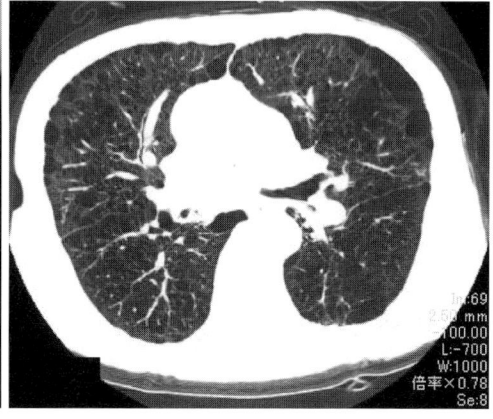

(b) 胸部CT
ブラが確認される。

図1 入院時画像所見

■入院後の経過

1）入院からCOPD急性増悪を起こす前まで

本症例の入院時の主な問題点は，①HOT下のCOPD，②体幹と上腕からなる15％のⅡ度熱傷，熱傷への大量輸液と創痛対策としての鎮痛薬投与の必要性，創部などの二次感染によるCOPDの急性増悪の危険性，③85歳の高齢と認知症の3点であった。

なお，治療経過中に非侵襲的陽圧換気療法（noninvasive positive airway pressure ventilation：NPPV）と気管挿管下人工呼吸による管理が強く予想されたので，患者本人と家族に説明した。NPPV施行には同意を得たが気管挿管下人工呼吸については同意を得られなかった。予防的抗菌薬は投与しないこと，必要であれば受傷5日以後の敗血症期に開始することにした。

ショック期の乳酸加リンゲル液による初期輸液量は，Parkland方式により受傷後24時間で3,240 mlと算出された（Parkland方式の計算に際しての体重は，家族からの伝聞による54 kgを用いた。入院時の体重は50 kgと，強いるい痩が見られた）（コラム3）。3,240 mlの

コラム1　熱傷深度とは

熱傷深度はⅠ度，Ⅱ度，Ⅲ度に区分される。Ⅰ度は表皮熱傷であり皮膚の発赤を認める。Ⅱ度は皮膚の水泡とびらんを認め，深度が浅いもの（浅達性）と深いもの（深達性）がある。Ⅰ度とⅡ度は創痛が強い。ただし，Ⅱ度でも深達度がひどく深いものは知覚鈍麻し，Ⅲ度は痛みがまったくない。Ⅲ度では皮膚は蒼白で羊皮紙状となる。深達性Ⅱ度とⅢ度熱傷は植皮術が必要になる。

コラム2　熱傷予後指数（prognostic burn index：PBI）とは

PBI＝Ⅲ度熱傷面積（％）＋Ⅱ度熱傷面積（％）×1/2＋年齢（歳）で求める。本例ではⅡ度熱傷15％で年齢85歳であるので，PBI 93となる。PBI 100以上では救命が困難である。

コラム3　Parkland方式とは

熱傷時の乳酸加リンゲル液の初期投与量を決める計算式である。初期投与量（ml）＝4 ml×受傷面積（％）×体重（kg）で求める。初期投与量のうち，受傷後8時間以内に1/2量を投与し，残り16時間に1/2量を投与する。実際には，この投与量を参考に，尿量0.5～1 ml/kg/時，ヘマトクリット45％以下，血圧100 mmHg以上を目標に輸液量を増減する。

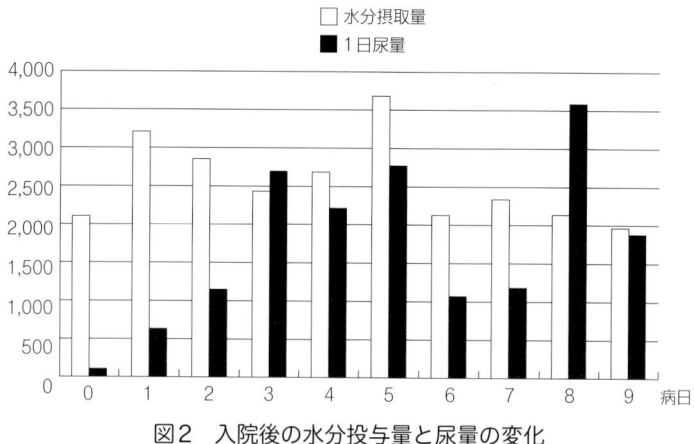

図2 入院後の水分投与量と尿量の変化

尿量は，受傷当日（入院日）84 ml/8時間（0.2 ml/kg/時）と乏尿であったが，第1病日611 ml/日（0.5 ml/kg/時），第2病日1,124 ml/日（0.9 ml/kg/時）と次第に増加した。

1/2量に相当する1,620 mlを最初の8時間に投与する方針とした。肺水腫を起こさないために輸液量はできるだけ節減し，尿量は必要最低の0.5 ml/kg/時を維持する方針とした（図2）。受傷後24時間の実際の輸液量と経口摂取量は4,300 mlで尿量は390 ml（約0.3 ml/kg/時）であった。

創処置としてはシャワーによる全身の洗浄とワセリン塗布を行った。鎮痛薬によるCOPDの急性増悪の可能性があったが，II度熱傷のため創痛があり創痛対策には塩酸ペンタゾシンを用いた。なお，COPDに対する酸素療法はSp_{O_2} 88〜90％を目標に鼻カニューラで酸素流量を増減した。

2）NPPV開始から離脱まで

受傷24時間以内のショック期，受傷2〜3日目の肺水腫期はCOPDの急性増悪を認めなかった。しかし，敗血症期の第6病日の深夜に，体温は38℃と発熱を認め，血液検査でWBC 14,990 μg/l，CRP 10.02 mg/dlと上昇し，グラスゴー昏睡尺度（Glasgow coma scale：GCS）8点と意識レベルの低下を認めた。鼻カニューラ1.5 l/分でSp_{O_2}は70％台後半へ低下したため，吸入酸素量を増やすことでチアノーゼは改善した。しかし，第7病日にはpH 7.25，Pa_{O_2} 63 Torr，Pa_{CO_2} 92 Torr，BE 8.2 mEq/lと呼吸性アシドーシスと高二酸化炭素血症の悪化を認めた（図3）。胸部単純X線写真では右肺野の軽度の肺紋理増強を認め（図4a），全身浮腫により入院時より体重は第4病日で8 kg増加していた（図4b）。

CO_2ナルコーシスを認めたことから鼻カニューラによる酸素療法の限界と考え，プロトコル（手順書）に基づくNPPVの開始基準と適応評価を行った（表1，表2）。表2と表3を満たしたのでNPPV施行を患者と家族に再度説明し同意を得てNPPVを開始した。なお，気管挿管は再び同意を得ることができなかったのでdo not intubate（DNIオーダー）をチームメンバーに周知した（コラム4）。

NPPVにはBiPAP Vision®（フジ・レスピロニクス社）を用いた。STモード下で吸気気道陽圧（inspiratory positive airway pressure：IPAP）8 cmH₂O，呼気気道陽圧（expiratory positive airway pressure：EPAP）4 cmH₂O，バックアップ換気回数12回/分，IPAPライズタイム0.2秒とした。吸入酸素濃度はSp_{O_2}が

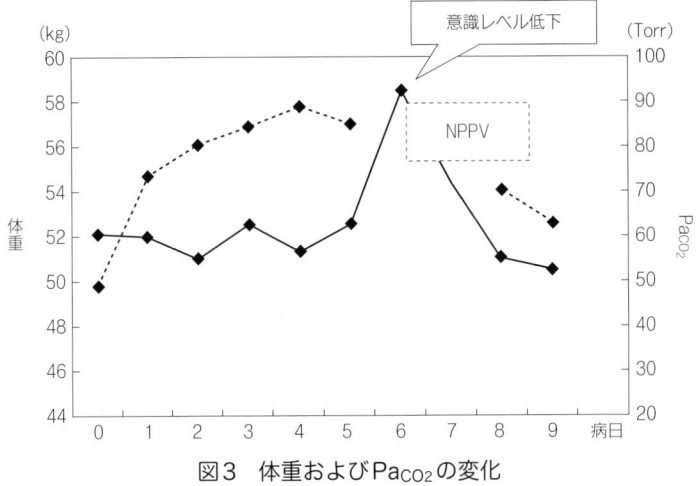

図3 体重およびPa$_{CO_2}$の変化

第6病日にpH 7.25, Pa$_{O_2}$ 63 Torr, Pa$_{CO_2}$ 92 Torrと高CO$_2$血症と意識レベルの低下を認めたのでNPPV (STモード:F$_{IO_2}$ 0.35, EPAP 4/IPAP 7, 換気回数12/分) を開始した。

入院からの体重の変化:体重は第4病日には8kgも増加していた。NPPV下で利尿薬を投与し体重をまず54kg (平常時体重) まで減らし, さらに53kgまで体重を減らすことでNPPVを離脱できた。

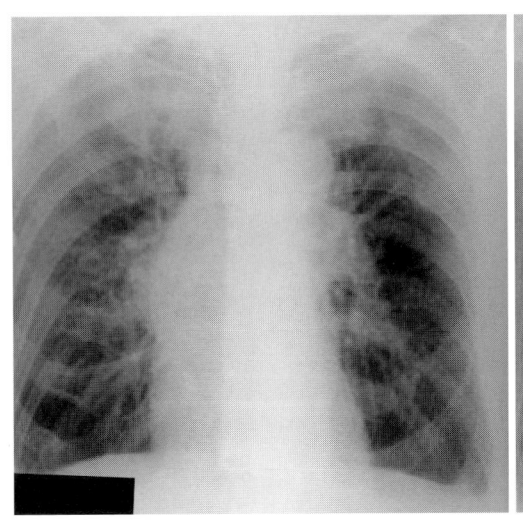

(a) NPPV導入前
入院時の胸部単純X線写真に比べ, 右肺野の軽度の肺紋理増強を認める。

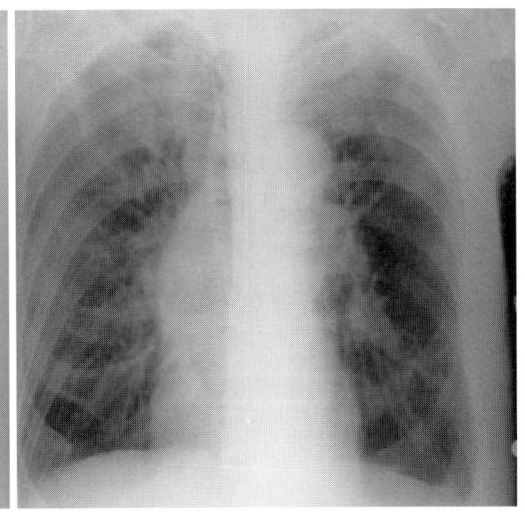

(b) NPPV離脱前
(a) に比べ, 右肺野の肺紋理の軽度の改善を認める。

図4 NPPV導入前・離脱前の胸部単純X線写真

90%を保つ程度とし, 結果的にはF$_{IO_2}$ 0.35となった。NPPV開始後85分のチェック (表3) ではpH 7.33, Pa$_{O_2}$ 54 Torr, Pa$_{CO_2}$ 74 Torr, BE 9.4 mmol/lと, pHおよびPa$_{CO_2}$の改善, 呼吸数の改善を認めたのでNPPVを続行した。

COPDの急性増悪の原因としては, 熱傷急性期の大量輸液による4日間で8kgもの急激な体重増加と全身浮腫による肺胸郭コンプライアンスの低下, 熱傷創部感染と全身性炎症反応症候群 (systemic inflammatory response syn-

表1　NPPV開始の基準

どれかがあればNPPVの適応チェックに進む。

- □ 高濃度酸素投与が必要である
  （マスクまたはリザーバーマスクで10 l/分以上）
- □ 低酸素による症状がある
  （呼吸困難，不穏，発汗）
- □ 努力呼吸で疲弊しそうである
  （呼吸数＞35回/分が5分以上継続，呼吸補助筋を使用している）
- □ 気管チューブ抜管後で呼吸不全の発生が予想されるもの
  （65歳以上，心不全，APACHE Ⅱ 12点以上などで気管挿管による人工呼吸を受けた例）

〔文献2）岡元和文，菊池　忠．人工呼吸開始と離脱のタイミング，離脱法．岡元和文，編．エキスパートの呼吸管理．中外医学社，2008：pp114-20より引用〕

表2　NPPVの適応チェック

すべてを満足したらNPPVを開始する。満足しないならば気管挿管による人工呼吸を考慮する。

- □ 緊急気管挿管の必要性がない
  （上気道閉塞の症状はない）
- □ フェイスマスクを使用できる
  （頭部・顔面の外傷や異状がない）
- □ NPPV導入に障害を来す意識障害がない
- □ 循環動態が安定している
  （血圧＞90mmHg，心拍数＜140回/分でドパミン＜5μg/kg/分，重症不整脈や心筋虚血がない）
- □ 喀痰を喀出できる
- □ 誤嚥，嘔吐の危険性がない（上部消化管出血がない）

〔文献2）岡元和文，菊池　忠．人工呼吸開始と離脱のタイミング，離脱法．岡元和文，編．エキスパートの呼吸管理．中外医学社，2008：pp114-20より引用〕

表3　NPPV開始後30～120分のチェック

2項目以上を満足したらNPPVを継続する。2項目以上を満足しないならば気管挿管による人工呼吸を考慮する。

- □ 意識レベルの悪化がない
- □ 呼吸数が改善した
- □ 酸素化が改善した
- □ アシドーシスまたはPa_{CO_2}が改善した
- □ 心拍数，血圧が改善した（頻脈，高血圧または低血圧の改善）
- □ 新たな心電図異常の出現がない
- □ 症状の悪化がない（呼吸困難，不穏，発汗）

〔文献2）岡元和文，菊池　忠．人工呼吸開始と離脱のタイミング，離脱法．岡元和文，編．エキスパートの呼吸管理．中外医学社，2008：pp114-20より引用〕

---

drome：SIRS）による酸素消費量と二酸化炭素排出量の増加，熱傷創部痛への鎮痛薬の投与，夜間せん妄対策として第1病日から投与され始めたハロペリドールの影響，CO_2ナルコーシスによる意識レベルの低下に続くsilent aspirationによる気道内誤嚥が考えられた。

熱傷創部感染を原因とする敗血症が疑われたこと，誤嚥性肺炎の重症度分類（表4）で超重症に位置することからカルバペネム系のメロペネム（meropenem：MEPM）0.5g×2回/日投与を開始した。

NPPV開始後12～24時間のチェックでは項目のすべてを満足したのでNPPVを継続した（表5）。第9病日の胸部単純X線写真では改善がみられ（図5），NPPV離脱前には意識レベルは清明，STモードのIPAP 8cmH$_2$O，EPAP 4cmH$_2$O，換気回数12回/分，F_{IO_2} 0.35下に呼吸数24回/分で，動脈血液ガス分析ではpH 7.44，Pa_{O_2} 53Torr，Pa_{CO_2} 55Torr，BE 11mEq/lで，P/F比148であった。離脱前のチェック項目のすべてを満足したのでNPPVを離脱した（表6）（コラム5）。

NPPV離脱後120分の評価を行った（表7）。意識レベルに変化なく，循環動態も安定していた。酸素鼻カヌラ0.2l/分で，呼吸数20回/分，Sp_{O_2} 90％前後で経過した。動脈血液ガス分析ではpH 7.46，Pa_{O_2} 51Torr，Pa_{CO_2}

コラム4　Do not intubate (DNI) オーダーについて

DNIと似た言葉に，"蘇生を試みるな：Do not attempt resuscitation (DNAR)"，"人工呼吸はするな：Do not ventilate (DNV)"，"心臓マッサージはするな：Do not perform cardiac massage (DNPCM)"，"CPRは試みるな：Do not attempt CPR (DNACPR)" などがある。

表4 身体所見，年齢による肺炎の重症度分類（A-DROPシステム）

使用する指標
1. 男性70歳以上，女性75歳以上
2. BUN 21 mg/dl以上または脱水あり
3. Sp_{O_2} 90%以下（Pa_{O_2} 60 Torr以下）
4. 意識障害*
5. 血圧（収縮期）90 mmHg以下

重症度分類
軽症：上記5つの指標のいずれも満足しないもの
中等症：上記指標の1つまたは2つを有するもの
重症：上記指標の3つを有するもの
超重症：上記指標の4つまたは5つを有するもの
ただし，意識障害，ショックがあれば1項目のみでも超重症とする

*：成人市中肺炎診療ガイドライン（2005年10月版日本呼吸器学会）に基づく。

表5 NPPV開始後12～24時間のチェック

すべてを満足したらNPPVを継続する。すべてを満足しないならば気管挿管，NPPV継続，その他を考慮する。

- ☐ 意識レベルの悪化がない
- ☐ 呼吸数の悪化がない
- ☐ 酸素化の悪化がない
- ☐ アシドーシスまたはPa_{CO_2}の悪化がない
- ☐ 心拍数，血圧の悪化がない
- ☐ 新たな心電図異常の出現がない
- ☐ 症状の悪化がない（呼吸困難，不穏，発汗）

〔文献2）岡元和文，菊池 忠．人工呼吸開始と離脱のタイミング，離脱法．岡元和文，編．エキスパートの呼吸管理．中外医学社，2008：pp114-20より引用〕

表6 NPPV離脱前のチェック

すべてを満足したらNPPVを離脱する。すべてを満足しないならばNPPV継続，気管挿管，その他を考慮する。

- ☐ NPPV離脱に支障を来す意識レベルの悪化がない
- ☐ 循環動態が安定している（心拍数≦120/分かつDOA＜5γ）
- ☐ 呼吸数＜30/分（NPPV装着下）
- ☐ 胸痛または心電図異常（虚血または重症不整脈）がない
- ☐ EPAP≦5 cmH$_2$O
- ☐ F$_{I_{O_2}}$≦0.4でP/F比＞200
- ☐ アシドーシスまたはPa_{CO_2}の悪化がない
- ☐ 筋弛緩薬や鎮静薬の持続投与がなく呼吸抑制の危険性がない
- ☐ 症状の悪化がない
- ☐ 担当医の承諾がある

上記すべてをチェック後
- ☐ RSBI＜100回/min/l
〔CPAPにして1～3分後に判定 ※RSBI＝呼吸数（回/分）/平均1回換気量（l）〕

〔文献2）岡元和文，菊池 忠．人工呼吸開始と離脱のタイミング，離脱法．岡元和文，編．エキスパートの呼吸管理．中外医学社，2008：pp114-20より引用〕

表7 NPPV離脱後30～120分のチェック

すべてを満足したら経過観察する。すべてを満足しないならばNPPV再装着を考慮する。

- ☐ 意識レベルの悪化がない
- ☐ 呼吸数の悪化がない
- ☐ 酸素化の悪化がない
- ☐ アシドーシスまたはPa_{CO_2}の悪化がない
- ☐ 心拍数，血圧の悪化がない
- ☐ アシドーシスまたはPa_{CO_2}の悪化がない
- ☐ 新たな心電図異常の出現がない
- ☐ 症状の悪化がない

〔文献2）岡元和文，菊池 忠．人工呼吸開始と離脱のタイミング，離脱法．岡元和文，編．エキスパートの呼吸管理．中外医学社，2008：pp114-20，より引用〕

51 Torr，BE 10.4 mEq/lであった。NPPV再装着の必要はなく酸素吸入のみで経過観察とした。

なお，本例は，その後，第16病日に全身麻酔下で植皮術を行ったが，術後はNPPVを行うことなく第61病日に軽快退院した。COPDおよびHOTの管理は以前と同じく近医に依頼した。

コラム5　頻呼吸指数（rapid shallow breathing index：RSBI）とは

Rapid shallow breathing indexのことで，RSBI＝呼吸数（回/分）/平均1回換気量（l）で求める。人工呼吸離脱の可否を決める指標の一つで，100または105以上は離脱困難が多い。

各職種の役割分担

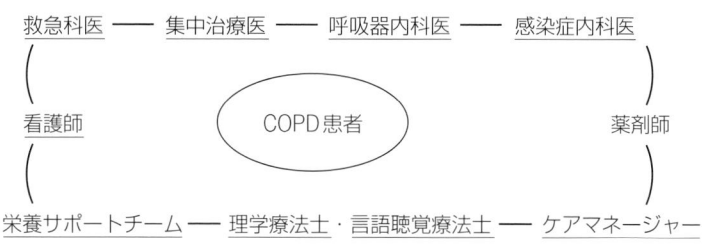

図5　本症例へのチーム医療
毎日の朝カンファレンスで治療方針を協議した。

A　チーム医療について

　救急医療の現場では多種多様な疾患を対象とする。患者救命のためには急性期の生命維持法の正確な知識と技術の習得が不可欠である。救急医学と集中治療医学が"急性期の生命維持科学"といわれるゆえんである。

　多種多様な疾患に対して高度の医療を提供するためには各診療科の医師，ナース，薬剤師，技士とのチーム医療が不可欠である。本症例では，救急科医・集中治療医，呼吸器内科医・感染症内科医，看護師・呼吸療法認定士，薬剤師・栄養サポートチーム，理学療法士・言語聴覚療法士，ケアマネージャーからなるチームで治療を行った（図5）。チームの目標はCOPDの急性増悪を起こすことなく熱傷治療を完遂し，年齢を考慮し認知症の悪化を防ぐためにも早期に帰宅が行えるようにすることとした（表8）。

1　医師の役割
1）COPDと熱傷管理の問題

　一般に，熱傷経過は，受傷24時間以内の熱傷面からの体液漏出に伴う低容量性ショック期，受傷2～3日目の大量輸液後の肺水腫期，受傷5日前後からの熱傷面への二次感染に伴う敗血症期の経過をたどる。熱傷急性期治療の根幹は，乳酸加リンゲル液の大量輸液によるショック回避，輸液後の肺水腫予防のための呼吸管理，創部二次感染と敗血症予防のための創処置と早期植皮術からなる。

　本症例は，基礎疾患としてCOPDがあること，熱傷面積は15％と大きくはないが植皮術が必要な深達性Ⅱ度熱傷であること，熱傷予後を反映する予後指数は93で救命率は低いこと，高齢者で心肺予備力が少ないことを考慮した輸液療法が不可欠と考えられた。熱傷急性期の尿量については一般に0.5～1 ml/kg/時の尿量を確保することが推奨されている。本例では必要最低の0.5 ml/kg/時の尿量を確保する程度の乳酸加リンゲル液の投与を行うことで熱傷急性期のショック期と肺水腫期を乗り越えることができた。しかし，第4病日には体重は入院時より8 kgも増加していた。全身浮腫に対して利尿薬の早期投与や2～3 μg/kg/分のドパミン投与を試みていればCOPDの急性増悪を予防できたかもしれない。

2）NPPVの説明と同意の問題

　治療経過中にNPPV施行と気管挿管下人工呼吸が強く予想された。NPPVの説明と同意にあたっては気管挿管の希望の有無も確かめた。気管挿管下人工呼吸は希望されなかった。欧米

表8 COPDを焦点においた本例の問題点，対策チームの目標と治療戦略

目標：COPDの急性増悪を起こすことなく熱傷治療を完遂し，年齢を考慮し認知症の悪化を防ぐためにも早期に帰宅できるようにすること
問題点と治療戦略
1. COPDとその急性増悪の予防
　1) 鼻カニューラによる酸素療法でSp$_{O_2}$ 88～90％を目標とする。
　2) 必要があればプロトコルに基づくNPPVの導入から離脱を行う。
　3) 気管挿管についての本人および家族への説明と同意を得る。
2. COPDを考慮した熱傷治療
　1) Parkland方式による乳酸加リンゲル液の大量輸液療法を行う。ただし，COPDを考慮して輸液量を節減するために尿量を必要最低の0.5ml/kg/時を維持目標とする。
　2) Ⅱ度熱傷のため創痛対策としての鎮痛薬投与は避けられない。しかし，できるだけ鎮痛薬は少なめに使う。
　3) 創部などの二次感染によるCOPDの急性増悪の危険性がある。感染の早期発見と早期治療を行う。早期皮膚移植を考慮するが，全身麻酔によるCOPD急性増悪の危険性がある。
3. COPDを考慮したせん妄対策
　1) 夜間せん妄のおそれがある。昼間のせん妄対策と夜間ではハロペリドールなどの薬物療法を少なめに投与する。
4. COPDを考慮した栄養対策
　1) 熱傷では高カロリー栄養を行うことが多い。しかし，本例では，過剰な炭水化物の投与はCO$_2$排出量を増しCOPDの急性増悪の一因となることから，初期の投与カロリー量はやや少なめの30kcal/kg/日とする。カロリー窒素比100～150に維持し，相対的に脂肪投与量を増しCO$_2$排出量を減らす。
4. その他
　1) 予防的抗菌薬は投与しない。受傷5日以後の敗血症期に開始する。
　2) 熱傷時のCurling's ulcerを予防する。H$_2$ブロッカーの使用。H$_2$ブロッカーによるせん妄に注意する。
　3) 肝・腎機能のモニタリングを行う。非乏尿性腎不全の合併に注意する。
　4) 創部処置はワセリンとする。

表9 DNIオーダー患者の予後

DNIオーダー下の患者では院内生存率，6カ月後の予後も悪い。

	DNI(－)	DNI(＋)
院内生存率	74％	26％
6カ月後	64％	15％

〔文献1) Fernandez R, Baigorri F, Artigas A. Noninvasive ventilation in patients with "do-not-intubate" orders：medium-term efficacy depends critically on patient selection. Intensive Care Med 2007；33：350-4 より引用〕

表10 NPPVに固執すると死亡率を増す

気管挿管下人工呼吸後の抜管後呼吸不全にNPPVを用い，結果的に再挿管下人工呼吸をせざるをえなかった患者での解析である。NPPVの断念が遅れるほど死亡率が高い。

再挿管までの時間	患者数(74名)	死亡率
0～12時間	25名	24％
13～24時間	18名	39％
25～48時間	18名	50％
49～72時間	13名	69％

〔文献4) Epstein SK, Ciubotaru RL. Independent effects of etiology of failure and time to reintubation on outcome for patients failing extubation. Am J Respir Crit Care Med 1998；158：489-93. より引用〕

でも，高齢者の呼吸不全においては"気管挿管はするな"という"Do not intubate (DNI) オーダー"が少なくないという。DNIオーダー下の患者は予後が悪いことが報告されているので留意が必要である(表9)[1]。

3) NPPVの導入と離脱の問題

NPPVの導入から離脱はNPPVプロトコルに従った[2]。NPPVは救急領域で頻繁に利用されている。2006年の米国からの報告では人工呼吸開始時の20％に使用され，使用例の82％はCOPDと心不全であったという[3]。ただし，NPPV使用にあたっては注意が必要である。NPPVは気管挿管下人工呼吸に取って代わるものではない。NPPVの限界を知って用いる必要がある。NPPVに固執していれば死亡率が増すことが危惧される(表10)[4]。

NPPVプロトコルを用いれば，個々の医師によるNPPV導入から離脱までのばらつきをなくし，ある一定のルールのもとにNPPVが施行できる。今後，看護ケアを含めたNPPVクリニカルパスとして発展させる必要がある。

4) COPDと全身性炎症反応症候群の問題

全身性炎症反応症候群(systemic inflammatory response syndrome：SIRS)とは，感

表11 SIRSによる酸素消費量($\dot{V}_{O_2}$)，二酸化炭素排出量($\dot{V}_{CO_2}$)，安静時エネルギー消費量(REE)の変化

	SIRS(−)	非感染性SIRS(+)	感染性SIRS(+)	
$\dot{V}_{O_2}$ (ml/分/m²)	125	135	166	$p<0.001$
$\dot{V}_{CO_2}$ (ml/分/m²)	132	117	129	NS
REE (kcal/日/m²)	855	948	1,149	$p<0.0001$

NS: not significant。

〔文献5) Moriyama S, Okamoto K, Tabira Y, et al. Evaluation of oxygen consumption and resting energy expenditure in critically ill patients with systemic inflammatory response syndrome. Crit Care Med 1999 ; 27 : 2293-4 より引用〕

染症，熱傷，外傷，膵炎，ショックなどの種々の原因によって生じた全身性炎症反応のことである。以下の2項目以上を満たした場合SIRSと診断される。①体温＞38℃または＜36℃，②心拍数＞90/分，③呼吸数＞20/分またはPa$_{CO_2}$＜32 Torr，④WBC＞12,000/mm³または＜4,000/mm³または未成熟球＞10％。SIRSには感染性SIRSと非感染性SIRSが存在する。Moriyamaら[5]は，酸素消費量($\dot{V}_{O_2}$)，安静時エネルギー消費量(resting energy expenditure：REE)が非SIRS，非感染性SIRS，感染性SIRSで有意に異なることを明らかにしている(表11)。本症例が第6病日の敗血症期に呼吸状態が悪化した一因として，SIRSによる酸素消費量の増加を否定できない。

5) 誤嚥性肺炎と抗菌薬選択の問題

健常人でも睡眠中に90％以上の者が口腔内の分泌物(細菌を含む)を気管内に誤嚥していることが明らかにされている。Silent aspirationという。健常者では，このわずかな誤嚥が肺炎の原因になることはない。しかし，老人など抵抗力が減弱した者では肺炎の原因となる。人工呼吸中や集中治療室(intensive care unit：ICU)入室中の患者に，毎日，うがいと歯磨きを励行するのはこのsilent aspirationによる二次的肺炎を防ぐためである。"**呼吸不全患者の気道感染の防止は呼吸管理の成否を左右する**"といっても過言ではない。

本症例では第6病日に発熱とWBCの増加を認めた。熱傷創部痛に対する鎮静薬を入院早期より投与せざるをえなかった。夜間せん妄があることからハロペリドールの点滴静注も必要であった。また，咳反射が鈍い85歳の高齢者でもあった。これらのため当初から危惧されたsilent aspirationによる誤嚥性肺炎を起こしたと考えられた。

熱傷初期には予防的抗菌薬の投与は勧められない。本症例では，第7病日からカルバペネム系のMEPMを開始した。MEPMを選択した理由は，熱傷の敗血症期であったこと，熱傷予後を反映する予後指数でも救命率は低かったこと，成人市中肺炎診療ガイドラインに基づく身体所見と年齢による肺炎の重症度分類からは超重症と判断されたことによる。

2 看護師の役割

人工呼吸が呼吸不全を治すわけではない。患者を救命するには呼吸不全の原因に対する根本的治療と人工呼吸自身で肺傷害を起こさないこと，包括的な看護ケアが不可欠である。また，人工呼吸による医療事故が少なくない。安全な人工呼吸管理には看護面から注意する必要がある。

1) NPPVによる圧外傷の問題

COPD患者は気道内加圧により気胸などの圧外傷を起こしやすい。気道内加圧の程度は必要最低圧を用いるべきである。本症例ではIPAP 8cmH$_2$Oの低い気道内加圧を心がけた。

気胸，縦隔気腫，皮下気腫などの早期発見に努めた。

2) 吸入酸素濃度の問題

COPD急性憎悪に対する高濃度酸素投与は，CO_2ナルコーシス，oxygen apneaを起しうるため慎重に行う必要がある。本症例では，救急隊は現場到着時に強い末梢冷感と強い末梢性チアノーゼを認めたことから，必要であれば救急車内でバッグ・マスク人工呼吸を行う方が安全という緊急判断で呼吸をモニタリングしながら高濃度酸素投与を行い，緊急搬送してきた。COPDがあっても，ショック下や心肺停止下などの緊急事態では高濃度酸素投与を躊躇するべきではない。入院後は鼻カニューラおよびNPPV下で高濃度酸素の投与を避け，CO_2ナルコーシス，oxygen apneaを起こさないように注意した。

3) 至適PEEPと循環抑制の問題

なお，COPD患者では，呼気時に気道内圧が陽圧になる現象(auto-PEEP)がしばしば認められるため，この陽圧に打ち勝つだけのPEEP($5～8cmH_2O$)が必要とされる。しかし，熱傷患者は循環血液量が減少していることが少なくない。循環血液量減少下では呼気終末陽圧換気(positive end-expiratory pressure：PEEP)で循環抑制を起こしやすい。本症例ではEPAP $4cmH_2O$と，生理的PEEPに近いPEEPを用いた。高いPEEPは，胸腔内圧の上昇により静脈灌流の低下を起こし，酸素運搬能，血圧低下，尿量低下を起こす。"人工呼吸によるガス交換と循環系への影響は功罪相反する"と考え，血圧，心拍数，尿量などの経時的なモニタリングを行った。

4) 人工呼吸中に新たな気道感染を起こさない

高齢者は誤嚥性肺炎を起こしやすい。NPPV下でも人工呼吸器関連肺炎(ventilator-associated pneumonia：VAP)を起こす。"COPD患者の気道感染の防止は呼吸管理の成否を左右する"といっても過言ではない。NPPV下にかかわらず，毎日3回の口腔内洗浄，歯磨きを行った。

5) 安易に鎮静薬を使わない

NPPVに患者の呼吸が合わないという理由で安易な鎮静薬の投与は行うべきでない。NPPV下では，通常，鎮静薬は必要ない。気管挿管下人工呼吸下でも鎮静薬は夜間のみにとどめる工夫が必要である。実際，気管挿管下人工呼吸でもまったく鎮静薬は不要な患者も少なくない。人工呼吸では，すべてにルーチンに鎮静薬を投与するという考えは好ましくない。"管理する側の人工呼吸から患者中心の人工呼吸へ"を心がける必要がある。NPPVの設定やマスクなどのインターフェイスの選択など最適なものを選ぶことを心がけた。

6) 積極的に座位とする

COPD患者の呼吸管理には，積極的な体位変換が不可欠である。急性期は2時間ごとに左右と正中の体位変換に心がけた。循環動態が安定してからはNPPV下でも半座位とし，換気血流の不均等の改善を図った。"体位変換は呼吸機能を改善する"，"半座位はVAPを減少させる"と考え，体位変換と座位での管理に努めた。

7) 体重測定を行う

COPD患者管理にとって水分出納は極めて重要である。特に，本症例のように大量輸液をせざるをえない熱傷の急性期には不可欠である。本例では吊り上げ式体重計を用いて毎日体重測定を行った。ただし，体重増加が著明であったにも関わらず問題指向型看護記録(problem oriented nursing record：PONR)の問題点として体重増加をリストに入れ，解決のための初期プランの作成(緊急処置プラン，ケアプ

ラン，経過観察プラン，緊急コールプラン）を行わなかった。このため，チームで体重増加を早期に問題点としてとらえ早期ケアができなかった。

8）精神看護に留意する

COPD患者では，精神看護に留意し患者の訴えをよく聴くこと，患者家族と協力した心のサポートが重要である。本症例では，高齢で認知症と熱傷があることから，拘禁反応や不眠によるせん妄が起こる可能性が高いことを考えPONRを行った。"**精神看護はCOPD患者ケアの第一歩**"と考えていたからである。安易に抗精神薬に頼らないために"日光浴療法"などで昼夜のリズムを取り戻す工夫を考えたが入院の初期は熱傷管理のために行えなかった。結果的には夜間せん妄を起こし，ハロペリドールの投与で誤嚥性肺炎とCOPD急性増悪の危険性を増すことになった。

9）安全管理の徹底

NPPVだけでなくCOPD患者の安全に留意することは重要である。本症例では連続的な監視システム，心電図やパルスオキシメータのモニター，ベッドサイドへの救急蘇生用具の準備，NPPV開始前・中・後のベンチレータのチェックを行った。

③ 理学療法士・言語聴覚療法士の役割

COPD患者管理においては，呼吸リハビリテーションとともに全身リハビリテーションが重要である。病院は，"患者自身が頭で考えない空間"であり"手足を動かさない空間"であるために高齢者は認知症を悪化させ，手足の筋肉は廃用性萎縮を起こし，心肺機能は衰えやすい。入院早期からの"**呼吸および全身リハビリテーションは入院期間を短縮する**"と考えている。本症例では第8病日からの経口摂取開始にあたって嚥下機能を評価し，経口摂取時に誤嚥を起こさないように注意した。

④ 栄養サポートチーム・薬剤師の役割

COPD患者では換気能力が境界線上のものが多く，呼吸筋疲労を起こしやすい。呼吸筋疲労を防ぐには栄養状態を改善し，前もって横隔膜のグリコーゲン量を正常化し，呼吸筋を鍛練し耐久力を強化する呼吸筋鍛練を行う必要がある。一方，過剰な炭水化物投与は避けるべきで，CO_2産生量を増し呼吸不全を悪化させる。また，COPDでは経腸栄養で胃が充満すると腹圧が上昇し，横隔膜を圧迫し呼吸困難を起こす。呼吸困難が強い患者では，経腸栄養は少しずつ数回に分けて投与し，胃による横隔膜の圧迫を防ぐことが必要である。

一般に，人工呼吸下の呼吸不全患者に対する投与カロリー量は，25kcal/kg/日が推奨されている。本症例では15％熱傷を伴っていたのでストレス度を1.25とし，30kcal/kg/日を目標にした。窒素投与量は1.5g/kg/日とした。実際には，急性期は経口摂取が不可能で，経鼻胃チューブによる栄養も危険と考えられた。したがって，末梢静脈栄養で約700kcal/kg/日（約15kcal/kg/日）の栄養投与しか行えなかった。NPPV離脱後の第8病日から経口栄養を再開し，30kcal/kg/日を目標に栄養管理を行った。相対的に，炭水化物に比べ脂肪投与量を増やすことで二酸化炭素排出量を少なくする工夫をした。

⑤ ケアマネージャーの役割

ケアマネージャーは，毎日，ケースカンファレンスに出席し，患者家族と連絡をとり，本症例のケアプランを作成しケアマネジメントを行った。退院後の介護全般に関する相談援助，前医との連絡調整などで円滑な自宅加療への道ができた。

解説

NPPVプロトコルの有用性

　COPDの急性増悪は，NPPVの適応疾患として，エビデンスレベルが最も高い疾患の一つである。COPDの多くは気道感染などにより急性増悪を起こし，緊急搬送される例が多い。ここでは，合併した熱傷により入院後COPDの急性増悪を起こした1例を提示することで，**チーム医療の重要性**と呼吸不全に対する**NPPVプロトコル（クリニカルパス）**の有用性を明らかにしようと心がけた。

　理解するべきことは，NPPVが呼吸不全を治すわけではないこと，NPPVは単なる生命維持装置の一つであること，NPPVには限界があること，呼吸管理は全身管理の一部であること，COPD患者を含め呼吸不全は全身ケアなしには救命できないことである。このためには救急科医・集中治療医，呼吸器内科医・感染症内科医，看護師・呼吸療法認定士，薬剤師・栄養サポートチーム，理学療法士・言語聴覚療法士，ケアマネージャーなどのチーム医療が不可欠である。

　チーム医療には，チームのゴール（目標）とコンセンサス（合意）に基づく方策と手順書が不可欠である。ここでは，私達の救命救急センターで日常利用しているNPPVプロトコル（手順書）を紹介した。NPPVプロトコルがあれば，各職種からなるチームは次の計画を立てやすい。今後，看護ケアなどを含めたNPPVクリニカルパスとして完成させる予定である。

引用文献

1) Fernandez R, Baigorri F, Artigas A. Noninvasive ventilation in patients with "do-not-intubate" orders: medium-term efficacy depends critically on patient selection. Intensive Care Med 2007；33：350-4.
2) 岡元和文，菊池　忠．人工呼吸開始と離脱のタイミング，離脱法．岡元和文，編．エキスパートの呼吸管理．東京：中外医学社，2008：pp114-20.
3) Maheshwari V, Paioli D, Rothaar R, et al. Utilization of noninvasive ventilation in acute care hospitals: a regional survey. Chest 2006；129：1226-33.
4) Epstein SK, Ciubotaru RL. Independent effects of etiology of failure and time to reintubation on outcome for patients failing extubation. Am J Respir Crit Care Med 1998；158：489-93.
5) Moriyama S, Okamoto K, Tabira Y, et al. Evaluation of oxygen consumption and resting energy expenditure in critically ill patients with systemic inflammatory response syndrome. Crit Care Med 1999；27：2293-4.

（信州大学医学部救急集中治療医学講座　北村真友，関口幸男，三島吉登，岡元和文）

1.2 心原性肺水腫

エビデンスレベルの高い疾患

[症 例] 68歳，女性，うっ血性心不全（CHF）

主 訴	意識障害。
既往歴	C型慢性肝炎，肝硬変の診断で当院消化器肝臓内科に通院中であった。また，高血圧の診断で近医に通院中であった。
生活歴	喫煙，飲酒ともになし。以前より強いいびきを指摘されていた。
現病歴	1カ月前から全身倦怠感を自覚し，いくつか病院を受診したが原因は不明であった。救急搬入の前日の日中，当院消化器肝臓内科を定期受診，特に異常を指摘されなかった。夜になり全身倦怠感を自覚し，いつもより早めに就寝した。翌朝6時45分頃，家族が起こしに行ったところ呼びかけに反応がなく救急車の出動を要請，7時53分，当院高度救命救急センター搬入となった。
搬入時画像所見	図1参照。

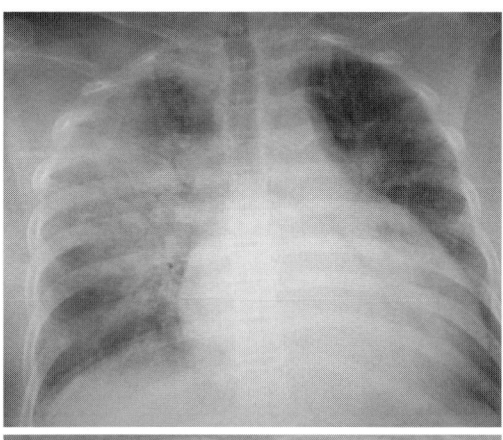
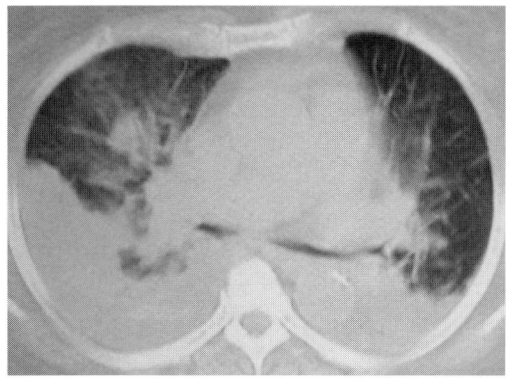
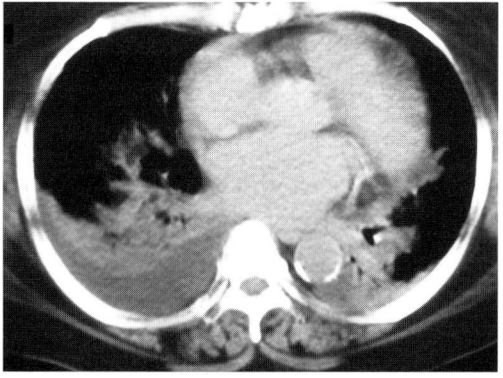

図1 搬入時画像所見
　(a) 胸部単純X線写真臥位正面像
　(b) 胸部CT像肺野条件
　(c) 胸部CT像縦隔条件

表1　搬入時検査所見

血液一般		血液化学			
WBC	5,160/μl	TP	9.2g/dl	T-Bil	0.4mg/dl
RBC	3.11×10⁶/μl	Alb	3.6g/dl	Amy	112IU/l
Hb	10.9g/dl	BS	166mg/dl	TC	165mg/dl
Ht	31.8%	Na	133mEq/l	HDL	62mg/dl
Plt	218×10³/μl	K	4.3mEq/l	TG	80mg/dl
血液ガス(O_2 10l/分吸入下)		Cl	106mEq/l	CK	527IU/l
pH	7.195	Ca	8.2mg/dl	CK-MB	14IU/l
P_{CO_2}	83Torr	BUN	14.5mg/dl	CRP	<0.1mg/dl
P_{O_2}	69.6Torr	Cre	0.6mg/dl	NH4	23μg/dl
HCO₃	32.8mmol/l	UA	6.3mg/dl		
凝固線溶系		AST	58IU/l		
PT(INR)	0.99	ALT	41IU/l		
APTT(R)	1.17	LDH	435IU/l		
Fbg	343.5mg/dl	γGTP	29IU/l		

■救急センター外来での経過

搬入時, 意識レベルは日本式昏睡尺度(Japan coma scale: JCS) 300, グラスゴー昏睡尺度(Glasgow coma scale: GCS) 3 (E1, V1, M1) で, 瞳孔 3mm, 左右差を認めなかった. 肥満体型 (後日の測定で身長158cm, 体重88.2kg), 両下肢の浮腫が著明であり, 体温 35.6℃, 血圧 164/84mmHg, 脈拍 104/分, 整, 呼吸数 19/分, O_2 リザーバマスク 10l/分で Sp_{O_2} 88%であった. 胸部聴診では, 全吸気性に coarse crackles を聴取した.

搬入時の血液検査を表1に示す. 血液ガス分析では, 10l/分の酸素投与により Pa_{O_2} 約70Torrと保たれていた. pHから高度のアシドーシスを考えさせる状態であり, HCO_3^- は28.8mmol/lと軽度の上昇を示していた. この病態は先行する慢性呼吸性アシドーシスがあり, これに急性の呼吸性アシドーシスが加わったものと推定された. 正確な $F_{I_{O_2}}$ は不明だが, 酸素投与量に対して Pa_{O_2} はなお低値であり, 酸素化障害を伴っていると判断された. したがって, 慢性II型呼吸不全を背景に換気状態が急性増悪した病態と判断した.

意識障害は肺胞換気量減少の結果として矛盾しないが, 逆に肺胞換気量の減少によるアシドーシスが意識障害の結果とも考えられた. TP/Alb比と肝酵素の軽度上昇があるものの, 意識障害をもたらす肝不全とは考えにくく, 異常値は慢性肝炎あるいは低酸素の影響と考えられた. 頭部コンピュータ断層撮影(computed tomography: CT)でも高度の意識障害を説明する, 明らかな器質的病変や頭蓋内圧亢進を疑う所見を認めなかった. 胸部単純X線写真における心陰影の拡大, 肺血管の怒張と肺野の浸潤影を認め, 胸部CTでは, 胸部単純X線写真と同様に肺血管の怒張を認め, 両側の胸水貯留とそれに伴う無気肺が認められた. 心電図(図2)では心筋の虚血を疑う明らかな所見を認めず, 心エコー検査(図3)では左室の拡大と全周性壁運動低下, 駆出率(ejection fraction: EF)が40%と低下し, 僧帽弁および三尖弁閉鎖不全の所見からうっ血性心不全(congestive heart failure: CHF)と診断した.

吸気時の舌根沈下を認めたため, 8時に経鼻エアウェイを留置した. 8時36分から蘇生バ

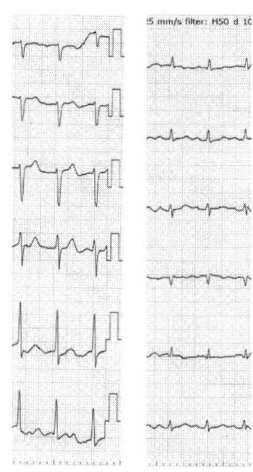

図2 搬入時心電図検査所見
明らかな異常所見を認めない。

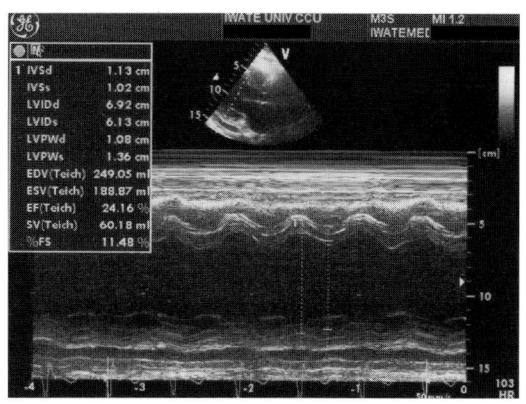

図3 搬入時心臓エコー検査所見
左室：左室の拡大あり，全周性壁運動低下あり，局所壁運動異常なし，左室駆出率40％。
僧帽弁：中等度閉鎖不全あり。
大動脈弁：狭窄・閉鎖不全なし。
三尖弁：中等度閉鎖不全あり。
推定右室圧49mmHg，肺高血圧あり，下大静脈は描出困難であった。

ッグによる加圧換気を開始後，JCS 100と不完全ながら意識レベルのすみやかな改善を認めたことから，8時50分に非侵襲的陽圧換気療法 (noninvasive positive pressure ventilation：NPPV) (BiPAP Vision®，Respironics社製) を吸気気道陽圧 (inspiratory positive airway pressure：IPAP)／呼気気道陽圧 (expiratory positive airway pressure：EPAP) ＝18／8cmH₂O，F$_{IO_2}$ 0.5，RR 12の設定で開始した。8時57分，痛み刺激に対し「痛い」との発語を伴って反応し，すみやかにJCS 2程度まで改善した。9時30分にフロセミド20mg静脈内投与したうえで，10時50分頃JCS 0の状態で救急センター病室に入院となった。

■救急センター病室での経過

入院後（第1病日），F$_{IO_2}$ 0.5でSp$_{O_2}$ 90％であったため12時10分にF$_{IO_2}$ 0.7とし，Sp$_{O_2}$ 95％となった。絶飲食とした。1日1,000mlの維持輸液およびヘパリン10,000単位の持続静脈内投与を行った。20時20分，Sp$_{O_2}$ 98％となったためF$_{IO_2}$ 0.5に変更したが，Sp$_{O_2}$は96％を維持していた。

第2病日，血液ガス分析ではpH 7.436，P$_{CO_2}$ 43.9Torr，P$_{O_2}$ 79.8Torr，HCO₃⁻ 28.8mmol/l (IPAP／EPAP＝18／8cmH₂O，F$_{IO_2}$ 0.5，RR 12) と換気状態の改善を確認，利尿に伴ってSp$_{O_2}$ 95％以上を保ちながらF$_{IO_2}$を漸減し（表2），15時から在宅用NPPV装置 (BiPAP Synchrony®，Respironics社製) に変更，IPAP／EPAP＝18／8cmH₂O，RR 12，O₂ 4l／分の設定とした。

第3病日，夕方より補液を中止し，食事を開始した。食事中はネーザルカニューラ (nasal) でO₂ 4l／分とし，20時からは前日と同一設定でNPPVを再装着した。第4病日，起床直後からNPPVを中止し，nasal O₂ 3l／分吸入状態で，一般病棟に転出した。

入院中画像所見は図4の通りである。

■一般病棟での経過——終夜ポリグラフ検査の施行——

第5病日以降，日中はnasal，夜間就寝時はNPPVを行いながら酸素投与量を漸減し，第8病日にはnasal 2l／分でSp$_{O_2}$は96％となった。

表2 呼吸管理と呼吸状態の経時的変化

	搬入時	入院時	2日目	3日目	4日目	5日目	6日目	7日目	8日目	9日目	10日目	11日目
ケア場所	救急外来	救急病棟				一般病棟						
呼吸管理法	酸素吸入	NPPV				酸素吸入（夜間のみNPPV）			酸素吸入	室内気（夜間のみauto CPAP）		
O₂流量(l/分)	10				4	4	3	3	3	2		
モード		ST	ST	ST	ST	ST						
FIO₂		1.0	0.7	0.4	—	—						
IPAP		18	18	18	18	18						
EPAP		8	8	8	8	8						
RR		12	12	12	12	12						
バイタルサイン												
SpO₂(%)	88	100	95	96	96	95	97	95	97	96	97	94	96
自発呼吸回数(回/分)	19	19	20	13	18							
血圧(mmHg)	164/84	124/88	130/72	126/68	126/76	150/92	138/76	142/90	134/84	144/94	134/74	118/58	132/80
脈拍数(拍/分)	104	94	100	76	76	80	78	76	84	92	104	90	76
備考									PSG施行			退院

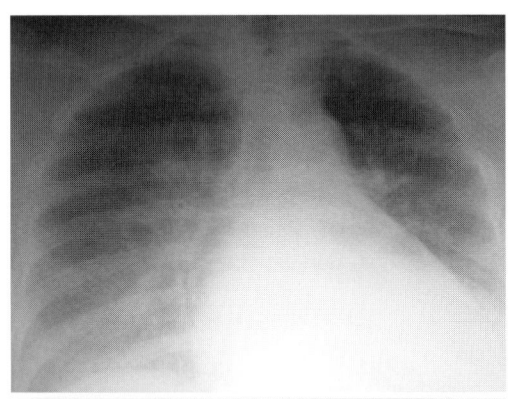
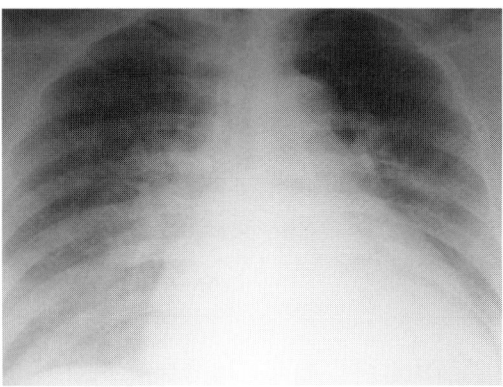
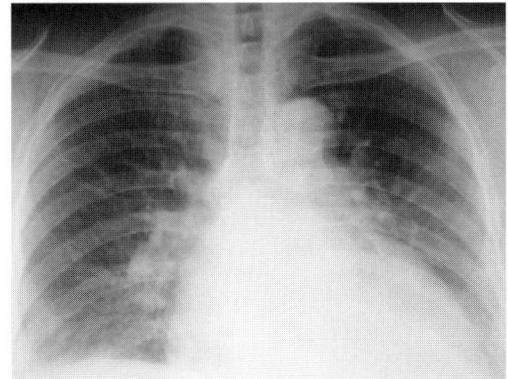

a	b
c	

図4 入院中の胸部単純X線写真
(a) 入院2日目の半坐位正面像
(b) 入院3日目の半坐位正面像
(c) 入院6日目の立位正面像

　第9病日の夜，専用室で終夜ポリグラフ検査を施行（表2，図5），チェーン・ストークス呼吸（Cheyne-Stokes respiration：CSR）と閉塞型睡眠時無呼吸症候群（obstructive sleep apnea syndrome：OSAS）の混合性イベントを多数認め，肥満低換気症候群（obesity hypoventilation syndrome：OHVS）に伴う，CHFによる急性増悪の診断となった。在宅CPAPタイトレーションを兼ねてauto CPAP（Respironics社製，REM Star Auto®）を処方し，退院となった。

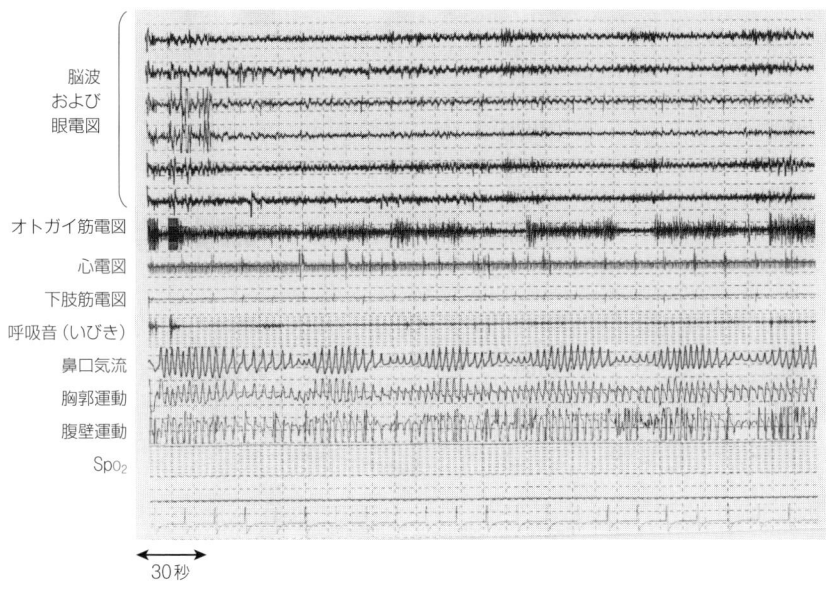

図5　終夜ポリグラフ検査結果
およそ50秒の周期で低換気と過換気をくり返している。

各職種の役割分担

A 救急外来で

1 医師の役割

　急性肺水腫は最も良いNPPVの適応病態であり，この適応は高いレベルのエビデンスに裏づけられ，わが国のNPPV（非侵襲的陽圧換気療法）ガイドライン[1]においても推奨されている。したがって，初期治療として積極的にNPPVを試みるべきである。

　しかし，NPPV療法の代表的禁忌病態として高度の意識障害[2]が挙げられ（表3），その理由として，NPPVは本来的に気道確保が不完全であり，完全調節呼吸を必要とする際には安全確保が困難であるという点が挙げられる。仮に意識障害が進行し遷延した場合には，気道を確保したうえで換気量を維持し，さらに栄養を補充する必要があり，スタッフは過剰に多くのリスクを同時管理する必要に迫られるからである。

　その意味で，提示例は急性肺水腫ではあったが，搬入時初期の時点でJCS 300の意識障害と評価され，厳密にガイドラインに従えばNPPVによる管理を見送ることも考慮されるべき症例といえよう。初期治療の選択における医師の判断は，その後のスタッフの動きを規定する極めて重要なプロセスである。

　それではなぜ，担当医はNPPVを選択したのか。その基本的理由は，意識障害が器質的疾患によって生じているのではなく，一時的な二酸化炭素の蓄積が主因の，いわゆるCO_2ナルコーシスの可能性が高いと判断したことによる。**この判断は蘇生バッグとマスクによる用手的換気で，不完全ながらもすみやかに意識レベルの改善を認めたことによって補強されたのである。**

　このように高度の意識障害を伴う場合には，担当医個人の判断に加え，①血液検査において

表3 一般的なNPPVの禁忌

心肺停止
肺以外の重篤な臓器不全
重篤な脳疾患（GCS＜10）
重篤な上部消化管出血
循環動態不全・不安定不整脈
顔面の手術・外傷・奇形
上気道閉塞
気道確保不能
非協力的患者
気道分泌物のクリアランス不良
誤嚥の危険性が高い患者

〔文献2〕International Consensus Conferences in Intensive Care Medicine. noninvasive positive pressure ventilation in acute respiratory failure. Am J Respir Crit Care Med 2001；163：283-91より引用，改変〕

表4 終夜ポリグラフ検査結果

Time in bed	656.5分	Obstructive apnea	54回
Total sleep time	402.5分	Mixed apnea	1回
Sleep onset	6.0分	Central apnea	10回
% stage 1	47.6	Hypopnea	150回
% stage 2	36.0	AHI	32.0/時
% stage SWS	0.0	Lowest Sp_{O_2}	77％
% stage REM	16.4	Mean Sp_{O_2}	92％

O_2 1l/分吸入下。

意識障害の代謝性要因が除外され，②意識レベルの低下を来す器質性の中枢あるいは内臓疾患を早期にCTなどで除外したうえで，③集中治療室（intensive care unit：ICU）に準じたモニタリング装置と不測の悪化に対応できる，医師および看護師等のスタッフが十分に確保できるという前提条件が3つ確認されていなければならない。

本症例における実際の手順としては，意識障害の原因としてⅡ型呼吸不全を強く疑った段階でも，気管挿管用具の準備を同時に指示し，従来の侵襲的人工呼吸療法（invasive positive pressure ventilation：IPPV）を必要とする場合には，即座に移行する準備が整っていることを確認したうえで，スタッフに対してNPPV選択が宣言された。一般的なNPPVの開始基準は，低酸素血症〔酸素12l/分以上投与（$F_{I_{O_2}}$＞50％）でSp_{O_2}≦95％〕に呼吸困難を伴っていればただちに開始，また酸素投与下でSp_{O_2}≧95％でも起坐呼吸，あえぎ呼吸など，臨床上強い呼吸困難を伴う場合も使用が推奨される[3]。

なお，方針の継続と変更のタイミングについては，NPPV開始時に暫定的な経過見込みを医師が示すことが重要である（後述）。

2 看護師の役割

救急外来におけるNPPV管理の際の看護師の役割は，決定した管理方針を維持するための「サポート体制」に無理がないかどうかについて医師に迅速に報告し，手順や機器準備について臨床工学技士や検査担当部署との調整を行うこと，さらに，NPPVの施行が決定した後は，NPPV療法が適切に実施されるよう，患者の状態観察の中心的な役割を担うことである。

患者自身の協力が不可欠なNPPV療法では，パルスオキシメーターや呼吸循環モニタリング機器からの情報を収集するだけでなく，直接患者を観察し，マスクからのリーク状態や胸壁の動きからモニターの換気量の数値が妥当であることを確認するなど，閉鎖回路を用いるIPPVとは異なるアプローチが必要となる。

さらに，顔貌や発汗，チアノーゼ，呼吸補助筋の動員などのフィジカルアセスメントを総合した患者の状態把握が要求される。また，一定時間を経て状態が改善しない場合には，IPPVへの移行が常時可能となるよう，医師の指示に先駆けて備えることも重要である。そのため，NPPV開始時に後述のような形式で，方針継続や変更のタイミングに関する暫定的な経過見込みを具体的に示してもらう手順を，あらかじめ医師を含むスタッフ間で申し合わせることを勧

める。

初期評価後の管理方針提示としては「介入-診察・測定-評価・判断-介入」の内容を含み、必ず時間的要素を加えることがポイントである。具体的には「今後1時間でNPPVの効果を評価しましょう。血液ガスを再検してその後の方針を決定します。血液ガス上の着目点は代謝性アシドーシスの改善度合いですが、改善が得られない場合はIPPVへの移行を予定しています」というような内容となる。

B 病棟で

1 医師の役割

本症例はNPPVにより超急性期を脱したが、常にIPPVに移行する時期を逃さない観察が必要である。急性期NPPV実践マニュアル[3]では、NPPVの評価ポイント（表5）としてPa$_{O_2}$/F$_{I_{O_2}}$、呼吸数、心拍数を挙げており、そのいずれについても6時間以内の改善をもって有効としている。さらにNPPV無効例となる症例として特に、低酸素血症の改善がない、肺炎や気管支炎の合併などで喀痰の排痰ができないという2つの注意すべき状態を挙げている。これらの情報をスタッフ間で再確認しながら共有し、無効例ではIPPVへの移行を躊躇しないことが重要である。

第5病日以降、一般病棟での管理となった。転棟後の酸素投与を要する状況が継続しており、挿管の危機は過ぎたとはいえ、夜間はNPPVを施行していた。

医師はICUや救急室スタッフからの転棟サマリーにまかせることなく、一般病棟に転棟した時点で、新たに今後の治療方針をスタッフに提示する必要がある。特に病棟スタッフの配置状況に応じて、ICUに戻る必要性に関しての具体的基準を示すことも重要である。

一般病棟では栄養の主体は経口摂取に移行

表5 心原性肺水腫に対するNPPVの評価ポイント

	有効例	無効例
Pa$_{O_2}$/F$_{I_{O_2}}$	200を超えさらに上昇	200前後の値で経過し、時間の経過とともに悪化
呼吸数	20回/分以下	20回/分以下にならないことが多い
心拍数	頻脈が改善	90回/分以上の頻脈が継続することが多い

し、摂取に関わる問題も生じやすい時期である。NPPVから離脱する期間は、患者が日常的な生活動作の機会を増加させる時期であることを意識してスタッフに注意を促すことが重要である。

本症例では順調に回復したかのような経過であるが、経過中の一般病棟での管理は、急性期の治療成果をより強固にするために重要であったと考えられる。

2 看護師の役割

本症例では入院4日目に日中のNPPVを中止し、夜間のみとすることができた。これは、NPPVが夜間の換気低下を補償し、呼吸仕事量が軽減できた結果と考えられる。この効果を得るためには、夜間の換気補助を安全かつ確実に行うことが必要であり、その意味では、昼と夜では患者にとってのNPPVの意味は明らかに異なる。

夜間のみに移行することは、日中の換気補助効果がまったく得られなくなることであり、夜間の補助換気の成功が病状の安定につながることを全スタッフが理解し、夜間における快適性を最重要にとらえるとともに、夜間にトラブルが多発する場合は、NPPVの効果が十分に得られていないものとして医師に報告し、総合的に対策を検討するしくみが必要である。たとえば、患者が日中に傾眠傾向を示す場合には夜間のNPPVが休息につながっていないことを疑う必要がある。

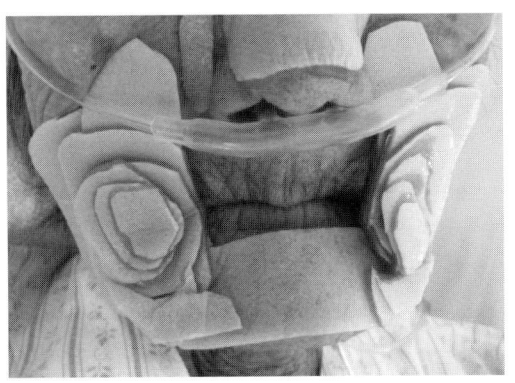

図6 顔のくぼんだ部分に皮膚保護剤を貼り，エアリークを防ぐ

写真は本例とは別症例である。

さらに，一般病棟への転棟は病状が安定しているという前提ではあるが，NPPVと自発呼吸の同調，呼吸努力の増加や消失など，NPPVを施行している患者の急性変化を見落とさないようにすることで，ICUへの転送やIPPVへの移行判断を遅らせない観察が必要である。さらに，理学療法士や検査技師などのスタッフもNPPVの特性を理解しておくことが望まれるが，機器が簡便に見えることや，ある程度の会話が可能であることなどから，患者の変化が軽視されやすいので，観察の要点を具体的に伝えて変化の早期発見に協力関係を構築することも重要である。また，一般病棟で行うべき手順と集中治療部門への移送のタイミングを平素から十分に打ち合わせておくことも重要である。

比較的長期間NPPV管理が必要となる患者では，マスクの圧着部位に発生する皮膚のびらんや潰瘍が生じやすい。多くの施設で行われている対策として，皮膚潰瘍の予防に皮膚保護剤の貼付が行われる。当施設では，顔面の凹凸に対し突出部分に貼付して潰瘍を予防するほかに，陥凹部分に保護剤を重ね貼りして（**図6**）マスクからの空気漏れ（リーク）を防ぐことで，ヘッドキャップやストラップの絞めつけすぎを防止する試みを行い，一定の効果を得ている。

C 慢性期

1 医師の役割

来院前より，常態的にいびきが認められたこと，肥満と心臓循環器系疾患の存在，原因不明の全身倦怠感などからOSASの合併を疑いPSGを施行し，最終的にチェーン・ストークス呼吸（Cheyne-Stokes respiration：CSR）と，OSASイベントが見られるOHVSに合併したCHFと診断に至った。

薬物治療では治療効果が維持できない慢性のCSRに対する代表的な治療手段として，睡眠中の酸素吸入やNPPVが挙げられる。CSRは低酸素刺激による過換気と，それに基づく低二酸化炭素血症により，呼吸中枢が抑制される結果，換気量の減少および無呼吸が生じ，低酸素と二酸化炭素の蓄積により換気が再び増大するという呼吸が交互に繰り返される周期性呼吸の一種と考えられている。

酸素吸入は，吸入酸素濃度を上昇させることで低換気による低酸素血症を抑制し，低酸素刺激による過換気を来しにくくすることでCSRが抑制されると考えられ，NPPVは胸腔内圧を陽圧に保つことにより，心臓の前負荷と後負荷を軽減すると考えられている。NPPVについては，一定気道内圧を維持するCPAPと自発呼吸に合わせて吸気呼気の2相性に圧を付加するbilevel PAPがある。CPAPの奏効機序は完全には明らかにされていないが，bilevel PAPでは換気補助を行うことで，無呼吸〜低換気期に続いて現れる低酸素・高二酸化炭素血症をそれぞれ抑制できると考えられている。

なお，本例はCSRを伴うCHFであることからASV（**コラム**）の適応があると考えられるが，基礎疾患としてOHVSが疑われたため，CPAPによる効果を観察することとした。

2 臨床検査技師の役割

当院ではCPAPの使用に関して，臨床検査技師が医師とともに指導と管理を行っている．本例は，CPAPの鼻マスク装着時にエア・リークがあるという訴えが聞かれたため，鼻マスクのフィッティングに関して，ヘッドキャップの締め方の強さの調整を行った．

高度の意識障害を伴う一成功例の提示は，同種の患者に対する普遍的NPPV適用を意味するものではないのは当然だが，高い有効性のエビデンスに基づく病態に対しては，慎重な病態評価と治療方針の迅速な変更に対処しうる，熟練したスタッフのもとで，NPPVを一定時間試行することは許されてしかるべきであろう．意識障害例に対してルーチンに気管挿管を行うことが真に適切かどうかは今後のエビデンスの蓄積にかかっている．初期評価の結果として，暫定的な管理方針を提示する一方で，細かな注意点をそのつど指示する必要が生じないように，NPPVの一般的な管理知識については平常時に研修会などを通じて確認しておくことが重要である．

コラム　adaptive/auto servo-ventilation（ASV）とは

近年，NPPVのモードの一つとして，自発換気の存在下では換気補助を行わず，換気が消失ないしは低下した時のみ換気補助を行うadaptive/auto servo-ventilation（ASV）も試みられている．ASVは図7に示すように，無呼吸〜低換気期にのみ換気補助を行い，換気量が保たれている時期には圧補助を加えないモードによって低二酸化炭素血症を助長しない点が前二者とは異なる．

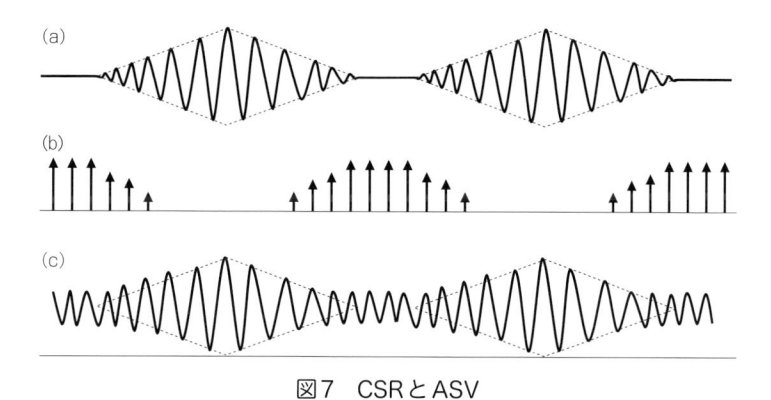

図7　CSRとASV

(a) CSR患者の換気努力．
　　周期的に無呼吸と過換気を繰り返している．
(b) ASVによる換気補助．
　　無呼吸〜低換気の間，換気量に合わせて自動的に換気圧を変動させ，換気量が大きく増減しないようにする．
(c) 実際の換気量．
　　換気努力がなくても，ASVによって換気量がある程度保たれる．

解説

　心原性肺水腫の呼吸管理において，NPPV（特にCPAP）が有用であるという報告が数多く報告され，メタアナリシスによって死亡率や人工呼吸器装着率が明らかに減少することが確認[4)~6)]されている。

　一般に，慢性閉塞性肺疾患や肺結核後遺症などの慢性呼吸器疾患の急性増悪と比較し，CHFに伴う急性肺水腫は短時間で顕著な改善がみられ，呼吸管理を要する日数も短期ですむ。一方，IPPVによる急性期の呼吸管理では鎮静が必須であり，病状改善に伴って人工呼吸から離脱する際にも，鎮静からの十分な覚醒を待たなければならない。また，いったん気管チューブを抜管したのちに再度肺水腫が増悪した場合も再挿管というリスクの高い手技を繰り返さなければならないことから，抜管を慎重に行う結果としてウィーニング期間が長期化してしまう可能性が否定できない。

　NPPVは補助換気の開始と中止（オン・オフ）が容易であり，ウィーニングにあたっては，最初は食事時間帯のみに試行し，次第に補助換気の中断時間を延長し，次第に日中は酸素吸入のみとするなど，柔軟にウィーニング期間を調整できる。

　再増悪の際も早期にNPPVを再開して即座に補助換気を開始できる。しかし，NPPV開始後も長時間にわたり改善が得られない例では，努力性呼吸や低酸素血症が持続することで，内因性カテコラミン過剰や疲労による心不全が遷延する場合がある。このような例では，鎮静薬を用いた安静維持と安定した気道確保が前提となるIPPVの良い適応と考えられ，NPPVに固執しすぎて患者のリスクを増やしてはならない。

　急性肺水腫の改善効果において，今日では強いエビデンスをもって推奨されているNPPV療法ではあるが，刻一刻と状態が変化する急性心不全状態では，薬物療法による改善を待つ間の補助的な手段としてNPPVを使いこなす技術を身につけると同時に，常にIPPVに移行するタイミングを逃さないよう，NPPVを安全に施行できる技術も併せ持つ必要があり，二者択一の議論よりも，常に注意深く患者をモニタリングし，適材適所の運用を心がける必要がある。また，慢性期では急性期に比べ，増悪のサインが多様化し，見逃されやすいことから，より広い患者観察が求められる。

引用文献

1) 日本呼吸器学会NPPVガイドライン作成委員会．NPPV（非侵襲的陽圧換気療法）ガイドライン．東京：南江堂，2006．
2) International Consensus Conferences in Intensive Care Medicine. Noninvasive positive pressure ventilation in acute Respiratory failure. Am J Respir Crit Care Med 2001；163：283-91.
3) 急性期NPPV研究会．急性期NPPV実践マニュアル．心原性肺水腫に対するNPPV．東京：メディカルレビュー社，2006：10-2.
4) Masip J, Roque M, Sanchez B, et al. Noninvasive ventilation in acute cardiogenic pulmonary edema：

systematic review and meta-analysis. JAMA 2005 ; 294 : 3124-30.
5) Peter JV, Moran JL, Phillips-Hughes J, et al. Effect of non-invasive positive pressure ventilation (NIPPV) on mortality in patients with acute cardiogenic pulmonary oedema : a meta-analysis. Lancet 2006 ; 367 : 1155-63.
6) Winck JC, Azevedo LF, Costa-Pereira A, et al. Efficacy and safety of non-invasive ventilation in the treatment of acute cardiogenic pulmonary edema—a systematic review and meta-analysis. Crit Care 2006 ; 10 : R69.

(岩手医科大学医学部救急医学講座　高橋　進,
岩手医科大学医学部臨床検査医学講座　櫻井　滋)

1. エビデンスレベルの高い疾患

3 免疫不全を伴う急性呼吸不全

[症 例] 64歳，男性，造血幹細胞移植（HSCT）（コラム1）移植後の急性呼吸不全

現病歴	1年6カ月前より右頸部リンパ節腫脹が出現し，その後，左のリンパ節も腫脹してきたため前医を受診した．血液検査やリンパ節生検などの精査の結果，成人T細胞リンパ腫（adult T-cell leukemia：ATL）の診断となった．このため，化学療法を実施したところ，反応は良好であった．しかし，ATLは一時的に緩解しても高率に再発するため，根治を目指して臍帯血移植目的で当院へ転院となった．
入院経過	入院後，各種検査を行い，大量化学療法と全身放射線照射による前処置を行った後，臍帯血移植を施行した．

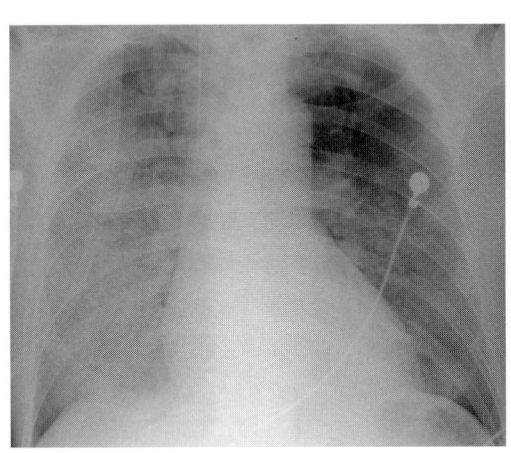

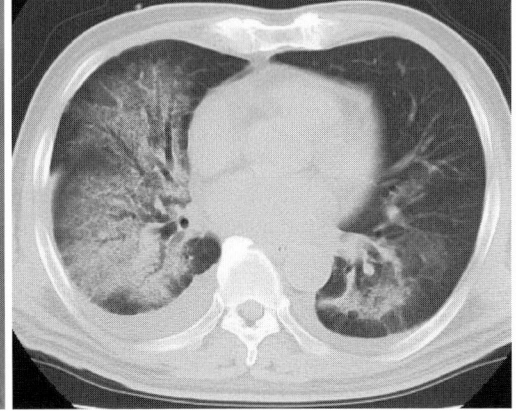

(a) 胸部単純X線写真　　　　　　　　　　　　　(b) 胸部CT写真

図1　急性呼吸不全発症時の画像所見

■移植後の経過

　移植第5日目の夜から，悪寒，発熱を自覚し，前処置の副作用と思われる口内炎の痛みは持続していた．移植前より感染予防のために抗菌薬のトスフロキサシン，抗真菌薬のイトラコナゾール，抗ウイルス薬のアシクロビルおよびエンテカビルが予防的に投与されていた．この時の体温39.2℃，血圧108/70 mmHg，SpO₂ 99％であった．血液検査では白血球10/μl（すべてリンパ球）と著しく低値であり，C反応性蛋白（C-reactive protein：CRP）18.2 mg/dlと炎症反応の亢進を認めた．移植第6日目の朝には，38℃台に解熱したものの，血圧68/45 mmHgと低下した．敗血症性ショックの診断で，生理食塩水の急速輸液，ドーパミンが開始され，抗菌薬が一世代セフェムのセファゾリンより四世代セフェムのセフェピムへ変更された．さらに血圧低下に対して，バゾプレッシンの持続点滴が開始された．この結果，収縮期血圧90〜100 mmHg以上を維持できるようになった．翌日も38℃を超える熱が持続して

いたが，発熱時の血液培養よりグラム陽性球菌が検出されたことが判明し，バンコマイシンが開始となった．移植第9日目には，解熱傾向を認め，血圧も安定したため，バゾプレッシンおよびドーパミンは中止した．血液培養からは Streptococcus mitis が検出された．移植第10日目には完全に解熱し，その後の経過も順調であったため，移植第15日目にはバンコマイシンを，移植第18日目にはセフェピムを中止した．

■急性呼吸不全までの経過

移植第14日目には幹細胞の生着を認め，移植第15日目には白血球2,000/μlまで回復した．

移植第19日目に37.6℃の発熱，労作時の呼吸困難が出現し，血圧100/82mmHg，脈拍104回/分，呼吸数34回/分，SpO_2 90％と低下を認めたため，酸素吸入（鼻カニューレで2l/分）を開始した．胸部単純X線写真では，明らかな異常陰影は認めず，白血球3,100/μl，CRP 3.1mg/dlと低下傾向であった．酸素吸入によりSpO_2 96％に改善した．前日と比較して約2kgの体重増加があり，下肢の浮腫も認めたため，溢水による軽度の肺水腫が疑われ，利尿薬が開始された．感染の関与も否定できなかったため，セフタジジムを開始し，酸素吸入は鼻カニューレで1～3l/分を継続していた．この日の血液ガスは，pH 7.48，$PaCO_2$ 35Torr，PaO_2 78Torr，HCO_3^- 27mmol/l（酸素2l/分，鼻カニューレ）であった．

■急性呼吸不全からNPPV開始までの経過

移植第22日の早朝より38.9℃の発熱があり，安静時でも呼吸困難が増悪した．SpO_2 80％台と低下したため，酸素吸入を鼻カニューレよりマスクに変更し，5l/分にした．しかし，3時間後にはさらに呼吸状態は悪化し，

10l/分の吸入を行わなければ，SpO_2 90％以上を維持できなくなった．この時の血圧120/70mmHg，脈拍120回/分，呼吸数42回/分，SpO_2 91％であった．胸部聴診では両側全肺に吸気時のcracklesを聴取した．胸部単純X線では，両側びまん性のすりガラス影の出現を認め，胸部コンピュータ断層撮影（computed tomography：CT）でも同様の所見が得られた（図1）．血液検査では，白血球数5,900/μl，CRP 16.8mmHgと炎症反応の上昇を認めた．呼吸器感染あるいは移植後の免疫反応などが関与するといわれる特発性肺炎症候群（idiopathic pulmonary syndrome：IPS）（コラム2）の可能性も否定できなかった．

そこで，抗菌薬をセフタジジムよりメロペネムへ変更し，抗真菌薬をイトラコナゾールからボリコナゾールへ変更した．ニューモシスチス感染の可能性も疑いトリメトプリム・スルファメトキサゾール（trimethoprim-sulfamethoxazole combination：ST）合剤を開始した．また，免疫反応の関与も考え，ステロイド（メチルプレドニゾロン125mg/日）を開始した．しかし，その後もマスクで10l/分の酸素吸入を行ってもSpO_2 90％前後，血液ガスは，pH 7.44，$PaCO_2$ 38Torr，PaO_2 64Torr，HCO_3^- 26mmol/lであった．担当医は，酸素化と呼吸困難の改善を目的に気管内挿管および人工呼吸器の必要性を考慮した．ただちに呼吸器専門医に連絡し共診を依頼した．担当医と呼吸器科医の議論の結果，非侵襲的陽圧換気療法（noninvasive positive pressure ventilation：NPPV）の良い適応と考えられただちに開始する方針になった．**担当医と呼吸器専門医から患者および家族に対してNPPVの必要性と方法について十分に説明したところ，良好な理解と治療に対する同意が得られた（ポイント①）．**

臨床工学技士によりNPPVのために，

各職種の役割分担

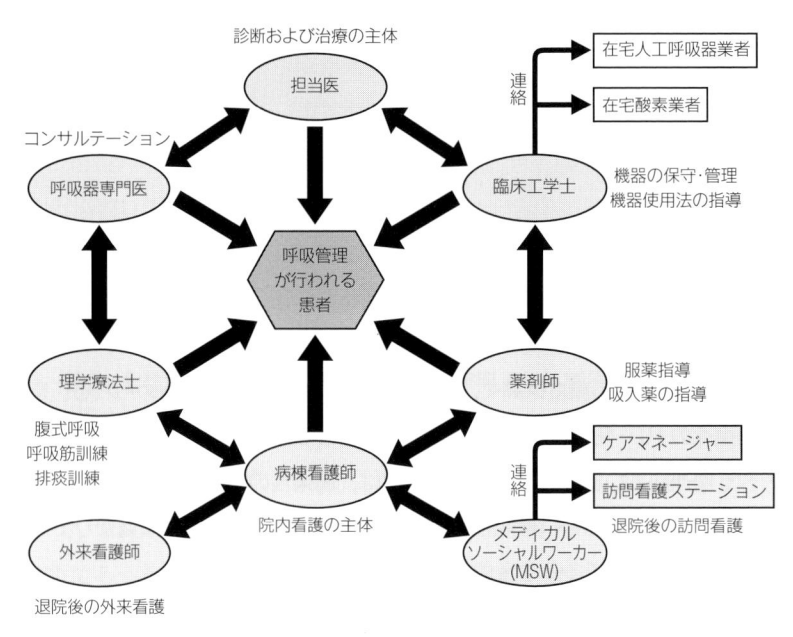

図3 呼吸サポートチームの構成と役割

〔文献1）川畑雅照．NPPV管理上の注意と問題点．Clinical Engineering 2007；18：263-9 より引用〕

呼吸管理はチーム医療である（図3）。NPPV療法は医師が単独で実施できる治療法ではなく，他職種をまじえたチームアプローチが必須である[1]。そして，NPPV成功のためには，習熟したスタッフの存在が必要不可欠である。本症例をとりまく担当医，呼吸器専門医，臨床工学技士，看護師，理学療法士，薬剤師などの医療従事者がどう動いて，このような難しい症例の呼吸管理を成功させてNPPV離脱まで導いたのかを見てみたい。

1 担当医の役割

自らの専門科の領域については，責任をもって診療するのは当然だが，自らの専門以外の領域においては，コーディネーターの役割が求められる。自分で判断することが困難な問題に対しては，適切なタイミングでコンサルテーションする必要がある。本症例の担当医は，患者の急性呼吸不全の発症した際，抗菌薬などの薬剤の変更や胸部単純X線やCTの依頼，酸素吸入の開始など自分の判断でできることをすみやかに実施し，その後で遅れることなく，呼吸器専門医に対してNPPVの適応の判断と実施について依頼している。このことは，本症例ですみやかに改善が得られ，NPPVを離脱できたことに大きく影響したものと考えられる。

本症例のような**免疫不全患者は，血液内科や膠原病科，臓器移植を行う外科などに多く入院しており**，必ずしも呼吸器の専門医の診療を受けているわけではない。免疫不全患者の急性呼吸不全においては，診療科を越えたシームレスな連携が必須であり，呼吸器専門医へのコンサルテーションは遅滞なくすみやかに行いたい。

コラム3 | BiPAP Vision®の呼気ポートテスト

NPPVのリークには，マスクの呼気ポートからの「意図するリーク」とマスクのフィッティングが悪くマスクの脇から漏れてしまう「意図しないリーク」がある（図4）。

BiPAP Vision®を始動させる際に，呼気ポートテストを行わなければ，リークの表示は"total leak"となりマスクリークと呼気ポートからのリークの総計が表示される。

呼気ポートテストを行えば，リークの表示は"patient leak"となり，マスクリークのみが表示される。マスクリーク，すなわち"patient leak"と表示された際，この値はマスクフィッテングの指標となる（表1）。

このため，BiPAP Vision®の使用にあたっては，できるだけポートテストを実施した方が良い。呼気ポートテストを行うためには，まずBiPAP Vision®の電源を投入すると自動的に呼気ポートテストが始まるので，指示に従うだけで簡単に実施できる。この際，呼気ポートテスト用のキャップが付いていることを確認する。

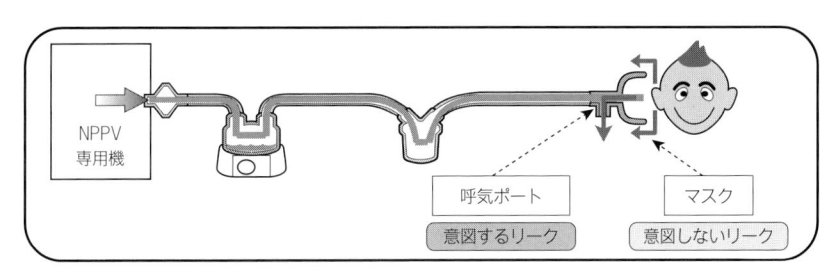

呼気ポートテストをした場合の画面表示

Patient leak ＝ 意図しないリーク量

呼気ポートテストをしない場合の画面表示

Total leak ＝ 意図するリーク量 ＋ 意図しないリーク量

図4　意図するリークと意図しないリーク：BiPAP Vision®呼気ポートテストの有無による表示の違い

表1　BiPAP Vision®エアリークガイドライン

リーク（l/分）	状態
0〜6	May be tight（マスクがきつすぎる可能性）
7〜25	Just right（ちょうど良い）
26〜60	Caution & monitor（リークが多いので注意してモニタする）
＞60	Adjust（リーク過多のため調整を要する）

2 呼吸器専門医の役割

　NPPVについて院内で最も知識と経験を有しているはずなので，その適応や機器の設定などについて専門家としての意見を求められる。また，プラクティカルなスキルとして，導入時の患者への説明や声の掛け方，マスクフィッティング，患者の呼吸状態に合わせた設定の調整などについても責任をもって行う。

　このケースでは，人工呼吸管理を要する重篤な呼吸不全であるところまでは，担当医でも判断可能であった。しかし，担当医はただちにNPPVで管理するところまでは考慮できなかった。呼吸器専門医は，NPPVの強力なエビデンスの存在する病態として，慢性閉塞性肺疾患（chronic obstructive pulmonary disease：COPD）の急性増悪，心原性肺水腫に次いで免疫不全患者の急性呼吸不全があることを周知していた。そこで，相談を受けた時点でNPPVの開始を考えて，患者のベッドサイドへ向かった。患者の意識状態は良好で，理解力も良さそうで協力が得られそうだと判断した。気道分泌物も少なく，自分で喀出可能であり，気管内挿管した場合の予後が不良であることも考慮し，NPPVを開始することを決めた。

　また，モードの設定をBilevel-PAP（BiPAP Vision®ではSTモード）ではなく，CPAPとすることの判断も専門医でなければ容易ではないだろう。NPPVといえば，換気補助，すなわち吸気気道陽圧（inspiratory positive airway pressure：IPAP）いくら，呼気気道陽圧（expiratory positive airway pressure：EPAP）いくらという形で設定されるものだと考えている医師も少なくない。しかし，NPPVはBilevelだけではない。心原性肺水腫やARDSでは$PaCO_2$の上昇のないⅠ型呼吸不全を呈することが多く，これらに対してはCPAPで十分有効であることが知られている。

　免疫不全患者の急性呼吸不全は，通常は複雑な病態がいくつも関与していることが多い。また，全身状態が不良なことが多く，感染を合併しやすい状況にあり，NPPVの適応や設定の判断，実際の導入については，呼吸器専門医に依頼して一緒に行うようにしたい。

3 臨床工学技士の役割

　多くの施設では，臨床工学技士が人工呼吸器の保守管理を行っている。その守備範囲については施設によりさまざまである。当院では人工呼吸器を扱う臨床工学技士の多くが呼吸療法士の資格ももっているため，NPPVの導入にあたっては，呼吸器専門医からの指示のもとで，NPPV管理の多くの部分について責任をもって任されている。

　本症例の場合も臨床工学技士が大きな役割を果たしており，多忙な医師がつきっきりで指導できないなか，臨床工学技士はその日の業務を他の者に依頼するなどして時間を作り，昼過ぎから夕方までベッドサイドで指導を行った。

　まず，BiPAP Vision®を保管室から病室へ搬送し準備を行った（コラム3）。次に電源を入れ器械を立ち上げ，ただちにポートテストを施行しリーク表示の補正を行った。そして加湿器に水を入れ，適切な温度設定とし，すぐに使用できるように準備した。さらに，呼吸器専門医よりBiPAP Vision®の設定条件の指示を仰ぎ，それを入力した。

　そして，患者の顔や顎の形，鼻梁の高さなどを観察して，最も適切なサイズのマスクを選択した。さらに，マスクの装着の際は医師を助け，ベルトの強さやマスクの位置など細かい点に配慮してマスクフィッティングを調整した。NPPVが成功するか否かはマスクフィッティングにかかっているといっても過言ではない。NPPV患者のマスク装着について熟練したスキ

ルをもつコメディカルの存在はその成功率を大きく上昇させる。

開始当初は，患者は緊張と恐怖感もあり力が入りすぎてしまい，かえって苦しくなることが多い。正しい呼吸法を説明し，力を抜いてリラックスできるように指示し，患者を励ました。適宜マスクのずれを直し，患者を不安にさせやすいリークやアラームなどについても患者へ説明して安心させた。患者を励まして，できるだけ外さないで連続して装着することを促した。

本症例の場合，NPPVを実施する頻度の少ない血液内科の病棟であったため，機器の使用法やマスクの管理，鼻梁の潰瘍防止のための皮膚保護剤の使用などを担当看護師に指導した。

NPPV開始翌日以降も，毎日機器の点検のためにベッドサイドを訪れ，使用状況やマスクフィッティングを指導した。うまく装着できない場合は，その原因を検索し，マスクを変更したり，NPPVの条件の変更を医師と相談したりするなどした。口腔内の乾燥，鼻梁の痛みや空気嚥下などマイナーな問題にも配慮して問題解決を図った。長時間使用するとマスクも汚れてくるが，マスクの清潔を保つよう担当看護師に指導した。また，週1回の呼吸サポートチームの回診以外でも，呼吸器専門医と連絡を密にしており毎日の状況を報告し指示を仰いでいた。

4 看護師の役割

実際のNPPV管理については，臨床工学技士がイニシアチブを取って行っているが，24時間臨床工学技士が管理することはできない。本症例は血液内科の病棟でNPPVを開始したため，担当した看護師の多くはNPPVに不慣れであった。そこで，臨床工学技士や呼吸器科医からの指示や注意点を大きく記載したカードを作ってベッドサイドに準備し，不慣れな看護師が担当しても指示が徹底するよう配慮した。

NPPVが成功の鍵はマスクフィッティングであることはすでに述べたが，本症例の場合，多くの担当看護師が熱意をもって取り組みNPPVについて勉強し，マスクの装着や管理について臨床工学技士や呼吸器科医の指示を堅実に実施できたことも，本症例が成功した大きな一因であろう。

また，合併症も多く非常にリスクも高いHSCTの症例であったため，今回の急性呼吸不全の発症においても，患者や家族の不安は相当大きかった。しかし，それらを患者の立場になってしっかり耳を傾け，患者の不安を和らげるべく真摯に，寸暇を惜しまず話をしていた。看護師による精神的なサポートの裏づけがあったことも，本症例においてNPPVが成功した大きなポイントかもしれない。

5 薬剤師の役割

薬剤師が直接呼吸管理に携わることはないが，本症例のNPPV成功の影で地味ではあるが大きな役割を果たした。薬剤師も重篤な急性呼吸不全を乗り切るためには，NPPVを継続する必要があることを十分理解しており，そのためにさまざまな薬剤の投与を工夫していた。

まず前処置の副作用や移植後の感染やGVHD予防のために多くの薬剤を使用しており，この結果，嘔気が持続し口内炎，舌炎などを併発していた。これらはNPPVを実施するうえで大きな妨げになったが，薬剤師が頻繁にベッドサイドに足を運び，多くの薬の副作用をモニタし，担当医に報告し相談して，口内炎や嘔気のコントロールを図った。特に，口内炎の痛みが強かった時にはモルヒネの使用を担当医に勧めるなどして，NPPVが継続できるように移植医療に伴う苦痛の緩和がなされていた。

本症例に関わった各職種がNPPV成功のた

めに，どのような役割を果たしたかを概観した。COPDや肺結核後遺症などのNPPVにおいては理学療法士や医療社会事業士（medical social worker：MSW）の果たす役割も大きいが，本症例は幹細胞移植直後に発症した急性呼吸不全であったため，理学療法士やMSWの関与はなかった。

呼吸療法を実施するチーム内では，知識やスキルを共有し，良好なコミュニケーションを維持することが必要である。このために，職種を超えた学習の機会を設けることは必須であり，定期的な呼吸管理の勉強会の実施が望ましい。

また，呼吸療法に関わる多職種が集まり呼吸療法サポートチーム（respiratory support team：RST）と呼ばれる組織を結成し活動することも多くの施設で行われている。RSTは定期的な院内の人工呼吸管理患者の回診あるいはミーティングの実施など，チームとしての活動を維持していくことが必要である。

A NPPV成功のポイント

本症例は，幹細胞移植後に併発した特発性肺炎症候群による重篤な急性呼吸不全で極めて予後不良の病態であった。しかし，NPPVをうまく導入し呼吸管理を行っている間にステロイドなどの薬剤の効果が得られ，病態が改善するまで管理することができた。本症例においては，多くの職種の関与により成功に至った点についてはすでに解説した。

次に経過の中に示したNPPV成功のポイントについて概説したい。

1 十分な説明と理解（ポイント①）

NPPVは患者の協力なくしては実施できない。このため，NPPV療法を開始する前に，現在の病状，補助換気の必要性，期待される効果，合併症などを十分説明して理解してもらう必要がある。

本症例では，担当医と呼吸器科医の両者から最初の説明が行われ，同様の内容を臨床工学技士は機器の操作や管理の面から，看護師はケアや精神的なサポートも含めて，観点を変えて繰り返し説明されたため十分な理解が得られ，離脱まで問題なくNPPVを装着できたと思われる。本症例では，多くの職種が多角的に説明し患者の不安を傾聴したため，患者の安心感が増しNPPV療法を継続するためのモチベーションにつながったと思われる。

一方，重症例においては，別な意味でNPPV療法のリスクや合併症についても十分なインフォームドコンセントを得る必要がある。NPPVは不安定な要素を有する呼吸管理法である。特に気道確保という点からみると気管挿管に比べると不確実な方法である。このため痰をつまらせるなどして急変することもあり挿管へ移行する可能性もあり，この点についても説明しておく。また，急性期の導入においては，患者本人は呼吸困難などのため理解力や判断力が十分でないこともあるため，家族に対しても同様に説明し同意を得ておかなければならない。

2 適切な機器の選択（ポイント②）

本症例のような免疫不全患者の急性呼吸不全にNPPVを開始する場合，集中治療室（intensive care unit：ICU）用のNPPV専用機（BiPAP Vision®）を用いる。免疫不全患者の急性呼吸不全では酸素化能の低下が著しいことが多く，F_IO_2を調整できるメリットは大きい。また，液晶モニタでリアルタイムにwave formを確認できるため，患者の呼吸との同調や換気の状態も同時に観察することができ，モニタリングに有用である。

3 適切な設定（ポイント③）

NPPVとはマスクによる非侵襲的な陽圧換気

であり，bilevel-PAPとCPAPに分けられる。COPD急性増悪や肺結核後遺症などのPaCO$_2$の上昇を伴うⅡ型呼吸不全に対してはbilevel-PAPモード（BiPAP Vision®ではSTモード），心原性肺水腫やARDSなど酸素化能の低下が前面に出てPaCO$_2$の上昇がないⅠ型呼吸不全に対してはCPAPモードを用いる。

免疫不全患者の急性呼吸不全はPaCO$_2$の上昇がないⅠ型呼吸不全が多いが，患者の呼吸状態や血液ガス所見などをよく考慮して設定を決定することが必要である。また，経時的に患者の呼吸状態と血液ガスをモニターし，初期設定にこだわらず，柔軟に設定変更をすることも重要である。

4 良好なマスクフィッティング（ポイント④）

マスクフィッティングはNPPVの成否を決定する重要なポイントである。まず，患者ごとに鼻柱の高さや顔の大きさに応じて適切なマスクを選択されなければならない。一般的に，やや小さめのマスクの方がフィッティングが良好なことが多い。装着にあたっては，ヘッドギアのストラップをきつく締めて圧迫しすぎないよう注意する。最近のマスクでは，薄いシリコン製の膜がマスクの内側に張られており，これが気流により柔軟に膨らみマスクと皮膚の隙間を埋めてエアリークを減少させるというエアクッション機構を備えたものが多い。ヘッドギアをきつく締めすぎることは，せっかくのエアクッションの機能が失われリークを増すばかりでなく，皮膚炎や鼻根部の潰瘍などの合併症の原因となる。また，やせて頬部の落ちくぼんだ症例では頬部にガーゼやコットンを挟み込むなどの工夫も必要となる。

近年，多くの種類のマスクが販売されており，メーカーによって形状に微妙な違いがある。あるメーカーのマスクが使用困難であっても，別のメーカーに変えるだけで容易に装着できることもある。患者の好みとリークの量をみながら選択する。院内にはいくつかのメーカーのマスクをあらかじめ準備しておくことも必要と思われる。

また，鼻マスクを使用の際は開口に伴い口からのもれが起こりやすいため，唇にテープを貼る，チンストラップを用いるなどの対処が必要である。

5 1時間後の効果確認（ポイント⑤）

NPPVの成否を決定する重要なポイントは，その設定の陽圧換気が有効かどうかを早く見極めることにある。NPPVの効果はすみやかに出現するため，その効果判定は，まず1時間後に行い，良好であれば念のため3時間後に再評価し，それで良ければ多くの場合成功する。

1時間後の評価として，Sp$_{O_2}$の上昇や血液ガスの改善といった酸素化や呼吸性アシドーシスの改善はもちろんであるが，重要なことはバイタルサインと患者の自覚症状の改善である。開始したNPPVが有効であれば，必ず患者の呼吸数や脈拍が低下する。開始前より20～30％低下していれば改善と判断してよい。また，呼吸困難の改善が得られれば，そのNPPVは患者の呼吸努力を軽減し，有効に働いていると考えられる。

血液ガス，バイタルサイン，自覚症状の3つを定期的に確認し，これが安定していればNPPVの成功率は高い。しかし，何度か条件を調整してもこれらの指標の改善が得られない場合は，免疫不全患者の気管内挿管の予後が悪いことが予測されていても，侵襲的な人工呼吸管理に移行することに躊躇してはならない。適切な気管内挿管のタイミングを逸することも，さらに予後不良の結果を招く可能性が高いためである。

解　説

　ここでいう免疫不全とは，血液悪性腫瘍，固形癌に対する化学療法，HSCTを含めた臓器移植，その他の疾患に対して免疫抑制薬の投与がなされた状況をいう。免疫不全患者の呼吸器合併症は重篤化することが多く，気管内挿管および人工呼吸管理となることが多いが，人工呼吸器関連肺炎（ventilator-associated pneumonia：VAP）や人工呼吸器関連肺傷害（ventilator-associated lung injury：VALI）などにより予後不良となることが多い。

　近年，NPPVが免疫不全患者の急性呼吸不全に使用され，予後の改善が報告されている。免疫不全患者の急性呼吸不全に対するNPPVの使用は，COPDの急性増悪に次いでランダム化比較試験（randomized controlled trial：RCT）が行われている領域であり，エビデンスレベルは高い。日本呼吸器学会のNPPVガイドラインでも，エビデンスレベルはⅡであり，推奨度はAとなっている[2)3)]。

　Antonelliら[4)]の40例の臓器移植患者の急性呼吸不全に対して，NPPVと酸素療法のみの治療に分けて検討したRCTでは，酸素化の改善，挿管率の低下，ICU死亡率などの臨床的アウトカムに有意に改善を認めた。

　Hilbertら[5)]の52例（うち血液悪性腫瘍が30例）のRCTでも，挿管率，重篤な合併症，ICU死亡率，院内死亡率においてNPPV治療群の方が有意に良好な成績が得られた（図5）。また，一方で挿管人工呼吸管理となった症例は，両群において全例死亡していた。

　両側肺移植後の急性呼吸不全にNPPVを使用した21例の検討でも，18例（86％）で挿管を回避することができ，挿管された3例中2例は死亡していた[6)]。また，後天性免疫不全症候群（acquired immunodeficiency syndrome：AIDS）に合併したニューモシスチス肺炎による急性呼吸不全に対してもNPPVの使用によりICUおよび院内死亡率が改善したという報告もある[7)]。これらの検討から，気管内挿管および人工呼吸管理が必要となった免疫不全患者の急性呼吸不全の予後は極めて悪く，NPPVを使用し挿管を回避することが生存率の改善のために必要であることを示している。

　これまでに行われた2つのRCTによる適応を表2に，設定条件を表3に示した。いずれのRCTも従量式人工呼吸器が用いられているが，現在では従圧式のNPPV専用機が用いられることが多いため，現状のNPPV条件設定とは異なる部分もある。特に1回換気量の設定については，通常のNPPVでは呼吸管理中に正確な1回換気量の設定は不可能であることが多い。経験的にはIPAP 8cmH$_2$O，EPAP 4cmH$_2$O程度から開始し，PaCO$_2$の徐々に上げるべきである。また，PaCO$_2$の上昇を伴わないⅠ型呼吸不全においては換気補助の必要性は少なく，ARDSや心原性肺水腫のNPPVに準じてCPAPモードが使用されることも少なくない。この場合，CPAP圧の初期設定としては8～10cmH$_2$Oより使用されることが多い。

　免疫不全患者の2つのRCTでは明記されていないが，急性呼吸不全患者に対してNPPVを装着した際の効果判定は非常に重要である。通常はNPPVを開始して1時間後に，患者の呼

吸困難が改善し，酸素化能，呼吸数，心拍数が30％以上改善していれば，NPPVが有効と判断し継続する。開始して1時間後もバイタルサインが改善しない，あるいは血液ガス分析で呼吸性アシドーシスが進行するようであれば，ただちに気管内挿管に踏み切るべきである。また，表4に示したような状況となった場合，NPPVの継続は不可能と判断し挿管人工呼吸管理に移行する。たとえ免疫不全患者においては挿管人工呼吸管理の予後が悪いことが予測されていても，無効例や継続不能例に対してNPPVに固執してはならない。

　NPPVからの離脱については，Antonelliら[4]はNPPVを停止して酸素投与下で15分間自発呼吸を行った状態で評価しており，FiO_2 0.5以下でPaO_2 75Torr以上，呼吸数30回/分以下であれば離脱している。3時間間隔で自発呼吸をさせて評価し，呼吸数25回/分，PaO_2/FiO_2が24時間200を超えるようであればNPPVは中止としている。実際のベッドサイドでは，患者の呼吸困難の改善が得られ，自発呼吸下で酸素化が改善し，呼吸数が25～30回/分以下となることが離脱のための絶対条件である。

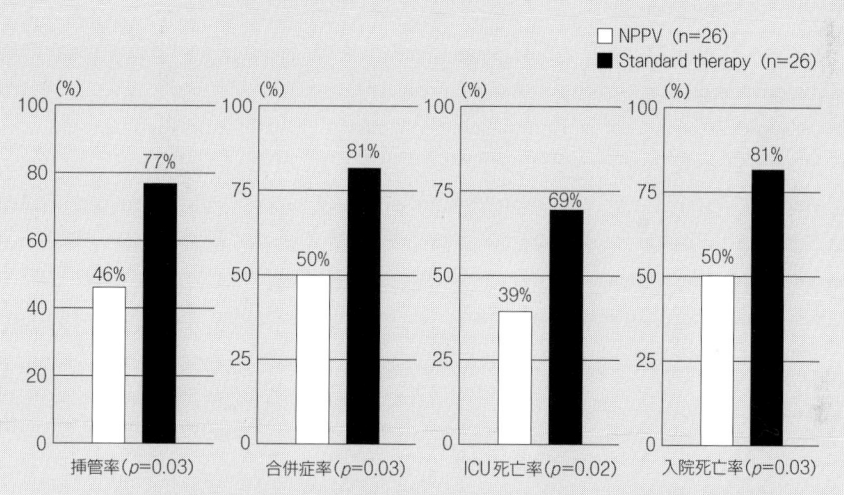

図5　免疫不全患者の急性呼吸不全に対するNPPV療法による効果

〔文献5）Hilbert G, Gruson D, Vargas F, et al. Noninvasive ventilation in immunosuppressed patients with pulmonary infiltrates, fever, and acute respiratory failure. N Engl J Med 2001；344：481より作図〕

表2　免疫不全症例の急性呼吸不全に対するNPPVの適応

呼吸困難が強く，
① 呼吸数30～35回/分以上
② ベンチュリーマスクを使用してもPaO_2/FiO_2が200以下
③ 呼吸時の呼吸補助筋の使用と腹部の奇異呼吸

表3 免疫不全患者の急性呼吸不全に対するNPPVの条件

① 1回換気量が7～10ml/kgとなるよう調節
② 呼吸数25回/分以下
③ 呼吸補助筋を使用した呼吸の消失
④ 患者の呼吸困難の改善あるいは消失
⑤ 吸入酸素濃度が60～65％以下となるようEPAPを最高10cmH₂Oまで上昇
⑥ 鎮静薬は投与しない

表4 免疫不全患者の急性呼吸不全に対するNPPVから挿管人工呼吸の移行条件

① FiO_2 0.6でPaO_2 65Torrを維持できない
② PaO_2/FiO_2が85を超えない
③ 昏睡や痙攣のため気道確保が必要
④ 喀痰が大量で喀出困難
⑤ 循環動態が不安定
⑥ 顔マスクが耐えられない

引用文献

1) 川畑雅照．NPPV管理上の注意と問題点．Clinical Engineering 2007；18：263-9.
2) 日本呼吸器学会NPPVガイドライン作成委員会．NPPV（非侵襲的陽圧換気法ガイドライン）．東京：南江堂，2006：p. 59-61.
3) 急性期NPPV研究会．急性期NPPV実践マニュアル．東京：メディカルレビュー社，2006：p. 20-3.
4) Antonelli M, Conti G, Bufi M, et al. Noninvasive ventilation for treatment of acute respiratory failure in patients undergoing solid organ transplantation：a randomized trial. JAMA 2000；283：235-41.
5) Hilbert G, Gruson D, Vargas F, et al. Noninvasive ventilation in immunosuppressed patients with pulmonary infiltrates, fever, and acute respiratory failure. N Engl J Med 2001；344：481-7.
6) Rocco M, Conti G, Antonelli M, et al. Non-invasive pressure support ventilation in patients with acute respiratory failure after bilateral lung transplantation. Intensive Care Med 2001；27：1622-6.
7) Confalonieri M, Calderini E, Terraciano S, et al. Noninvasive ventilation for treating acute respiratory failure in AIDS patients with *Pneumocystis carinii* pneumonia. Intensive Care Med 2002；28：1233-8.
8) 川畑雅照．造血幹細胞移植における呼吸器合併症．内科 2009；104：289-96.

（国家公務員共済組合連合会虎の門病院分院呼吸器科　川畑雅照）

1. エビデンスレベルの高い疾患

4 COPD合併重症肺炎

[症例] 73歳，女性，COPD

主 訴	発熱，呼吸困難
既往歴	特記事項なし
現病歴	62歳頃から労作時呼吸困難(H-J3)が出現した。

2000年11月から慢性閉塞性肺疾患(chronic obstructive pulmonary disease：COPD)による慢性呼吸不全で在宅酸素療法(home oxygen therapy：HOT)を開始した。

2006年10月から高二酸化炭素血症に対して非侵襲的陽圧換気療法(noninvasive positive pressure ventilation：NPPV)を導入し，NPPV導入後の安定期の血液ガス所見は，酸素2 l/分吸入下でpH 7.418，Pa_{CO_2} 63.5Torr，Pa_{O_2} 78.9Torrであった。

2008年1月終わり頃から発熱・膿性痰が出現し，呼吸困難が増強した。1月下旬に意識障害，呼吸微弱状態で救急搬送され，集中治療室(intensive care unit：ICU)に入院となった。

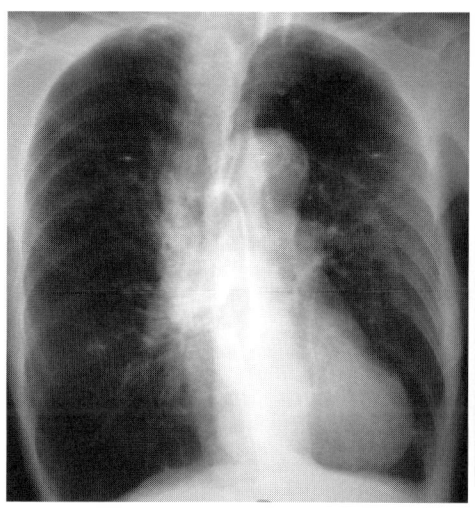

(a) 入院時
両側の過膨張肺と肺炎像を認める。

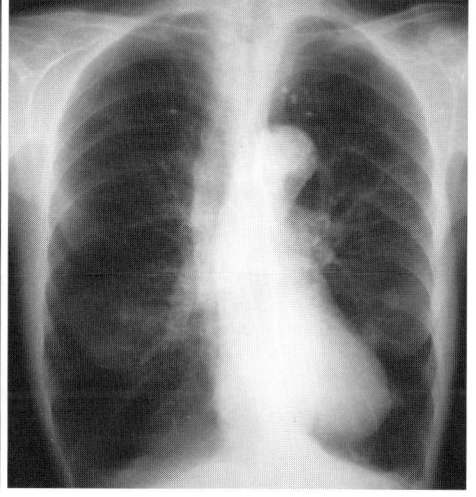

(b) NPPV開始後
肺の陰影は改善してきている。

図1 胸部単純X線写真

■入院後の経過

入院時，意識レベルは低下しており，呼吸は極めて微弱で下顎呼吸であった。呼吸回数8回/分，心拍数108回/分，動脈血液ガス所見は，酸素マスク15 l/分(救急車内)でpH 7.108，Pa_{CO_2} 138.0Torr，Pa_{O_2} 250.7Torrと高度の高二酸化炭素血症および呼吸性アシドーシスを認めた(表1)。病態的には，気管挿管人工呼吸の適応と考えたが，安定期に本人・家族と急性

表1　血液ガス呼吸器設定の経過

	安定期	1月31日				2月1日			2月5日		3月9日
F_{IO_2}			0.5	0.4					0.35		
酸素流量	2l/分	15l/分								3l/分	3l/分
IPAP (cmH$_2$O)			18		16		14		12	12	
EPAP (cmH$_2$O)			6		8				6	6	
呼吸回数 (/分)			20			18	16	12	10	12	
pH	7.418	7.108	7.189	7.216	7.214	7.289	7.342	7.327	7.374	7.409	7.372
Pa$_{CO_2}$ (Torr)	63.5	138	111.9	100.6	102.5	86.7	80.8	82.5	66.5	68.9	62.3
Pa$_{O_2}$ (Torr)	78.9	205.7	135	80.6	79.5	76.8	97.7	86.6	118.2	70.5	88.8

期の呼吸管理の方針について話し合っており，侵襲的人工呼吸は希望しないという方針であったため，ただちにBiPAP Vision®を装着しNPPVを開始した。

また胸部単純X線写真上(図1a)，肺炎像を認め，白血球11,700/mm³，C反応性蛋白(C-reactive protein：CRP) 29.85mg/dlと高度の炎症所見が認められた。

NPPVは，STモード，F$_{IO_2}$ 0.5，吸気気道陽圧(inspiratory positive airway pressure：IPAP) 18cmH$_2$O，呼気気道陽圧(expiratory positive pres-sure：EPAP) 6cmH$_2$O，呼吸回数20回/分の条件で開始した。開始20分後の動脈血液ガス所見は，pH 7.189，Pa$_{CO_2}$ 111.9Torr，Pa$_{O_2}$ 135.0Torrと高二酸化炭素血症および呼吸性アシドーシスの改善を認めたため，F$_{IO_2}$を0.4に下げてNPPVを継続した。さらに開始6時間後には，意識レベルもかなり改善し，動脈血液ガス所見も，pH 7.216，Pa$_{CO_2}$ 100.6Torr，Pa$_{O_2}$ 80.6Torrとさらなる改善を認めたため，IPAPを16cmH$_2$Oに下げて継続した。しかし意識レベルの改善に伴い，不穏状態が出現した。患者はマスクを外そうとする仕草を頻回に見せたので，いったんNPPVを中断し，担当医・看護師が，搬送時の状況，長時間NPPVの必要性などを説明したうえで再開した。その後も患者がNPPVを嫌がる仕草を見せるたびに，担当医・看護師が患者に説明・説得を試み継続した。鎮静薬の使用は，呼吸状態を再悪化させる可能性があるために，使用しなかった。

NPPV開始と同時に，肺炎に対しては抗菌薬シプロフロキサシン(ciprofloxacin：CPFX) 300mg×2回/日の投与を開始し，炎症反応，胸部単純X線写真の改善(図1b)を認めた。

栄養は，当初意識レベルが混濁し，経口摂取が不可能であったため，中心静脈を確保し，高カロリー輸液を開始した。

第2病日には，動脈血液ガス所見が，pH 7.289，Pa$_{CO_2}$ 86.7Torr，Pa$_{O_2}$ 76.8Torrとかなりの改善を認めたが，不穏状態が続くため，ICUでの対応を継続した。血液ガス所見が改善傾向にあったこと，患者の不快感軽減目的で，IPAPを14cmH$_2$Oの設定とした。

その後不穏状態も改善したため，第3病日に呼吸器病棟に転棟となった。

■ICU退室から退院まで

病棟では最初ICUと同じ機種・設定でNPPVを継続した。その後呼吸状態・血液ガス所見もさらに改善してきたため，病棟転棟5日目に在宅で使用していたVivo®に機種変更した。呼吸器の設定は，酸素3l/分，IPAP 12cmH$_2$O，EPAP 6cmH$_2$O，呼吸回数12回/分とし，機種変更1時間後の血液ガスで，pH 7.409，Pa$_{CO_2}$ 68.9Torr，Pa$_{O_2}$ 70.5Torrと増悪傾向がないことを確認したうえで継続した。

表2 成人市中肺炎の重症度の指標

1. 男性70歳以上，女性75歳以上
2. BUN 21mg/dl以上または脱水あり
3. SpO_2 90%以下（PaO_2 60Torr以下）
4. 意識障害
5. 血圧（収縮期）90mmHg以下

〔文献1）日本呼吸器学会呼吸器感染症に関するガイドライン作成委員会．成人市中肺炎診療ガイドライン，重症度の判定．2007：9-12より引用〕

表3 重症度分類

軽症：5つの項目のいずれも満足しない
中等症：1つまたは2つを有する
重症：3つを有する
超重症：4つまたは5つを有する
　　　　ショックがあれば1項目のみでも超重症

同日の血液検査上，CRPが陰性化したため抗菌薬を中止し，経口摂取を開始した。

その後も呼吸状態は安定していたため，病棟転棟8日目からベッドサイドでの呼吸リハビリテーションを開始し，日常生活動作（activity of daily living：ADL）の向上を図るとともに，退院へ向けての準備として，呼吸器使用時間の検討，在宅開始後のサポート体制の調整を開始した。NPPV使用時間は，午前1時間，午後2時間および夜間睡眠中の使用とした。また在宅でのサポート体制として，それまで確保していた訪問看護体制のさらなる充実を調整すると同時に，かかりつけ医も確保し，地域医療ネットワークの形成を確立した。これには，主治医・病棟看護師だけではなく，専門看護師，ケースワーカーなどの職種も加わり検討を行った。これらの体制の調整終了後，入院後第55病日に退院となった。

■本症例についてのNPPVに関する医学的ポイント

1）重症肺炎の定義

重症肺炎の定義はさまざまであるが，成人市中肺炎診療ガイドライン[1]による重症度分類では，肺炎の重症度を表2の指標を用いて表3のように分類している。この分類に当てはめると，本症例は低酸素血症・意識障害・血圧低下の3項目を満たしているので重症肺炎，あるいはショック状態を考慮すると超重症肺炎に分類される。

2）有用性

COPD合併重症肺炎に対するエビデンスは比較的高く，NPPVの効果を検討した前向き無作為比較試験[2]では，NPPV未実施群に比べて，NPPV実施群で有意に気管挿管率が低く（55％：0％），ICUの入室日数が短く（8日：0.3日），2ヵ月後の死亡率が低値であった（63％：11％）。わが国のガイドライン[3]でも，エビデンスレベルⅡ・推奨度Bとなっている。

3）患者選択・除外基準

患者選択にあたって最も重要なことは，本療法について，患者自身・家族に十分説明し同意を得ることはいうまでもない。

本療法は，患者の協力なしでは実施できないので，意識状態がある程度清明であることが望ましいが，熟練した施設では，CO_2ナルコーシスなどで意識レベルが混濁している患者でも（実際にはそういうケースの方が多いのだが），NPPVで急性期を乗り切れることも多い。

しかし，NPPVはすべての患者に有効ということではない。たとえば呼吸が微弱で生命の危機が迫っている場合は，従来の侵襲的陽圧換気（invasive positive pressure ventilation：IPPV）が適切である。表4に除外基準を示す。

4）導入基準

COPD合併重症肺炎に対する人工呼吸（侵襲・非侵襲ともに）開始のタイミングとして重要なのは，急激に進行する（代償されない）呼吸性アシドーシスである。もちろんこのほかに，患者の意識レベル，呼吸状態なども併せて

表4　除外基準

呼吸停止，極端に呼吸循環動態が不安定な患者
患者の協力が得られない場合
何らかの気道確保が必要な場合（気道分泌物が多いなど）
頭部・顔面に外傷あるいは火傷がある場合
頭蓋・顔面もしくは胃・食道の手術後

表5　導入基準

1）高度の呼吸困難を認める
2）薬物療法（含酸素療法）に反応不良である
3）吸気補助筋の著しい活動性，奇異性呼吸を認める
4）呼吸性アシドーシスまたは高二酸化炭素血症
　（pH＜7.35，Pa_{CO_2}＞45Torr）

考慮する。表5にNPPVの導入基準を示す。

5）換気モード

本症例のように呼吸が微弱な場合，自発呼吸をトリガーしないというトリガーエラーが頻発する。そのような症例にはTモードを使用する。その場合，患者の呼吸パターンに同調するように呼吸器（呼吸回数，吸気時間など）の設定をすることが重要である。BiPAP Vision®のようにTモード非搭載の機種もあるが，その場合STモードのバックアップ呼吸回数を，患者の自発呼吸数より少し多くすることで，Tモードとほぼ同様の換気モードにすることが可能になる。

6）圧設定

圧設定は患者のアドヒアランスと自覚症状・血液ガス所見などをみながら調節する。

EPAPは最低値から開始することが多いが，トリガーが悪い場合，EPAPを上げることによりトリガーが改善することがある。すなわち，COPD患者の気道内圧の特徴である内因性呼気終末陽圧換気（positive endexpiratory pressure ventilation：PEEP）（auto PEEP）によるもので，COPD症例で，内因性PEEPが増加している症例では，これにほぼ等しいEPAP（PEEP）を設定する。しかし実際の臨床の場で，内因性PEEPを測定するのは困難である。臨床的に問題になる内因性PEEPの値は，5〜10cmH$_2$O程度なので，実際には，患者の呼吸努力がなくなる，あるいは呼吸が楽にできるようなEPAPを設定する。具体的には，EPAP 4cmH$_2$Oから開始し，1cmH$_2$Oずつ徐々に上げていき，呼吸補助筋の使用がなくなる，あるいは自覚的に楽に呼吸ができることを目標に圧設定を行っていく。

IPAPの設定に関しては，プレッシャーサポート圧と換気効率の関係を理解する必要がある。NPPVの場合，IPAP−EPAPがプレッシャーサポート圧となる。たとえば，IPAP 12，EPAP 8の症例とIPAP 8，EPAP 4の症例はどちらもプレッシャーサポート圧は4cmH$_2$Oで換気効率としては同じになる。理論的にはプレッシャーサポート圧が高いほど，換気効率はよくなる。しかし，NPPVの場合，マスク・口などからのリークが発生する可能性があるため，プレッシャーサポート圧を上げても，リークが増加するだけで換気効率がほとんど上がらないことがある。図2の症例の場合，高二酸化炭素血症の改善が不十分であったために，IPAPを上げたが，リーク量が増加しているだけで，換気量はほとんど変わっていない。このような場合，圧を上げることよりもマスクフィッティングの再調整などをする方が効果的なことがある。

以上のことに留意して，IPAPの設定を行う必要がある。具体的には，プレッシャーサポート圧としては2〜4cmH$_2$O程度（EPAP 5であればIPAP 7〜9）から開始し，徐々に上げていく。いきなり高いプレッシャーサポート圧設定をすると，患者が拒絶反応を示し，以後のNPPVが継続できなくなることがあるので注意が必要である。

7）加温加湿

機器からは，乾燥したガスが供給され，乾燥

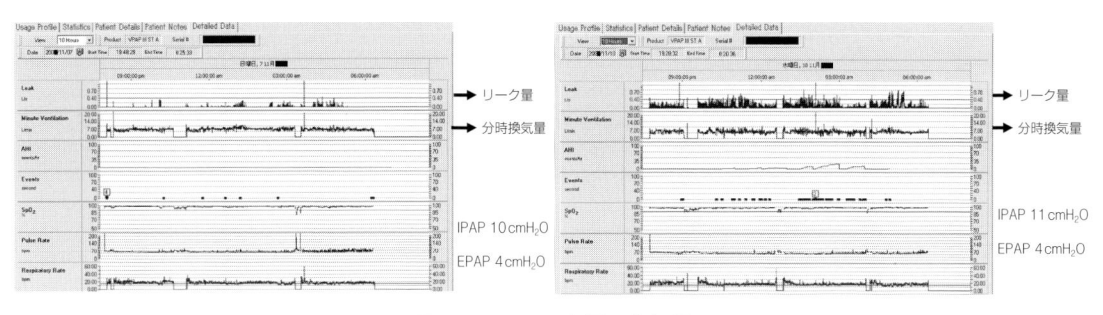

図2　圧とリーク量・換気量

したガスは鼻・口腔の乾燥の原因となり，患者の不快感につながる。また，鼻マスク使用時に開口すると鼻腔を通るガスが増えるため，さらに乾燥が強くなる。したがって，加温加湿も重要である。その際の注意点は，回路内に結露を貯留させない程度の加温加湿を目標にする。マスクが少し曇るぐらいを目安にしている。

8) 換気補助療法の適応決定

増悪時の換気補助療法の適応は，患者や家族の希望，これまでの診療経過，増悪原因の改善の見込みなどを考慮して総合的に判断されるべきである。また，NPPVが成功しなかった場合にIPPVを実施するのか，あるいはNPPVを最大限度の治療にするのかについても，事前（できれば安定期）に患者や家族と相談しておく必要がある。表6に患者に説明すべき要点とその

表6　NPPV導入にあたって患者に説明すべき要点〔インフォームドコンセント(informed consent)：IC〕と選択肢

1. 呼吸性アシドーシスを認め，気管挿管を適応するにはまだ早期であるが，消耗性呼吸の防止のために換気補助をする必要がある
2. 気管挿管を念頭にするが，挿管回避のために，NPPVをとりあえず試用する。効果が得られない場合は気管挿管を適応する
3. 気管挿管を希望しない患者に対する最高限度の治療法として適応する

選択肢を示す。

本症例の場合，安定期に本人・家族・主治医で検討しており，気管挿管人工呼吸は希望しないが，NPPVを最高限度の治療とする方針が決まっていた。今回の急変時は，本人の意識が混濁していたため，本人に最終確認はできなかったが，家族に最終確認をしたうえで，NPPVを開始した。

各職種の役割分担

A　ICUでの対応

1 医師の役割

ICU入室中は，ICU担当医と外来主治医が担当となった。当センターでは，ICUでの超急性期から一般呼吸器病棟，外来診療を一貫して同じ診療グループが担当する体制を構築している。したがって本症例でも，普段の診療を行っている外来主治医が医療チームに参加することで，患者・家族の安心感，治療方針の確認などがしやすいというメリットがある。

本症例は，COPD合併重症肺炎症例で，救急搬送時ショック状態であった。呼吸状態は微弱で，高度の呼吸性アシドーシスを伴う高二酸化炭素血症を認めたため，呼吸管理としてはIPPVが適切であると考えたが，安定期のイン

フォームドコンセントから，IPPVは希望しないという方針を確認していたため，ただちにNPPVを開始した。

安定期のNPPVは自発呼吸を重視したSTモードに設定していたが(呼吸回数10回/分)，今回の急変時は，自発呼吸が微弱で，トリガーエラーが頻発したため，STモードの呼吸回数を増やして(呼吸回数20回/分)，ほとんど強制換気モードでの設定とした(コラム1，コラム2)。

NPPV開始後20分時点での血液ガスでは，pH 7.189，Pa_{CO_2} 100Torr超と，まだ高度の呼吸性アシドーシスおよび高二酸化炭素血症を認めたが，搬送時よりはPa_{CO_2}レベルで20Torr以上の低下が認められたことから，同条件でNPPVを継続し，開始6時間後には，かなりの改善を認めたため，IPAPを16cmH$_2$Oに減少した。また努力様呼吸，呼吸補助筋の使用が顕著であったため，内因性PEEPに対するカウンターPEEP目的で，EPAPを8cmH$_2$Oに増加した。第2病日には，意識レベルも改善し，自発呼吸もかなりしっかりしてきたため，呼吸回数を少しずつ下げ，自発呼吸にトリガーする設定に切り替えていった(呼吸回数12回/分)。しかし，第2病日に意識が改善し始めた

コラム1 | 圧トラブル(導入の際の注意点)

圧による不快感が強い場合や，マスクフィッティングの再調整後もリーク量が多い場合は，設定圧の変更を考慮する。

コラム2 | 同調不良(導入の際の注意点)

トリガーエラーが頻発し，自発呼吸と人工呼吸器の同調が悪い場合は，換気モードの変更を考慮する。また理学療法士などによる呼気介助を行うことで，同調が良くなる症例がある。

自発呼吸が微弱なために，トリガーエラーが頻発する場合は，いつでもIPPVに移行できるように準備をしておく必要がある。

コラム3 | 不穏(導入の際の注意点)

NPPVは自発呼吸があるのが大前提である。したがって不穏状態が強いからといって，IPPVのように安易に鎮静薬を用いるのは危険である。注意深く観察し，不穏の原因がある場合は，それを取り除く。また短時間NPPVを中断し，必要性を再説明することも有用なことがある。意識状態，呼吸循環動態が不安定な場合は，IPPVへの移行を考慮する。

頃から，不穏状態が出現した（コラム3）。

患者は目が覚めた時に，自分の置かれている状況が把握できず，ICUでNPPVをしている状況が理解できていなかった。そこでNPPVを一時中断し，ICU担当医・外来主治医と看護師が，搬送時の状況・長時間のNPPVの必要性などを説明し，患者に納得してもらった。その後も不穏状態は断続的に出現し，一時期は鎮静薬の使用も考慮したが，呼吸状態の再悪化を惹起する可能性が大きいと判断したため，医療チーム全員で患者ケアを行い対応した（コラム4）。

②看護師の対応

本症例の場合，NPPV導入当初は，患者の意識レベルが低下していたため，導入当初はマスクフィッティングの確認・調整，人工呼吸器のアラーム・各種モニタリングの確認が主なケア内容であった（コラム5）。

第2病日に，患者の意識レベルが改善し，不穏状態が出現し始めた時期から，患者ケアの質・量が大きく変わった。医師の説明に同席したあとは，患者がNPPVの継続を嫌がるたびに，再度患者に必要性を説明したり，医師の指示のもと，必要に応じてNPPVの中断（休憩）

コラム4 | NPPVと鎮静（導入の際の注意点）

IPPVの場合は，異物である気管チューブを気道内に留置するので，鎮静薬の投与がしばしば行われるが，NPPV時の鎮静は，一般に禁忌と考えている。また意識を保つことは，気道確保や咳反射の温存につながる。さらに患者とのコミュニケーションを保つことができるので，意識レベル，NPPVの受け入れ状態，自覚症状の改善度合いなどの判定が可能になる。

気道確保が不完全なNPPVで鎮静薬を使用すると，舌根沈下などの気道狭窄・閉塞，嘔吐の誘発や吐物の誤嚥，反射の減弱による気道クリアランス不全などの問題が生じる可能性がある。現時点では，NPPV時の鎮静の是非に関する一定の見解はなく，鎮静薬は原則として投与しないと考えるべきである。しかし今後，NPPV時の鎮静の是非，投与せざるをえない場合，薬剤の種類・投与量・投与法などの検討も必要であると考える。

コラム5 | インターフェイス（導入の際の注意点）

インターフェイスとしてのマスクも重要である。通常は鼻マスクを用いることが多いが，急性期には意識が混濁し，開口によるリークのためうまく導入できない症例がある。そのような場合には，チンストラップ・顔マスクを用いる。また，患者にベストフィットのマスクを選択することが重要で，マスクの選択・フィッティングがNPPVの成否を左右するといっても過言ではない。そのためには普段からできるだけ多くの種類のマスクを用意し（図3a），その特徴を把握しておくことが重要である。図3bは通常のフェイスマスクであるが，図3cはトータルフェイスマスクというマ

スクで，顔全体を覆うようなマスクである。一見圧迫感が非常に強そうなマスクであるが，顔に接する部分に柔らかいクッションがあるため，意外に不快感がない。またリークも少ないというメリットがある反面，マスク内の死腔が大きいという欠点もある。図3dの症例は，マスクによる圧迫感に耐えられなかったために，ネーザルプロングタイプのインターフェイスを使用した症例である。図4は小児症例である。現時点では小児専用のマスクはないので，症例は大人用の鼻マスクをフェイスマスクとして用いた。

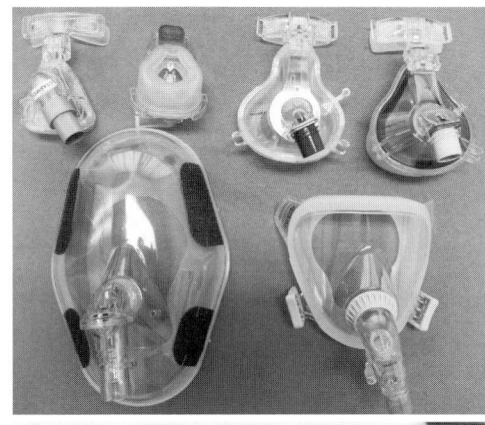

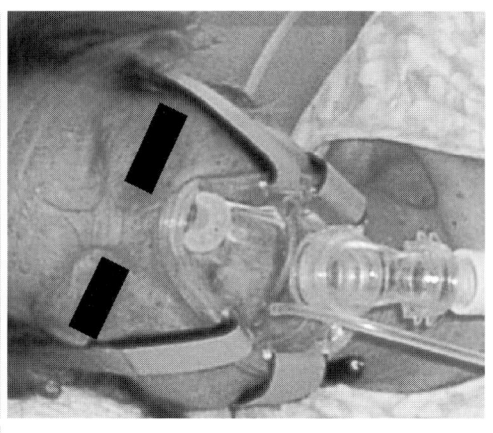

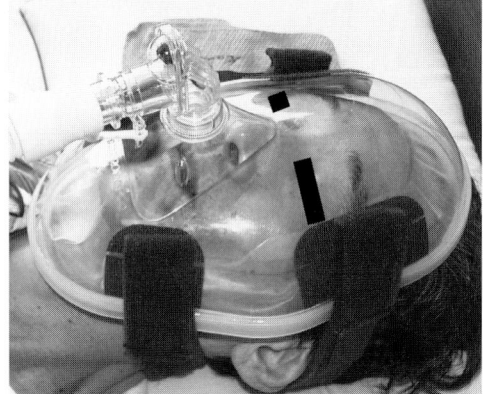

図3　マスクの種類
(a) さまざまな種類のマスク
(b) 通常のフェイスマスク
(c) トータルフェイスマスク
(d) ネーザルプロング

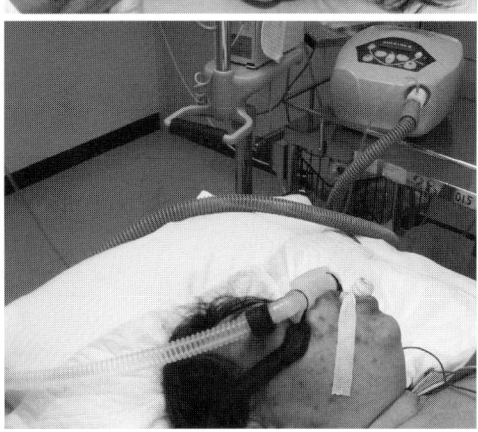

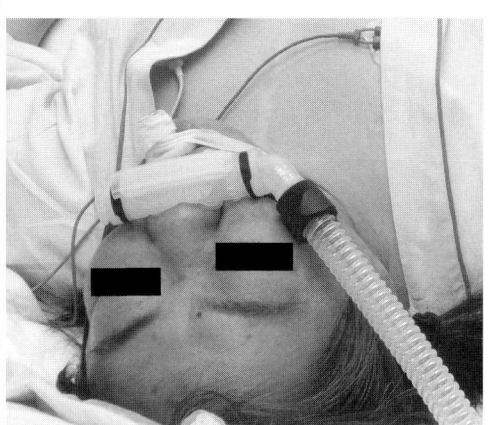

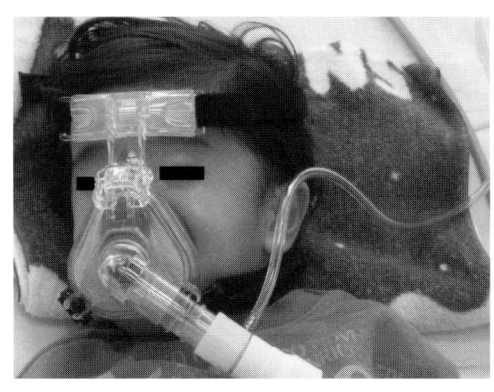

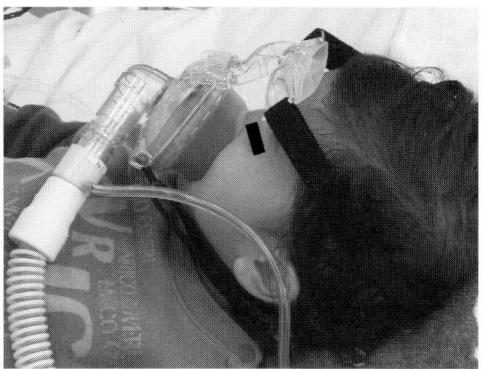

図4 小児症例のマスクの工夫

コラム6 患者ケア（導入の際の注意点）

　本療法は，患者の協力なしでは実施が困難である。導入にあたって最も重要なことは，本療法について患者自身・家族に十分説明し同意を得ることはいうまでもない。マスクを使って呼吸補助をすることで，呼吸困難などの自覚症状や血液ガスの悪化を改善する効果があることなどを説明する。また改善がない場合に，IPPVや気管切開に移行することの是非についても説明し，本人・家族の意思や同意を確認しておく必要がある。

　しかし急性期症例の場合，本症例のように意識レベルが混濁していて，患者本人の判断が困難なことがある。そのような場合には，家族に十分説明しておく必要がある。また意識レベルが回復してくる過程で，自分の置かれている状況が分からず，不穏状態に陥りNPPVの継続が困難になる症例がある。そのような場合は，いったんNPPVを中断し，患者が落ち着くのを待って，どのような状態で本療法を開始したかということや，効果と継続の必要性について説明する必要がある。

　NPPVの導入時には，IPPVに比べて患者ケアの量はむしろ多くなるといわれている。NPPVの導入と継続を成功させるためには，患者の訴えをよく聞き，対応していくことが重要である。マスク装着下の陽圧呼吸は非生理的であるために，最初は不快感が強いことがあるが，次第に慣れることを説明し，可能な場合は休憩をはさみながら導入することも必要になる。表7に導入時の患者ケアのポイントを示す。特に，いきなりマスクをストラップなどで固定した状態でNPPVを開始すると，患者がパニックを起こし，以後のNPPVを拒絶することがあるので注意が必要である。

表7 導入時患者ケアのポイント

NPPVの必要性を十分に説明する
医療者がマスクを手で持ち，患者の顔に当てる
患者が嫌がる場合は，いったん中断し訴えを聞く
患者が慣れるまでは，設定圧は低めに設定する
患者が慣れてから，マスクをストラップなどで固定し，設定圧を徐々に上げる

をはさみながら継続を促した。また体動が大きくなり，マスク周りからのリーク量が増加したため，医師・臨床工学技士と相談のうえ，マスクの変更を行うことで，リーク量の軽減を図った（コラム6）。

B 一般呼吸器病棟

1 担当医の役割

先述のように当センターでは，ICUでの超急性期から一般呼吸器病棟，外来診療を一貫して同じ診療チームが担当する体制を構築している。したがって本症例も，ICUから呼吸器病棟へ転棟後も，治療方針などに関しては特に問題がなかった。

すでに在宅NPPV導入症例であったため，完全離脱はせずに，NPPVの設定調整・実施時間の検討を行うことになった。呼吸器病棟転棟後数日間は，ICUで使用していたBiPAP Vision®でNPPVを継続しながら，F_{IO_2}・圧設定などを行った。最終的にF_{IO_2} 0.35，IPAP 15cmH$_2$O，EPAP 6cmH$_2$O，呼吸回数12回/分の設定で安定しているのを確認のうえ，在宅時に使用していたVivo®に変更した。

2 看護師の役割

ICUから転棟した病棟は，以前にNPPVを導入した病棟であったため，看護スタッフと患者の関係は非常にスムーズであった。NPPV装着時間が長くなったことに対する患者の訴えを傾聴し，担当医と相談しながら，装着時間の検討，マスクトラブルの予防などを行った（コラム7）。

第8病日から食事摂取を開始したが，当初はSp_{O_2}などのモニタリングを厳重にチェックしながら，食事介助を行った。またその際，誤嚥のチェックも重要な観察項目である（コラム8）。

3 理学療法士の役割

病棟転棟8日目から呼吸リハビリテーションを開始した。主な目的は，廃用症候群の予防，ADLの維持・向上，呼吸調整であった。開始後数日は，呼吸リハビリテーションの後疲労感が強くなるとの訴えがあったため，主にベッド上での軽度の訓練と呼吸調整を行った。その後徐々に負荷のレベルを上げ，最終的には，理学療法室での機能訓練が可能となり，ほぼ入院前のレベルまで改善した。また本症例は，パニック発作を起こしやすいことから，パニック時の呼吸調整も重点的に指導した。さらにNPPV装着時，同調が悪くなった場合の呼気介助に関しても，病棟看護師だけでなく同居家族にも指導した。

コラム7 | マスクトラブル（導入の際の注意点）

　マスクの選択が適切かどうかの確認と，マスクフィッティングの再調整を行う。開口によるリークが問題になる場合には，フェイスマスク，チンストラップを使用する。またマスク上部から眼部へのリークは，患者の不快感が強いため，ストラップの締め具合などを調節し対応する。

　急性期は長時間実施することが多く，マスクの圧迫により，鼻根部や頬骨部に発赤や潰瘍などの皮膚損傷を認めることがある。図5の症例の場合，マスク接触部に皮膚の発赤が認められたため，写真のような皮膚保護剤（ハイドロサイト®）を貼付のうえNPPVを継続した。

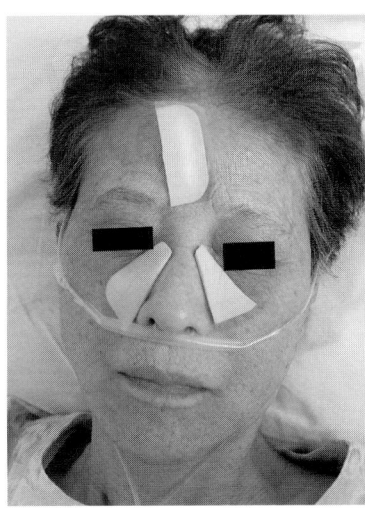

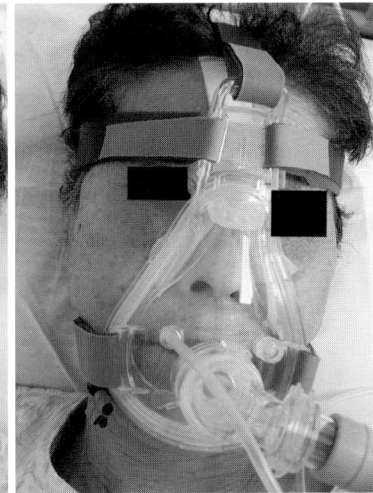

図5　皮膚保護剤使用症例

コラム8 | モニタリング（導入の際の注意点）

　NPPVの効果判定をするには，いろいろなモニタリングが必要になる。動脈血液ガス分析は必須で，他にパルスオキシメーターによるSp_{O_2}，呼吸・心拍数などのモニタリングも必要である。二酸化炭素モニタリングも重要であるが，現時点では二酸化炭素モニタリング機器の普及に関しては，精度・価格などの問題があり，まだまだ不十分である。また，呼吸困難などの自覚症状の改善の評価も重要である。表8に，NPPV実施中の評価項目を示す。

表8 NPPV実施中の評価項目

血液ガス所見(含 Sp_{O_2})
呼吸・心拍数
呼吸困難感
意識レベル
人工呼吸器との同調性
呼吸補助筋の使用
患者の快適性

解 説

チーム医療の体制について

　NPPVの導入と継続には，チームとしての取り組みが不可欠であり，医師だけでなく，医療スタッフ全員（医師・看護師・理学療法士など）の習熟と連携が必要である．

　たとえば，夜間NPPV使用時のチェック，マスクトラブル，リークのチェック，呼吸器との同調などに関しては，看護師に負うところが非常に大きいのが現状である．また先述の呼気介助のように，理学療法士との関わりも重要である．

　当センターでは急性期の場合，医師（外来主治医・ICU担当医），看護師，理学療法士，臨床工学技士など多職種が関わるが，普段の診療担当医師がコーディネーターとなり，諸職種間の調整を円滑に行っている．さらに急性期から在宅へ移行するまでには，栄養士，薬剤師，ソーシャルワーカー，訪問看護師，かかりつけ医などの多職種も関わってくるが，一貫して同じ医師がコーディネーターとなることで，退院までの調整を円滑に行っている．

引用文献

1) 日本呼吸器学会呼吸器感染症に関するガイドライン作成委員会．成人市中肺炎診療ガイドライン，重症度の判定．2007：9-12．
2) Confalonieri M, Potena A, Carbone G, et al. Acute respiratory failure in patients with severe community-acquired pneumonia: A prospective randomized evaluation of noninvasive ventilation. Am J Respir Crit Care Med 1999；160：1585-91.
3) 日本呼吸器学会NPPVガイドライン作成委員会．NPPV（非侵襲的陽圧換気療法）ガイドライン．ARDS/ALI，重症肺炎．東京：南江堂，2006：62-4．

（独立行政法人大阪府立病院機構大阪府立呼吸器・アレルギー医療センター呼吸器内科・集中治療科　石原英樹）

2. エビデンスレベルのやや不十分な疾患

1 気管支喘息

[症例] 28歳，男性，気管支喘息

主訴	喘鳴，呼吸困難。
既往歴	3歳から喘鳴が出現し，小児喘息と診断された。当時は，発作時のみ吸入，点滴施行，入院歴は3回であった。ダニ，ハウスダストに対するアレルギーといわれていた。12歳で発作の出現は消失し，以後今回のエピソードまで発作の自覚はないものの，ここ2～3年，咳の長引きを自覚していたが，繰り返す感冒として近医でフォローされていた。
生活歴	喫煙は20歳から1日20本。ペットは犬を5年前から室内飼育していた。
現病歴	3日前，38℃の発熱，咽頭痛，咳嗽が出現した。前夜から咳嗽発作が止まらず，喘鳴が出現した。当日朝から呼吸困難を自覚し，徐々に悪化するも様子をみていたが，家人の判断で救急車要請し，当院を救急受診した。

■救急車の中で

小児喘息の既往があり，喘鳴を伴う呼吸困難と酸素飽和度91％と悪化を認めたため救急救命士の判断で酸素投与5l/分のマスクで開始した。同時に臥位になれない患者に対し，坐位で呼吸介助手技を施行しつつ病院に到着した。

■救急室で

会話は，単語のみ可能で，句，文章にならなかった。聴診上，喘鳴を聴取した。Sp_{O_2} 95%（ネーザルカニューレ5l/分），呼吸数34，心拍数98回/分であった。ピークフロー〔肺水腫液(pulmonary edema fluid：PEF)〕値は60ml/秒以下で，測定不可能であった。胸部単純X線写真では，やや透過性の亢進を認めるも明らかな異常影はみられなかった。

血液検査では，白血球9,800/mm^3，CRP 2.4mg/dlと軽度の炎症反応が認められた。また付き添いの家人からの既往歴，現病歴の情報から重症の喘息発作と判断し，β刺激薬の吸入を開始した。しかし，吸入後も自覚症状は改善せず，会話も不可能で，呼吸数も低下せずやや興奮傾向であった。動脈血ガス分析も，Pa_{O_2} 73Torr，Pa_{CO_2} 47Torr，pH7.33と二酸化炭素の上昇を認め，メチルプレドニゾロン125mgの点滴静注開始するとともに，胸壁に両手を当てること〔タッチング（いわゆる手当て！）〕による安心効果と換気補助の効果を狙い呼吸介助を開始するも，胸郭の可動性も悪く集中治療室に入院となった。

■ICUで

1) 患者状態の把握

再度β刺激薬吸入が施行されるも自覚症状などの改善がみられず，動脈血液ガス分析も，Pa_{O_2} 76Torr，Pa_{CO_2} 48Torr，pH7.32と改善傾向には転じなかった。また，呼吸数30と頻呼吸でPEFの測定も困難で重症発作である認識はあり，Pa_{CO_2}のわずかな上昇を認めるものの，呼吸数が1時間にPa_{CO_2} 5Torr以上上昇するような極めて重篤な発作ではないと判断し，非侵

襲的陽圧換気療法(noninvasive positive pressure ventilation：NPPV)導入が決定された。ただし，喘息においてPa$_{CO_2}$ 45 Torr以上の数値をとる場合はいつでも挿管下の人工呼吸管理ができるように，挿管や人工呼吸器の準備を同時に指示し，また挿管困難時の危険回避の目的にも使用できる気管支鏡も用意した。その間も，状況が急激に悪化し呼吸停止などの状態になることも予想し，酸素飽和度，心電図などを経時的にモニターすることはもちろん，必ず1名は胸部単純X線写真などを撮る時なども含めて片時も患者から目を離さなかった。また，経験のある呼吸器専門医に連絡し，NPPV導入に十分な環境(チームとしてのマンパワーが第一)を整えた。そのうえで，患者の精神的な状態を含め喘息の状態がNPPV導入および継続が可能との判断が呼吸器内科の専門医により決定され，NPPV初期導入が開始された。

2）マスクフィッティング

NPPVの導入はBiPAP Vision®で行われた。STモードで吸気気道陽圧(inspiratory positive airway pressure：IPAP) 10 cmH$_2$O，呼気気道陽圧(expiratory positive airway pressure：EPAP) 4 cmH$_2$Oで F$_{IO_2}$ 0.4で開始した。喘息の発作時は他の呼吸不全よりも呼吸困難の自覚が強いために，マスクで口を塞がれること自体苦しいとの先入観をもつことも多く経験する。その恐怖を少しでも減らすため，口を塞がない鼻マスクで開始，サイズはMが選択された。最初はマスクを固定せず，患者に持たせ，また患者の呼吸に合わせ呼吸介助手技を坐位で施行開始した(コラム1)。これは，マスクの主導権を患者自身にもたせることで，興奮気味の患者の不安を少しでも取り除くことと，呼気中心の換気補助をすることで吸気中心の換気補助であるNPPVの装着成功率を高める可能性がある

と考えているからである。この患者の場合も，マスクへの拒否感が強く，興奮状態の中，開始当初はマスクを振り払う動作も多く，興奮状態がみられ，「やめろ」，「死ぬ」など，口を閉じていられなかった。そのため，患者に自由に話せる安心感を与えるため，フルフェイスマスクに変更した。また同時に，医師，理学療法士，看護師などそれぞれの職種が違った角度からマスクの装着やNPPV自体による不快感を「口を塞ぐので苦しい気がするかもしれないけど最初は誰でもそう感じるし，空気が押し込まれたりしてくることも違和感があると思うけど，がんばって着ければ必ず効果があるからね」と患者の不安を理解してあげるとともに，効果を期待させることを初期の患者教育(最初の1時間の教育)として，患者状態の観察の傍ら行った。患者状態の観察は，呼吸数などのバイタルサイン，動脈血ガス，Sp$_{O_2}$の推移のモニタリングだけでなく，マスクのリークや患者の快適性やメンタル面への配慮が必要となる。これらの結果と患者協力の結果，患者はマスクを自分の手で固定できるようになり，次第に通常の固定も可能となりNPPVによる本格的な管理がスタートした。次の段階としては装着の維持が目標となる。これも慢性閉塞性肺疾患(chronic obstructive pulmonary disease：COPD)などの他疾患と比較し，自覚症状が強いなどの理由から，いったん装着可能となってもしばらくは観察の必要がある。「やっぱり外してくれ」とマスクを取り払うことは，慣れない場合，しばしば経験することがある。そのため，維持の教育(最初の24時間，特に最初8時間ぐらいの教育)が必要となる。患者に対し，NPPVの効果が期待できるのでがんばって装着する価値があること，NPPVも大変だけど挿管などのより侵襲的な処置よりは楽で，うまく装着，維持できれば，これらより侵襲的な処置を回避できる可

能性について恐怖感を除くように，説明と同意を得ることが必要である．本症例でも，入院当初よりは興奮状態は落ち着いたものの，まだ冷静に話を聞ける状態ではなかったが，「うまくいっているよ．がんばって着けているからだよ．もう少しで楽になってくるよ．悪循環は止まったよ，これなら器械は早めに離脱できるかもしれないよ」と励ましの声かけとともに患者自身にできているという達成感を感じてもらうこと，呼吸介助手技の併用下に，NPPVの効果が現れていることをいくつかの職種の立場から根気よく行った．

3）NPPVのモードと設定

器械の設定も含めもう少し具体的に振り返るとIPAP 8，EPAP 4（今回はSTモードを使用，強制呼吸数は実際の患者がする呼吸数の1/2ぐらいに設定）と，効果そのものよりも装着可能とすることに最も重点を置き，本来1回換気量として必要と考えられる5〜8 ml/kgよりもやや少なめの300 ml/body以上を目標とし，F_{IO_2}も挿管人工呼吸管理導入時と同様，1.0に設定した．

F_{IO_2}を1.0に設定することは，挿管人工呼吸管理の導入時と同様，導入時の危険回避が大きな理由であるが，基本的に鎮静剤を使用せず導入するため，今回症例のように導入時に興奮状態の悪化がみられることも多く，酸素化を十分に行うことで，自覚症状を少しでも和らげることや，モニターされている酸素飽和度の数値を患者とともに確認することで，患者の安心感を少しでも獲得する努力が必要と思われる．実際，酸素の値の改善は自覚する呼吸困難の改善より早く，患者にとっても体の中の酸素の量というのは分かりやすく利用できる．この患者に対しても酸素飽和度が99％まで上昇し，同時期の血液ガスのPa_{CO_2}が47 Torrと改善に向かってないのにもかかわらず，興奮が少し収まり，「少しいい」との言葉が聞かれた．喘息発作の場合，患者が自覚症状の改善を一番に感じるのは酸素化ではなく，息の吐き出しやすさを代表とする呼吸努力感であると考えられるが，酸素化の安定もある一定の効果が期待できると考えられる．

4）モニタリング

このようなさまざまな工夫とマンパワーのなか，約30分でマスクを固定可能となった．さらに15分位かけて最低限の必要換気量350 mlを確保できるIPAP 12まで設定を引き上げることが可能となった．これ以上の設定も試みたが，気道内圧や苦痛感が上昇し，リークの不快感もあり，この設定で維持を決定した．この15分はスタッフ全員がそばにいる必要はないが，少なくとも1名は前述の声かけと呼吸介助のために付き添った．また，この時間に患者の

| コラム1 | 呼吸介助手技について |

初期のマスク装着のための導入時および呼吸状態などのモニタリング時，また状態把握や教育などが目的で患者に語りかける時，また，なによりメンタル的に不安な時に，呼吸そのものの安定化以外にタッチングによる安心感の増強のために行った．この手技は，理学療法士だけでなく医師，看護師も1回あたりは短時間のことも多かったが積極的に行った．

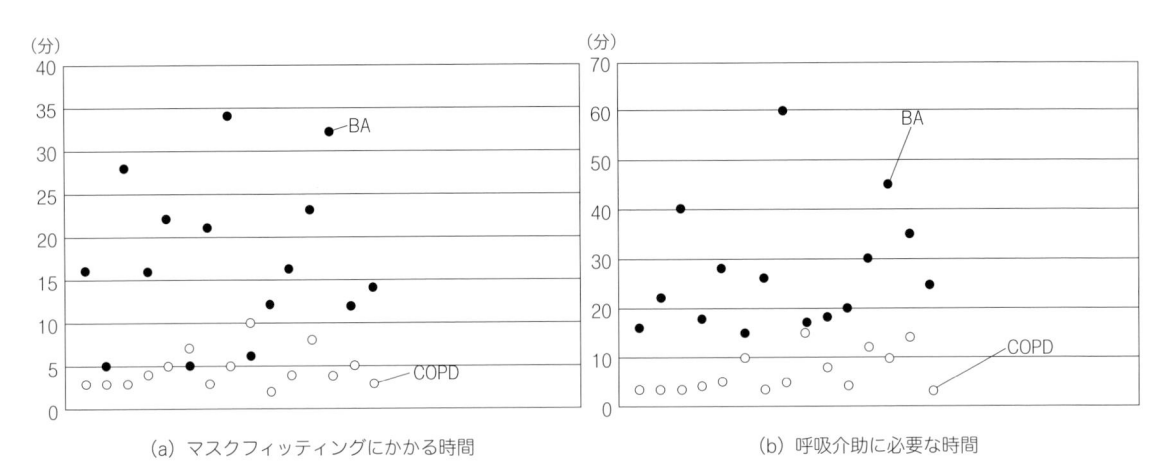

図1 COPDと比較した，マスクフィッティングにかかる時間と呼吸介助に必要な時間（小牧市民病院）
COPDと比較し，マスクフィッテングや呼吸介助を必要とする時間は，明らかに喘息では長かった。

(a) マスクフィッティングにかかる時間
(b) 呼吸介助に必要な時間

酸素化状態に合わせてPa_{O_2} 80 Torr前後に最適$F_{I_{O_2}}$に再設定した。このように，最初の設定で違和感が強く患者ががまんできない時は，IPAP，EPAPの設定を認容できるところまで落とし，徐々に上げる工夫も随時行うことが必要である。COPDの急性増悪時もマスクフィットなどNPPVの導入時に手間と時間がかかり，時には困難な症例に当たるが，気管支喘息発作ではその頻度が比較にならないほど多く経験する（図1）。その理由は，悪化が急激で，死の恐怖がある，自覚症状が強い，年齢の若い人も多く，力も強い，衰弱よりは興奮傾向になりやすいことが挙げられる。そのため，理論的には最もNPPVの恩恵を受けやすいと考えられる喘息が，実際には成功する確率は決して高くなく，成功のためにはマンパワーも必要とされるため，十分なエビデンスを獲得できていないと考えられる。呼吸介助手技の併用が必ずしも必要であるとは考えないが，成功率を上げる一つのアイテムにはなりうると考える。これらを含めたたくさんの経験と，工夫，時間をかける根気強さ，マンパワーが必要と考えられる。しかし，それでも装着不可能な場合，的確に，かつ患者の生命に危険のないタイミングでNPPV導入をあきらめる決断が必要である。つまり，どう努力し，経験を積んでも，NPPVの導入が上手くいかない症例が存在することを頭に入れておく必要がある。

5）NPPVの継続

NPPV導入成功後は，他の疾患の時とあまり変わらない。もちろん導入・マスク固定まで成功し，1回換気量を確保できれば，比較的短時間で効果が現れることが多い。本症例でも1時間後，3時間後の動脈血ガスの結果，順調に炭酸ガス濃度は正常値まで低下した。β刺激薬の吸入は，この症例では4時間ごとを基本に適時屯用にした。フルフェイスでもあり，状況観察や患者の安楽感確保のため，吸入時はマスクを外し，ネーザルカニューレにより酸素吸入下で行った。屯用回数を減らすためβ刺激薬の貼付薬を併用した。吸入はマスク下で行うなどの方法もあるが（コラム2），気分転換にもなり，患者との会話からも多くの情報が得られるため当施設では通常このような方法がとられる。実際，導入維持に成功する例では4時間経過後マスクの脱着でトラブルが起こることは少なく，その間は発作再悪化の予測も含めて重要であ

> **コラム2　NPPV下の吸入療法**
>
> 　NPPV装着下で喘息の吸入療法を施行する場合，NPPVの回路内にMDI用のスペーサーを入れて使用することもできる[4]。この際ウイスパーレベルよりも患者側に吸入器を組み込むことや，MDIでは呼吸と同調させることでより効率よく吸入が施行可能である。
> 　また，専用の回路挿入型のスペーサーもあり，それを使うとさらに同調性が維持される。

る。本症例では4時間後のβ刺激薬吸入のための脱着時には「少し楽になった」と文章での会話が可能になっていた。またその頃には臥位の姿勢も苦痛なく保持できるようになり，興奮も治まった。

6）ウィーニング

　6時間後にはマスクを一次的に外し食事を摂る余裕もでき，PEF値240と測定も可能になった。NPPV装着時の呼吸数も24回/分と減少し，1回換気量400ml以上を確保できるようになった。リークも問題のない値で推移した。身体所見でも，喘鳴はあるものの胸郭の動きも徐々に軟らかく大きくなってきた。興奮状態も治まり精神的にも安定し，時には少し余裕のある笑顔も見られた。患者の装着による苦痛の訴えもなく，設定は変更もなく，メチルプレドニゾロンの点滴，β刺激薬の貼付薬の使用が続けられた。NPPVの再装着時と，咳嗽発作後の呼吸リズムが取りにくい時のみ適時看護師による呼吸介助が施行された。翌日にはさらに安定し，呼吸数も15回/分に減少した。PEF値も320l/分と上昇した。動脈血分析でも，酸素化にはネーザルカニューレで3l/分の補助がいるものの二酸化炭素の上昇も完全に改善しNPPVの離脱可能と判断して離脱した。離脱後もバイタルサイン，PEF値，血液ガス分析における炭酸ガス分圧だけでなくメンタルな部分を含め再悪化を認めずICUを退室し，呼吸器病棟に転棟した。その後も徐々に改善した。吸入ステロイドはそれまで未経験であったが，指導を受ける余裕もでき，PEF値の喘息日誌への記載を含め薬剤師が指導を行った。その他，看護師による環境など包括的に教育も進めた。酸素化も改善し，ネーザルカニューレからも離脱可能となり，PEF値も480l/分まで改善し退院となった。

各職種の役割分担

1 医師の役割

　喘息死は近年減少傾向にあるものの，まだ年間2,500人近く存在する。また，NPPVの使用についてのエビデンスはまだ十分とはいえない[1]〜[3]。従来，喘息発作では，挿管人工呼吸管理（IPPV）のタイミングを逸することなくいかに患者の安全を確保するかが専門医に求められていたが，NPPVが登場し，COPDでその技術の習得とエビデンスを集積するなか，気管支喘息でも挿管，人工呼吸器へ回避すべく努力がはらわれてきた。その中で現時点でいえることは，呼吸停止の場合は挿管，人工呼吸器管理が必要であること，またせん妄状態で鎮静が必要な場合も現時点ではかなりの経験を積んだ特殊

な環境下以外では同様の判断が必要と考えられる。一方で今回の症例のような興奮状態の時，どこまでNPPVで切り抜けられるかの判断が医師の最も大事な役割であると考えられる。逆に，いつでも挿管が必要な状態になるかもしれないということをスタッフに伝達し，状況によっては次の瞬間にも呼吸停止もありうる状態であることを伝達し，胸部単純X線写真撮影時などの時も目を離さないようにすることが重要である。

この症例でも医師が単独で担うべき役割は，挿管せずにNPPVでいくと決定し，具体的な器械の設定の最終判断を責任をもってやることのみで，あとはチーム全体で，今のマンパワーでどれだけ隙間を埋めることができるかと，NPPV維持のための環境が整っているかの判断をすることが重要であると思われる。次に医師が装着の決定後すべきことは，患者への説明である。これが最初の1時間の初期教育にあたる。どれだけ一刻をあらそう状況でも一定の時間を割くべきであり，その内容は必要性とメリット，酸素吸入だけでは生命の確保が安全には難しい可能性があること，そのためには換気を補助することが必要であることなどである。換気の補助はそれまで行っているが，用手的な呼吸介助手技以外には，挿管して人工呼吸器管理をするか，マスク下でNPPVをするかの二者択一しかないこと，マスクによるNPPVも決して楽ではないが，挿管より楽であること，また感染のリスクなどが少なくメリットもあることなどを話し，患者にNPPVを装着するのを納得させることである。これができないぐらいの不隠時には，患者は，顔の前に大きなマスクが来るだけで鼻や口が塞がれている気になりかえって苦しいと思い込んで，まずマスク装着は成功しない。また，この時もう一つ重要なことは，着けると最初は皆逆に苦しく感じ，外したくなることである。しかし，頑張って装着すれば必ず楽に装着が可能となり，状況も好転し生命の危険もなくなることなど自己効力感を刺激することである。また同時に，患者の状態の把握，すなわち聴診や胸郭の動きなどの身体所見をとり，また呼吸器の1回換気量のチェック，リークのチェックなどからNPPVの効果を判定し，継続または中止の判断をするとともに，逐次患者に経過を説明することが重要である。喘息の場合，特に，坐位で装着することが多く，また年齢的に比較的患者が若いことが多いため，BiPAP Vision®のモニターを見せて説明することも，効果的に理解させる一つの手段である。また，医師は数値などを利用して，看護師はメンタル面を重視して，理学療法士は胸郭の動きとタッチングを重視して，しかもそれぞれがばらばらでなく，むしろ重複しつつ説明することが重要である。気管支喘息発作では，一度NPPVが上手くいき，その効果が確認できるようになると，患者も医療者側も他の疾患に比較して比較的トラブルは少ない印象がある。離脱も比較的短期間でできることも多い。喘息の可逆性の定義からも当然だが，慢性装着となり在宅への継続となった症例は経験がない。つまり最初のほんの数時間から数日間が勝負となることが多い（図2）。

2 理学療法士の役割

マスクフィッティングから装着維持離脱までのすべての部分で，大きな役割を果たす。日本の医療現場の現状では，医師や看護師とともに重要な存在である。さらに呼吸療法認定士の資格をもつ理学療法士の場合は，そのセラピストとしての2つの能力がNPPVの失敗の回避には極めて大きな役割を果たすことがある。たとえば，呼吸介助手技などのタッチングによる安心感の獲得は，NPPVへの拒否感や頻呼吸となっ

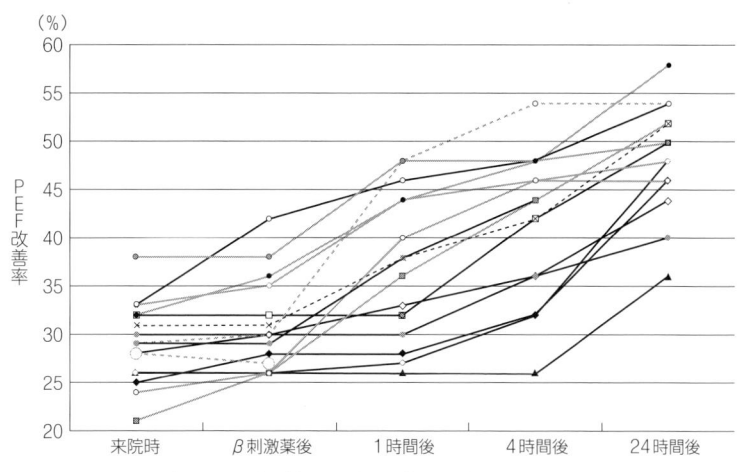

図2 NPPV維持成功例〔挿管1例（○印），挿管回避7例（○印以外のうすい線）〕と非導入例〔8例（濃い線）〕の比較

NPPV維持成功例は最終的に挿管となった1例はあるものの，PEFの改善が比較的早い時間からみられた。

てなかなか器械とマッチングしない症例に役に立った経験がある。また，胸郭の動き，硬さからの判断などフィジカルを中心とした技術は，NPPV成功への非常に有効な手段となる。また，喘息の場合，気道抵抗も高いため，消化管への空気の流れが問題となるケースも多いが，患者の自覚症状より先に異変に気づくことも多い。また，皮下気腫の早期発見の症例も1回だけだがあって，大事になることを防いだ症例も過去には存在した。これらはすべて，患者に直接触れる，という単純であるが忘れられがちなことから得られたことである。

③薬剤師の役割

特に病棟薬剤師は，NPPVが病室で行われる際，医薬品を集中的に管理することで医療安全の面について，さらにレベルを上げることができ，ひいては看護師が本来患者の傍らで行うケアとモニタリングに専念する時間を増加させることができる。実際にはウィーニング期にPEFの測定と日誌記載の指導と吸入方法を中心とした教育が中心となる。NPPVが完全に離脱できなくても，患者側に余裕ができてくれば，その後の教育的役割は大きくなる。

④臨床工学技士の役割

臨床工学技士の業務指針には，医師の指示のもとに生命維持管理装置の操作および保守点検とあるが，人的に今後十分な配置が可能となると，安全面にとどまらず，NPPVの分野でもベッドサイドにおける機器の操作の部分での役割が増加すると考えられる。

⑤看護師の役割

一般に，急性期NPPVの実践においての看護師の役割は，患者が効果的にNPPVの治療が受けられ，身体的・心理的に症状が安定，改善できるよう支援していくことである。喘息患者のNPPV治療への看護では，症状の変化に迅速に対応するためにICU入室においてケアすることが多い。

喘息発作の患者に対し，看護師がまず行うことは，発作の重症度をアセスメントすることである。患者来院時より意識状態・呼吸状態・呼

吸回数・バイタルサインなどを観察し，それに伴う変化を把握することが重要である。身体のみでなく，患者の訴えに対しても本人が会話が可能な限り聞き，症状を把握することは治療への情報にもつながる。

患者本人に限らず，家族からの情報も症状の把握に必要と考える。

喘息患者の場合，治療が進められていくなかで症状が変化するだけでなく，呼吸困難などの身体的苦痛による恐怖や心理的不安がある。看護師は，患者の苦痛を少しでも和らげ，治療が有効に進められるよう患者サイドに立ち，サポートしていくことが重要である。

NPPV導入時のケアでは，医師が病状説明と同時に治療方針の説明を行うが，看護師は患者や家族が病状についての理解と治療の段階でNPPVの必要性を理解でき，全面的に治療のバックアップができる環境を整えることが必要である。また緊急時ほど，患者，家族への声かけは重要といえる。

NPPVの実践については，マスクフィッティングの介助が何よりも重要となる。マスクの選択は，患者の頬・鼻の高さなどを考慮し決定していく。発作時は，呼吸困難があることから，体動も激しく，マスク装着は困難になりやすい。看護師は，可能な限り患者の呼吸介助をしながら，マスクを患者本人または状況に応じて看護師が持ちながら，同時に呼吸リズムを整える援助に努め，装着の恐怖を和らげることが必要である。マスク装着時は，皮膚の圧迫，口腔や目の乾燥に注意しながら，確実にマスクがフィットするよう対応することが必要である。また，ポジショニングにも配慮し，安楽な環境を整えることも必要となる。装着中の身体症状についても常に観察し，変化の把握が重要となる。

装着後，必要に応じてマスク選択の再評価も行っていく。マスク装着時間が長期化し，患者の自己管理が可能となった時や，行動範囲が拡大していく時には，患者本人の意見を聞くと同時に，医師・理学療法士と協働し，選定していくことも必要となる。これらの働きかけは，24時間の生活で患者の行動を見ている看護師でしか評価できないものであり，患者の声を代弁していくことも看護の大きな役割といえる。

さらにリークを最小限にするための工夫や，皮膚ケアも日々の観察で重要となる。

これらの濃厚なケアのためには看護師のマンパワーの充足とスキルアップが必須となる。

治療の補助を行うなかで，患者の治療中の心理的変化にも気を配り，常に励ましながら，治療効果があることを説明していくことも看護師の大きな役割といえる。

同時に患者だけでなく，家族へのサポートにも目を向けていくことが必要である。

患者のみならず家族の不安は大きい。患者に寄り添う家族が患者を理解し，治療を理解することで，患者の心理的不安は減少していく。入院時に限らず，家族へのかかわりと指導は重要となる。

解説

　NPPVのガイドラインでは，レベルⅡで推奨度C，経験があればB，と微妙なところにある[4]。気管内チューブによる気管支攣縮を防ぐだけでなくNPPVが気道内に陽圧をかけることで，内因性の呼気終末陽圧換気(positive endexpiratory pressure ventilation：PEEP)に対して気道抵抗の低下が期待できること，またプレッシャーサポートという形で換気補助が期待できることにより，理論的にはNPPVの恩恵を受けやすいと考えられるのにCOPDと比較しあまりにエビデンスが少なく，推奨度も低い。その理由は，一瞬の挿管のタイミングを逸すると生命の危険と隣り合わせとなること，ガイドラインにおける推奨度が経験があればとの限定付きで1つ上がることが，何より物語っている。つまり導入について，他の疾患と比較し，技術，経験の差が出やすいうえ，マンパワーも必要であり，また成否の予測できない症例に多々出会うことがあるためであると考えられる。そのため医師，看護師，理学療法士，臨床工学技士，薬剤師がそれぞれプロの領域を活かし，またお互いを補い，また決して暴走することなく技術面からメンタル面まで広く，短時間の間での協働が必要となる。

　また，他のパートが暴走しそうな時に止めることができる日頃の良き関係も現状では望まれる。喘息発作に対するNPPVの利用は，今回の症例のような挿管回避目的のものが多かったが，最近はより軽症の発作に対し，より早く呼吸機能を改善する目的での利用についても報告されている[5]。今後のNPPVの意義もまだまだ広がる可能性が高く，より高いレベルのエビデンスが集積されると予想される。

参考文献

1) Meduri GU, Cook TR, Turner RE, et al. Noninvasive pressure ventilation in status asthmatics. Chest 1996；110：767-74.
2) 谷口博之，三河健一郎．重症喘息発作管理の実際例．アレルギーの臨床　1999；19：42-7.
3) Soma T, Hino M, Kida K, et al. A prospective and randomized study for improvement of acute asthma by non-invasive positive pressure ventilation. Intern Med 2008；47：493-501.
4) 日本呼吸器学会NPPVガイドライン作成委員会．NPPV(非侵襲的陽圧換気療法ガイドライン)急性呼吸不全：喘息．東京：南江堂，2006：39-42.
5) Sorokskyy A, Stav D, Shpirer I. A pilot prospective randomized placebo-controlled trial of bilevel positive airway pressure in acute asthmatic attack. Chest 2003；123：1018-25.

〔平松内科呼吸器内科小牧ぜんそく睡眠リハビリクリニック　平松哲夫，
小牧市民病院呼吸器科　小島英嗣，
小牧市民病院リハビリテーション科　辻村康彦，
小牧市民病院呼吸器病棟(看護師)　菅沢由美子〕

2.2 肺結核後遺症の急性増悪

2. エビデンスレベルのやや不十分な疾患

[症例] 74歳，女性，肺結核後遺症

主訴	発熱，息切れ，痰量の増加。
既往歴	若いころ，湿性胸膜炎（肺結核）と指摘されたことがあるが，治療歴は不詳である。数年前から非結核性抗酸菌の排菌が認められることも指摘されていた。
生活歴	喫煙，飲酒はともになし。
現病歴	入院6カ月前の動脈血ガスは，大気下でPa_{O_2} 83 Torr，Pa_{CO_2} 55 Torrであった。入院3日前から黄褐色調の痰がやや多くなり，2日前から普段より息切れを感じるようになった。翌日，さらに飲食摂取不可，不眠となり当院救急部を受診し，大気下Sp_{O_2} 77％，胸部単純X線写真（図1）などから肺炎による肺結核後遺症の増悪と診断され，呼吸器内科病棟に入院となった。

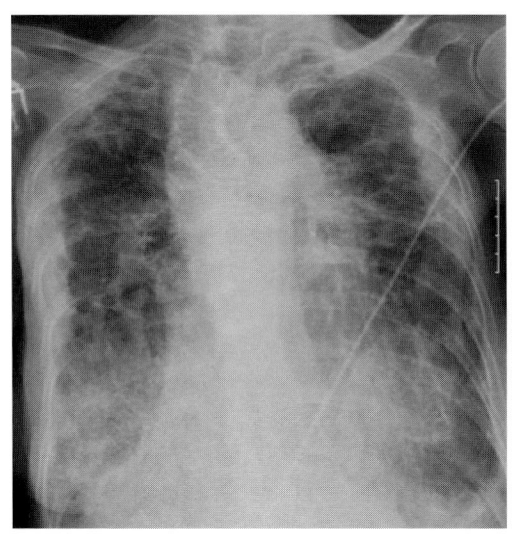

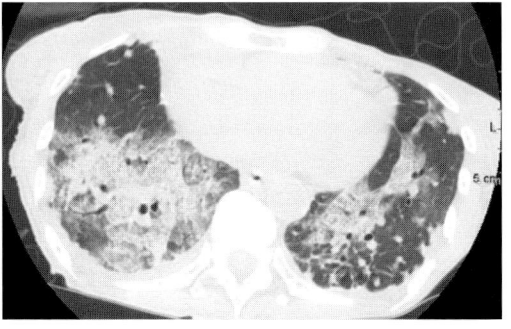

(a) 胸部単純X線正面像　　　(b) CT像

図1　入院時画像所見

■入院後の経過—病棟入室からICUへ—

入院時，意識レベルは正常で，見当識障害は認めなかった。理学所見で口唇にチアノーゼを認め，右肺下部に湿性ラ音を聴取した。なお，呼吸数24回/分，心拍数117/分と増加を認めた。また，入院時白血球12,500/mm³，C反応性蛋白（C-reactive protein：CRP）7.2 mg/dlと中等度の炎症反応が認められた。動脈血液ガス（表1）では，O_2ネーザルカニューラ0.5 l/分でPa_{O_2} 105 Torr，Pa_{CO_2} 71 Torr，pH 7.32であり，抗菌薬セフェピム（cefepime：CFPM）の開始により治療が開始され，酸素投与法は，venturi maskに変更された。

しかし第3病日の朝，意識レベルの低下，血液ガスでPa_{O_2} 56 Torr，Pa_{CO_2} 92 Torr，pH

表1 動脈血ガス分析値の経過と呼吸管理との関連

	半年前	入院時	第2病日	第3病日	第3病日	第3病日	第4病日	第5病日	第6病日	第7病日	第8病日	第9病日	第10病日
条件	大気下	O_2 0.5l/分	Venturi 0.3	Venturi 0.3	Vision®1時間	Vision®12時間	Vision®	Vision®			Synchrony®		Synchrony®
Pa_{O_2}	84	105	65	56	78	89	72	65			77		64
Pa_{CO_2}	55	71	68	92	84	85	74	64			72		65
pH	7.39	7.32	7.35	7.26	7.36	7.36	7.4	7.41			7.37		7.38
H_{CO_3}	32.5	35.3	36.2	40.2	46.3	46.2	45.2	39.6			40.3		37.5
Sa_{O_2}	96	97	91	86	95	97	94	92			95		92
ケア場所		入院時(病棟)		ICU入室					ICU退室		呼吸器内科病棟		
呼吸管理法		酸素療法			BiPAP Vision®						BiPAP Synchrony®		
呼吸器条件													
モード				ST	ST	ST					T/EPAP(AVAPS)		
装着時間				24	24	24	24				18		15
$F_{I_{O_2}}$				0.4	0.4	0.4	0.25				O_2 1.0l/分		1.0l/分
IPAP				10	10	20	16				12〜16		12〜16
EPAP				5	5	5	5				5		5
RR				10	18	18	18				18		18
TV											450		450

7.26と呼吸性アシドーシスの進行を認めたため，非侵襲的陽圧換気療法(noninvasive positive pressure ventilation：NPPV)の適応と判断され，当院集中治療室(intensive care unit：ICU)に入室となった。

ICU入室後は，ICU担当医2名，ICU専属医師2名(麻酔科一部兼務)およびICUナースのチームによって対応された。

入室後すぐBiPAP Vision®によるNPPVが導入されたが，その条件はSTモード，吸気気道陽圧(inspiratory positive airway pressure：IPAP) 10 cmH_2O，呼気気道陽圧(expiratory positive airway pressure：EPAP) 5 cmH_2O，RR 10，$F_{I_{O_2}}$ 0.4であった。しかし，CO_2蓄積を改善させるのにやや難渋し，モード・呼吸数・IPAP圧の変更などを行いつつ，同時に抗菌薬の治療を変更，ピペラシリン(piperacilin：PIPC)/タゾバクタム(tazobactam：TAZ) 2.5g×4回/日の投与により炎症所見が少しずつ改善した。

ICU第3病日には，血中Pa_{CO_2}も60Torr台と改善し，喀痰からは有意な細菌は検出せず，胸部単純X線写真で肺炎陰影の改善が認められ，経管栄養なども開始できたため，ICU第4病日，終日NPPV装着状態ではあるが，今後病棟でオン/オフでのウィーニングや経口摂取などが開始されることを申し送り呼吸器病棟に転棟となった。

■ICU退室から退院まで

病棟での条件は，STモード，IPAP 16cmH_2O，EPAP 4cmH_2O，$F_{I_{O_2}}$ 0.25，RR 18/分で，食後2時間ずつNPPVを外して，Pa_{CO_2}の増加を認めていないという状態であった。

しかし血液検査上，CRPなどの炎症反応は軽度亢進を認めたため，抗菌薬の投与は継続しつつNPPVのオン/オフを進めていく方針で病棟管理が始まった。なお，当日NGチューブ(経鼻胃管)が抜去され，ペースト食が開始された。

病棟帰室2日目からベッドサイドのリハビリテーションが開始され，3日目にはNPPV器種がBiPAP Vision®からBiPAP Synchrony®に変更となり，条件はSTモード，AVAPS IPAP 12〜16cmH_2O，EPAP 5cmH_2O，O_2流量1.0l/分，1回換気量450mlの設定であった。

4日目以降から次第に日常活動動作(activity of daily living：ADL)が向上し，日中シンクロニーの装着時間も次第に短縮したため，睡眠時のみの装着とした。また，日中は大気下で

Pa_{O_2} 54Torrであり,在宅酸素療法(home oxygen therapy:HOT)の適応となった(ナザールカニューレ0.5l/分)。

そのような経過のなかで,退院準備として諸種パラメディカル(理学療法士,栄養士,医療社会事業士,薬剤師など)の関与があり,徐々に準備を進めて,入院後第26病日に,退院となった。

各職種の役割分担

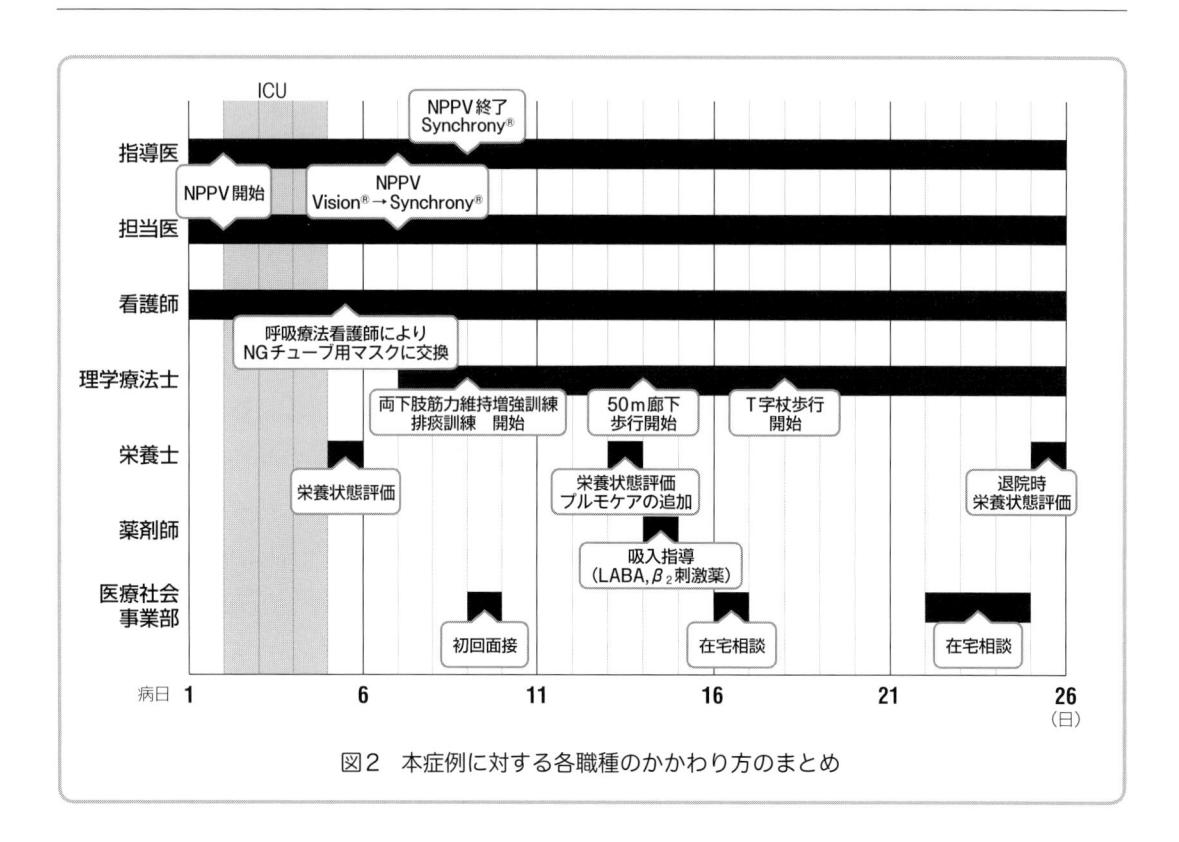

図2 本症例に対する各職種のかかわり方のまとめ

A 急性期に関して

1 医師の役割

本症例は,典型的な結核後遺症による肺胞低換気型呼吸機能障害に合併した,肺炎による急性悪化である。

一般病棟に入院した当初,高CO_2血症を認めたため,ネーザルカニューラによる低流量O_2(0.5l/分)により,酸素療法が開始されたのは適切であった。実際には,その後さらにventuri mask(アキュロックス®)の30%を用いて酸素療法を行ったが,Pa_{O_2} 65Torr,Pa_{CO_2} 68TorrとPa_{O_2}はうまくコントロールされたものの,病態の進行により,残念ながら装着後翌朝には,かなり強いCO_2ナルコーシスに進んだわけである。

表2のように,本邦のNPPVガイドラインでも,肺結核後遺症の急性悪化の際のNPPVの開始基準では「中等度の呼吸性アシドーシス,$Pa_{O_2}<60$Torr」などが重要視されており,本症例もその適応との判断は適切で,かつ導入は初回の導入でありICUへの移動となっている。

NPPV導入にあたっては,本人および家族への説明(informed consent:IC)は十分行われ

表2 肺結核後遺症の急性増悪期における NPPVの開始基準

酸素療法・気管支拡張薬・ステロイド・抗菌薬などの保存的な治療にも関わらず，血液ガスが以下のいずれかになった時

○ 7.25 ≦ pH < 7.35
○ Pa_{O_2} < 60 Torr

ただし著しい高CO_2血症を伴うRTD症例の急性増悪時には，熟練者が行う場合に限って 7.10 < pH < 7.25 でもNPPVが有効なことがある．

〔文献3〕日本呼吸器学会NPPVガイドライン作成委員会．NPPV（非侵襲的陽圧換気療法ガイドライン），肺結核後遺症の急性増悪．東京：南江堂，2006：p.43-5. より引用〕

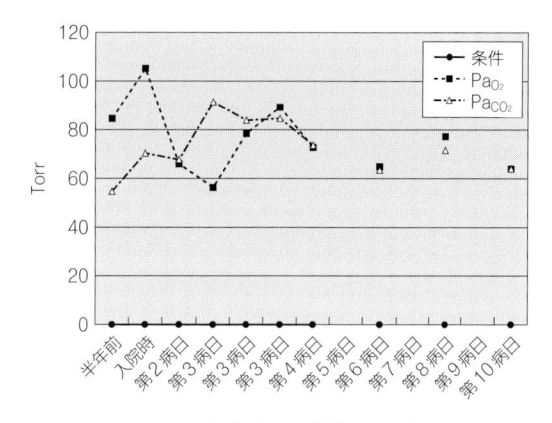

図3 血液ガス分析値の推移

るべきであり，当院では表3のようなIC項目の中に呼吸管理の選択肢があり，本例ではNPPVは行うがほかは未定の状態であった．

ICUでのNPPV開始モードとして，本例では，意識も明瞭であり，自発呼吸も十分にあることからSTモードの選択となった．

なお，NPPV装着直後の動脈血採取間隔であるが，NPPV開始1時間目・3時間目の2時点が重要である．

一方，当初STモード，RR 10回/分，IPAP圧10cmH₂Oで開始したが，自発呼吸時に息切れが強いため，設定呼吸回数を20回/分と自発呼吸よりやや多い設定とした．

1時間後の血液ガスでPa_{CO_2}が85 Torr以下といったんは順調な経過を認めたが，12時間後の血液ガスでもやはりPa_{CO_2} 85 Torr，と十分改善がなく，IPAPを20cmH₂Oに上昇させ，1回換気量を増加させたところ，血圧の低下することもなく，翌日Pa_{CO_2} 70 Torr台，pH 7.40と有意に改善した（図3）．以降1日ごとにIPAP 20→18→16と減少，併用抗菌薬の効果を待った．

栄養管理については，24時間のNPPVでは，経口摂取は危険であり，ICU第3病日には，空気嚥下のため腹部も膨満したため経鼻胃管が挿入された．

2 看護師の対応

NPPV開始時の患者説明時に，医師とともに同席し，家族にもNPPV中の会話や食事の方法について，さらに詳しい説明を付け加えた（当院では図4のような，患者説明用写真も準備されている）．

一方，NPPV開始後は，尿意に対してベッドパンで排尿を試みたが，50mlにとどまり，落ちつかない様子であったため，膀胱留置カテーテルの挿入を決定した．14Frのカテーテルにより100mlの排尿が確認された．ICUでの患者チェック項目として，図5にまとめてあるが，NPPVの看護においては，バイタルサインのみならず，常にマスクリーク，患者の精神状態，体動の有無など，ベッドサイドでの細かな観察が必要となる[4]．帰室後，栄養状態や背部の骨突出があり，褥創ができやすい状態と判断され，1日に12回以上30度以上の体位変換を励行することと皮膚汚染時の洗浄や清拭を確実に行うよう看護計画がなされた．また，吸痰を行うことは極めて重要であり，痰量に合わせた吸引回数で行われた．

また，NPPV中の栄養の方法として，すでに挿入されている胃管を経由してプルモケア®を1日200ml×3回/日のペースで開始したが，栄養補給中および後1時間は頭部を高くした

表3 当院で使用されている項目別事前承諾用紙

説明者	呼吸器内科主治医○○医師		蘇生術（心マッサージ・除細動など）	未定
説明を受けた人	患者本人、息子		気管内挿管（人工呼吸器装着）	未定
同席者	担当医△△医師		NPPV（鼻マスク人工呼吸器）	YES
説明内容	病名・病状・治療方針の説明		気管切開	未定
説明内容詳細	肺炎で慢性呼吸不全急性増悪しO₂低下しCO₂上昇している。楽観的には肺炎の改善にあわせて1週間くらいで元に戻ればいいが、このままCO₂がたまると強制的にCO₂をはかせるためにマスク型の呼吸補助装置（NPPVのこと）を導入するためにICUにいく必要が出るかもしれない。そうなればその先に気管内挿管による人工呼吸が必要になるかどうかの相談になるが、それはその時話しましょう。	DNAR方針	ミニトラック（輪状甲状靱帯穿刺）	未定
			昇圧剤	未定
			血液透析療法	未定
			中心静脈ライン	未定
			輸血…特定生物由来製品は除く	未定
患者および説明を受けた人の反応	了承された		集中治療室に入室・再入室するか	未定

記入者：○○

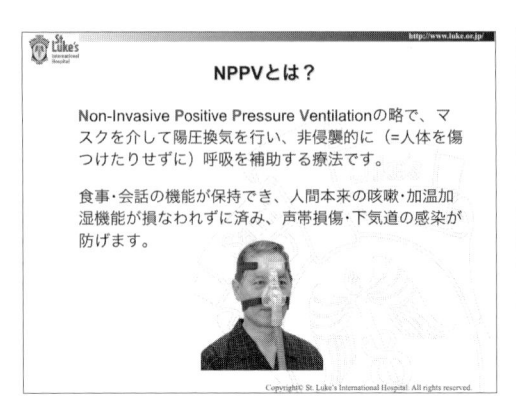

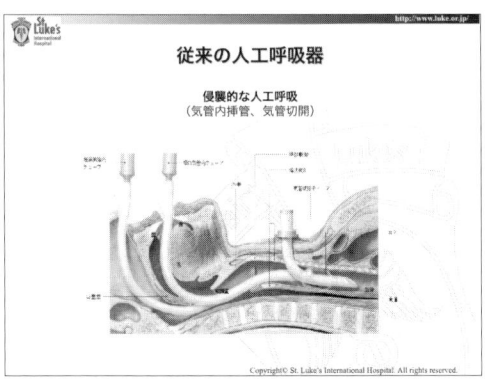

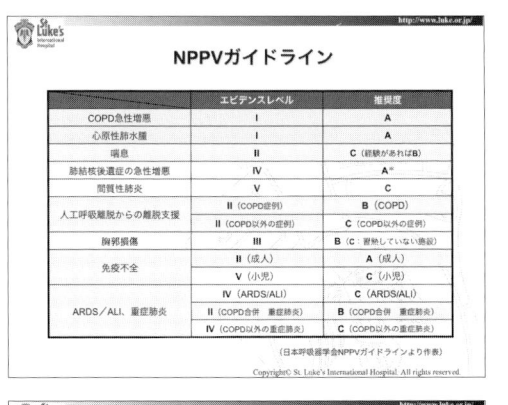

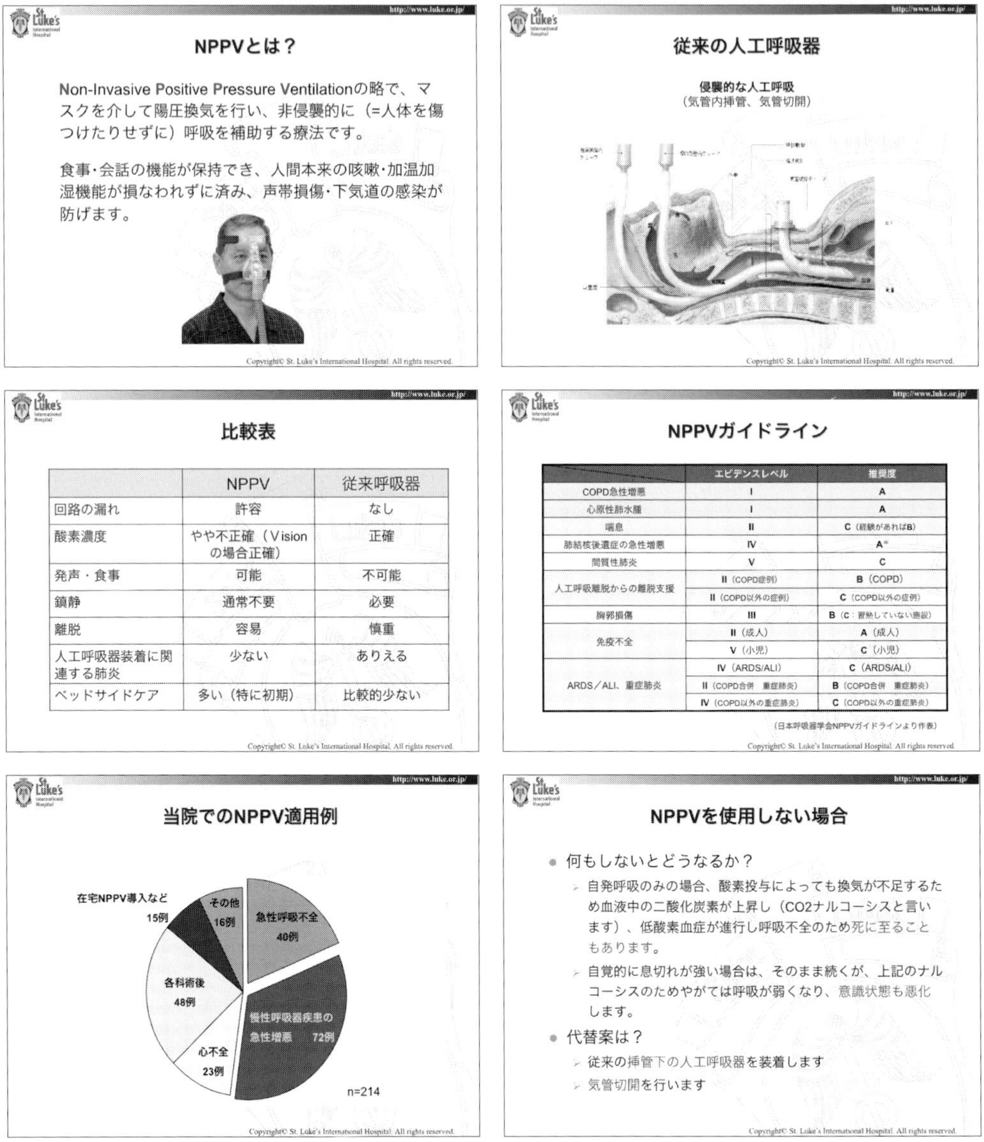

図4 NPPVについての患者説明（聖路加国際病院で使用のもの）

semifowler位を保つようにした（図2）。もちろん，マスクの頬への接着面の対しては，ジュロテップパッチを貼付して防御した。

B 急性期以降～退院までの対応

1 指導医および担当医の役割

指導医はICU退室後，本人と家族に対して，今後の治療方針としてNPPVの離脱への方向と，場合により在宅での夜間のみ使用の可能性，またHOTも日中併用するかもしれないことの説明，そうなった場合の家族や本人に対する教育の必要性，MSW（医療社会事業士）や訪問看護，諸種社会福祉資源活用に対する在宅支援体制の確立についての説明，それらが達成されてからADLの回復を待って退院可能であることが説明された。

担当医は，ICU退室以降，第3日目にNGチューブ（経鼻胃管）を抜去し，経口でペースト食から開始，誤嚥しないことを確認してから徐々に食事内容を常食に近いものとした。同時に，F_{IO_2}を5％ずつ低下させるとともに朝昼夕3回2時間ごとのNPPV離脱を行い，短期的と長期的にPa_{CO_2}が72～74Torrで蓄積のないことを確認した。

病棟管理第5日目，日中NPPV（IPAP 16，EPAP 4，F_{IO_2} 0.25）をオフとしたところ，翌朝でPa_{CO_2} 65Torrと増加を認めなかったため，夜間のみNPPV導入が決定された。

翌日からBiPAP Synchrony®に変更し，STモード，average volume assured pressure support（AVAPS）IPAP 12～16cmH$_2$O，EPAP 5cmH$_2$O，O$_2$ 2.0 l/分，設定1回換気量450mlで開始された。

2週間後日中安静時で大気下でPa_{O_2} 54Torr，Pa_{CO_2} 68Torrであり，HOTの併用が決定された。

また，安定期の肺機能検査（表4）では％VC 38％，1秒率100％で，著明な拘束性換気障害であることが改めて確認された。HOTおよびNPPV双方の教育を指示した。介護保険・身障者などの申請を行い第26病日退院となった。

2 呼吸療法看護師*の役割

呼吸療法サポートチームの中核をなす呼吸療法看護師の人工呼吸器に関する回診が週1回あるが，本症例に対し病棟帰室直後に訪問があった。その際，IPAP圧がかなりまだ高く（16cmH$_2$O），またマスクリークが80～100 l/分で，モニターの気道内圧が10～12cmH$_2$O

表4 肺機能検査結果

著明な拘束性換気機能障害を示している。

検査項目		単位	測定値	予測値	％予測値
スパイログラム	VC	l	0.81	2.15	37.7
	IC	l	0.53		
	FVC	l	0.71	2.15	33.0
	FEV$_1$	l	0.71	1.47	48.3
	FEV$_{1\%\,(G)}$	％	100.0		
	FEV$_1$/Pred VC	％	33.0		
	MMF	l/秒	3.25	2.04	159.3
	ATI	％	6.58		
フローボリューム曲線	Peak Flow	l/秒	3.82	6.57	58.1
	V$_{50}$	l/秒	3.43	3.37	101.8
	V$_{25}$	l/秒	2.22	1.04	213.5
	V$_{50}$/V$_{25}$		1.55		
	V$_{50}$/HT	l/秒/m	2.29		
	V$_{25}$/HT	l/秒/m	1.48	0.87	170.1
肺気量分画	TLC	l	2.14	3.62	59.1
	VC	l	0.81	2.15	37.7
	RV	l	1.33	1.57	84.7
	FRC	l	1.52	2.36	64.4
	TV	l	0.44		
	RV/TLC	％	62.2	32.1	193.6
拡散能	DL$_{CO}$	ml/m/mmHg			
	DL$_{CO}$/VA	l/m/mmHg			
クロージングボリューム	CV				
	CV/VC				
	CC/TLC				
ヘリウムフローボリューム	V$_{ISO-\dot{V}}$				
	V$_{ISO-\dot{V}}$/FVC				
	Rrs	cmH$_2$O/l/秒			

---

*呼吸療法看護師とは，当病院では三学会認定の「呼吸療法認定士」資格を持つ看護師のうちから選ばれた有志チームより成る。

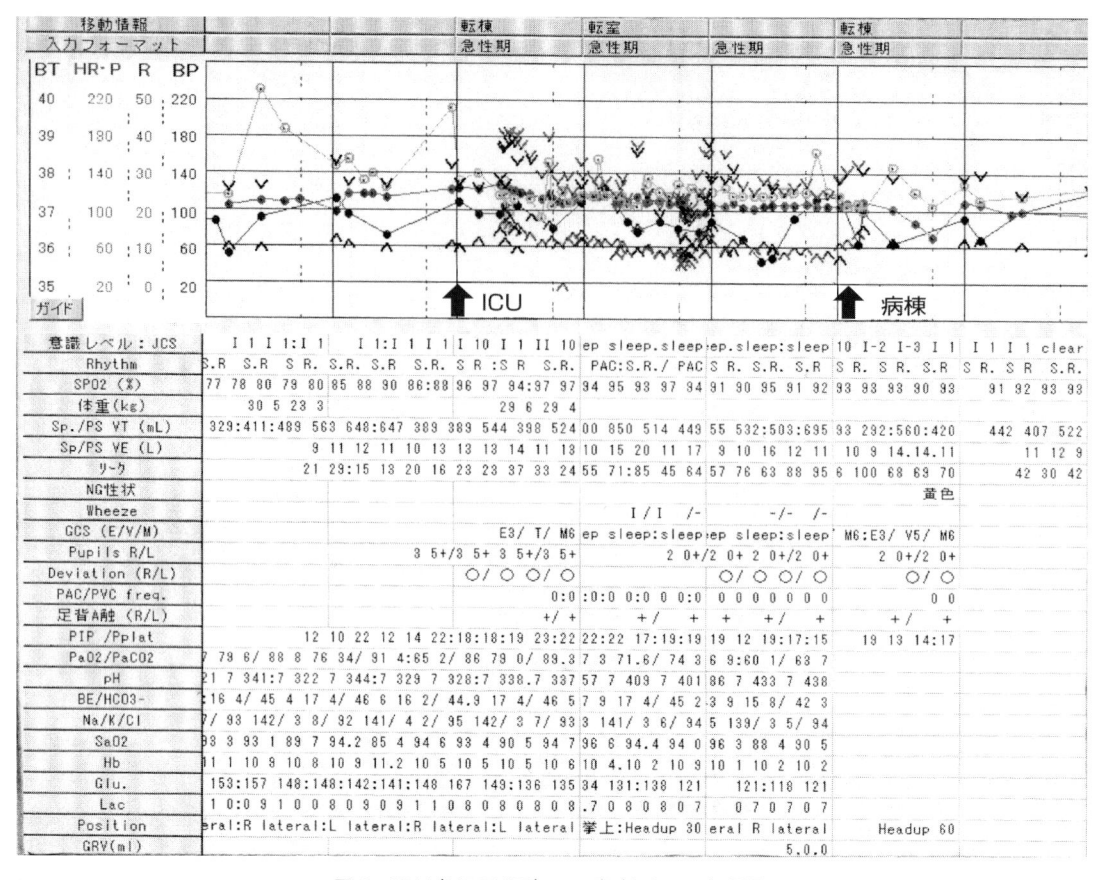

図5 ICU（NPPV下）での患者チェック項目

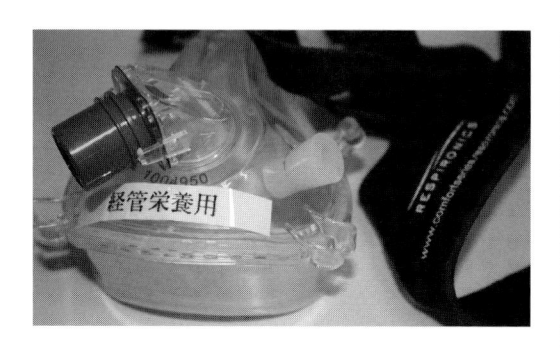

図6 胃管孔つきの鼻口マスク

マスクに孔を開け，経管栄養用チューブが通るようにしてあり，リークが最小になるよう工夫してある。まだ製品ではなく，試験段階である。

と設定圧に比べ上昇がやや悪かった。リークの多い原因として，NGチューブがマスクの接着面を通過していることが大きな理由となっていると判断され，NGチューブ用孔あきマスク（図6）に交換することが勧められた（なお，こ のタイプのマスクはまだ製品ではなく，本例にのみ使用することとした）。それによりリーク量，呼吸の同調性のいずれも改善した（図5）。

③理学療法士の役割

病棟に帰室後3日目に，病室で理学療法士による筋力評価が行われた。日常生活活動評価（functional independent measure：FIM）ではセルフケア・排泄8点，移乗・移動5点と運動項目で13点，また認知項目28点の合計は41点であった（コラム）。

理学療法の基本方針としては，廃用症候群を予防し，起居動作がスムーズに行えるよう，ベッドサイドでの筋力トレーニングと呼吸練習が開始された。また，目標値として，自宅で入院前のADLレベルに復帰することとされた。

帰室5日目で，主に両下肢の筋力維持増強訓練と排痰訓練がベッドサイドでなされ，1回軽介助で起立・立位訓練がなされ，その際のSp$_{O_2}$ 88〜95％（ネーザルカニューラ酸素1 l/分）であり，目標設定が可能であることが示された。

　10日目から両下肢の筋力維持増強訓練に加えて，O_2 1 l/分吸入で歩行器（walker）を用い，50 m廊下歩行が4回繰り返され，その際脈拍数（PR）は102〜116/分，Sp$_{O_2}$ 93〜95％であり，理学療法士と看護師の監視下で施行され安全が確認されたとして，以後徐々に運動量を増加させた。

　その後，2週目からT字杖歩行も50 m×2回/日が追加され，O_2吸入下に連日継続された。

　最終的には，退院時評価として，前出のFIMでセルフケア・排泄37点，移乗・移動22点計運動項目59点と，帰室直後の13点から飛躍的に改善し，認知項目の31点と合わせて合計90点となり退院となった（表5）。

4 栄養士の役割

　病棟帰室後10日目に，栄養士による栄養状態評価がなされた。体重29.9 kg（標準体重49.5 kg），肥満指数（body mass index：BMI）13.9，アルブミン（albumin：Alb）3.2 g/dl，

表5　FIMの評価点数の推移

	理学療法開始前	退院時（理学療法18日目）
セルフケア・排泄	8	37
移乗・移動	5	22
認知項目	28	31
計	41点	90点

総蛋白量（total protein：TP）7.6 g/dlと軽度栄養不良状態であり，身体活動レベル1.3として栄養処方がされた。必要栄養量1,598.8 kcal（BMI 13.3のため標準体重で計算），蛋白質63.9 g，水分800 mlなどである。

　方法は，もちろん経口で，食事形態はセミソフト食が適当と判断された。また，可能であればプルモケア®1缶を食間に摂取することが追加された。

　栄養状態と食事摂取状況の観察として，2週間後の評価でよいとされた。

5 病棟薬剤師の役割

　当院では病棟薬剤師が各病棟1〜2名専属で常駐しており，主に抗癌薬や，鎮痛麻薬剤の薬剤説明，喘息患者に対する吸入指導などを行っている。

　本例に対しては病棟帰室第10日目に1回のみ関与があった。本例が，呼吸リハビリテーション中も，時に痰の絡まる咳が続き時に乾性ラ音の聴

コラム　日常生活活動評価（functional independent measure：FIM）とは

　FIMは，点数化されたADLの評価法の一つで，病院間あるいは職種を超えて比較できることから近年世界的に広まってきている。

　評価法として，大別して運動と認知の項目に分かれ，前者ではさらに食事・整容・清拭・更衣上・更衣下・トイレ動作・排尿・排便・移乗・トイレ移乗・浴槽移乗・移動・階段に細分化，後者では理解・表出・社会的交流・問題解決・記憶などに分けて，それぞれ点数化されて，最終的には合計点数としても評価できる。詳細は文献5）を参照。

取されることがあり，一種の慢性気管支炎状態と考えられたため，担当医が長期作用型気管支拡張薬(long-acting β_2-agonist：LABA，セレベント®)を処方したため，その吸入指導に来たものである。

本例に実際に吸入していただいたところ，吸入手技には問題なく，また他の服薬についても良いコンプライアンスであることが確認された。

6 医療社会事業士の役割

当院では5名の常勤医療社会事業士(medical social worker：MSW)が勤務しており，主に患者の入退院に関する社会的問題などを広く取り扱っている。本例には病棟帰室後第5病日に病室で，患者およびその長男との初回面接があった。

担当医から病状の経過説明があり，病前患者は長男と都営の団地4階に二人暮らしであったが，長男も日中は会社に行ってしまうため朝7時から夜8時くらいまでは不在の状況であることが分かり，またその時点でADL目標として，排泄はポータブルトイレであるが入浴などの介助が必要であることが話された。

その席では，MSWから①介護保険の利用方法と受けられる在宅介護サービスの紹介→すぐに手続する。②身障者手帳(呼吸機能障害)の認定の申請方法→申請書が手に入り次第指導医に書いてもらうことを依頼し，そのため肺機能検査など必要な検査を入院中に行うことが説明された。

第10病日，介護保険の判定のため介護保険課認定調査係から，1週間後に認定のため来院したい旨連絡があった。判定に際して，在宅介護支援センターとケアマネージャーが受けて在宅支援の計画を立てるとのことであった。

結果的には，「要介護」と「要支援」とがあり，前者の方がより多くの介護手段を受けることができるが，これは認定調査係の判定を待たなければならなかった。

また，訪問看護体制について，当院関連施設から派遣できる訪問看護制度があり，特に夜間NPPVと日中のHOTがあり，在宅での器械の作動状況，バイタルサインをはじめとする身体的測定などの定期チェックがしばらく重要である旨を理解していただき，当面週1回の訪問体制が組まれた。

退院前日，患者・長男・在宅介護支援センター・ケアマネージャー・MSW・看護師長および担当医が一堂に会して，退院後の支援体制を検討し，さらに上記に加え，宅配食サービス，車椅子の貸し出し，手すり・シャワー椅子などの福祉用具の調達が可能となり，退院後から実行されることとなった。

| 解 説 |

本例は，すでに医師チームの役割の項でも述べたが，日本でも次第に減少しつつある結核後遺症による慢性呼吸不全の急性増悪であるが，それに対するエビデンスレベルとして，欧米では拘束性障害を有する疾患群(restrictive thoracic disease：RTD)としてgrade 4と低い[1]。

それに反して，日本では結核後遺症単一の疾患として坪井ら[2]の報告では挿管回避率

96％と良好な成績を示しており，NPPVの良い適応と考えられ，日本呼吸器学会のガイドラインでは推奨度A（行うことを強く推奨する）とされている。

　NPPVを行うにあたって，本例ではモードをSTとして，自発呼吸を生かした換気モードとしたが，1回換気量の小さく自発呼吸の吸気圧の弱い本疾患患者では，当初からTモード（他器種ではコントロールモード）とした方がより安定した換気量を確保でき，アラーム音で悩まされることも少ないことがしばしば経験される。本例でもそのような観点から，NPPV装着直後より，STモード下で，呼吸数を10～20回／分に増加，ほぼ調節呼吸に近い状況とした。しかし，本例ではそれでもなおPa_{CO_2}の低下が少なかったため，やむをえずIPAP圧を上昇させ，1回換気量の増大を計った。

　一方，このような不安定な肺胞低換気状態の患者が入室した際，進展悪化するか，抗菌薬に反応しそのままの酸素療法で改善するかの判断は，ベッドサイドにいる看護師の判断に負うところが大きい。

　理学所見として，特に意識レベル・不穏状態の出現・呼吸回数と努力様呼吸などをチェックしつつ，Sp_{O_2}は，90～93％程度に調整し，問題があれば，期を逸せずに血液ガスでPa_{CO_2}を確認しなければならない。

　当院集中治療部門での電子カルテの経過表上，看護師のチェックすべき項目が縦に並んでおり，各勤務で評価・記載が行われており，常に担当医・主治医が把握できる体制となっている。

　鎮静については，特にNPPVを集中治療領域で導入する際には，ディプリバン®や最近はプレセデックス®などの短期作用型の麻酔薬の使用されることが多く，場合により少量継続されることもあるが，病棟では呼吸抑制に関する十分な対応のない場合が多く，現時点では使用すべきではないと考えている。

　マスク装着に関しては，マスクを段階的に顔に当てていく方法がとられるが，30分くらいの時間をかけることが重要である[4]。

　また，NPPV開始6時間後でもCO_2ナルコーシスが改善せず，原疾患の勢いが強く，さらに意識レベルや循環動態に悪化の兆候があった時にはすみやかに挿管下人工呼吸に進むべきである。

　また，本項後半に示したパラメディカルの介入をまとめてチャートに示すが（図2），早期からの介入があればあるほど，各分野での準備に過不足がなく，在宅療養成功率が高まる。

参考文献

1) British Thoracic Society Standards of Care Committee. BTS Guideline Non-invasive ventilation in acute respiratory failure. Thorax 2002;57:192-211.
2) 坪井知正，陳　和夫，町田和子，ほか．肺結核後遺症における急性期NPPVの治療成績．日呼吸会誌　2006;44:160-7.

3) 日本呼吸器学会NPPVガイドライン作成委員会. NPPV（非侵襲的陽圧換気療法ガイドライン），肺結核後遺症の急性増悪. 東京：南江堂, 2006：p.43-5.
4) 西村直樹. NPPV慢性呼吸不全患者の実際. 蝶名林直彦, 編. NPPVマニュアル. 東京：医学書院, 2006：p.44-52.
5) 土屋弘吉, 今田 拓, 大川嗣雄, 編. 日常生活活動（動作）, 3版. 評価と訓練の実際. 東京：医歯薬出版, 1992.

〔聖路加国際病院呼吸器内科　蝶名林直彦，西村直樹，
聖路加国際病院麻酔科　片山正夫,
聖路加国際病院（救命救急センターナースマネージャー）　田村富美子,
聖路加国際病院（ICU看護師）　小松崎朗子,
聖路加国際病院（臨床工学技士）　森谷忠生,
聖路加国際病院（理学療法士）　小島　肇〕

2. エビデンスレベルのやや不十分な疾患

3 胸郭損傷

[症例] 58歳，男性，胸郭損傷（多発肋骨骨折，血気胸，肺挫傷など）

主訴	左胸部痛および呼吸困難。
現病歴	深夜飲酒後に帰宅し，自宅玄関で足を踏み外して転倒し左側胸部を強打して受傷した。動くことができないため家人により救急要請された。 救急車内で意識状態〔Japan coma scale（JCS）は1，Glasgow coma scale（GCS）はE4，V5，M6〕で，四肢麻痺はみられなかった。血圧104/84mmHg，脈拍133回/分，リザーバーマスクによる酸素投与15l/分下で経皮酸素飽和度モニター（Sp$_{O_2}$）88％，呼吸数は38回/分だった。また左背側の胸郭動揺と，皮下気腫と気管の右方偏位がみられた（図1）。
既往歴	高血圧で内服中。

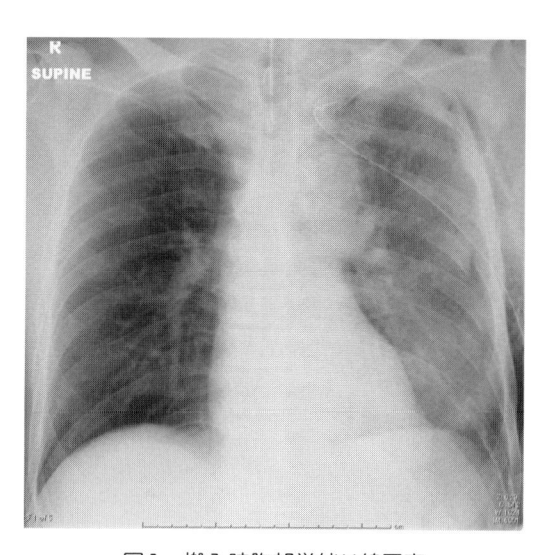

図1　搬入時胸部単純X線写真

■搬入後経過—救急外来—

　Primary surveyとして来院時のバイタルサインは血圧88/68mmHg，脈拍140回/分，Sp$_{O_2}$はリザーバーマスク15l/分酸素投与下で83％，意識レベルはJCS 10，GCS E3，V4，M6に低下していた。末梢静脈路を確保し，加温しておいた乳酸加リンゲル液を全開で2l点滴投与を開始した。受傷機転と左胸郭膨張，左前胸部皮下気腫，右気管偏位から緊張性気胸による閉塞性ショックと診断し，左前胸部第二肋間鎖骨中線上から胸腔穿刺による脱気を行い，循環動態は血圧108/76mmHg，脈拍116回/分まで改善した。しかし，Sp$_{O_2}$モニターは88％で，意識レベルも変化はなかった。心嚢・両側胸部・側腹部・恥骨上部を超音波検査（focused assessment with sonography for trauma：FAST）でエコーフリースペースの有

表1 当院搬入時およびICU入室1日目の血液生化学検査結果

	搬入時	ICU1日目		搬入時	ICU1日目
WBC (/μl)	13,600	9,700	TP (g/dl)	7.0	4.6
RBC (/μl)	4.36×10^6	2.78×10^5	Alb (g/dl)	3.8	2.9
Hb (g/dl)	13.0	8.3	AST (IU/l)	256	188
Ht (%)	38.7	24.4	ALT (IU/l)	188	103
Plt (/μl)	18.0×10^4	11.9×10^4	LDH (IU/l)	904	698
PT-INR	1.10	1.21	T.Bil (mg/dl)	0.3	0.64
PT (%)	87	76	D.Bil (mg/dl)	0.11	0.24
APTT (秒)	27.6	33.5	BUN (mg/dl)	15.0	12.0
Fbg (mg/dl)	216	320	Cre (mg/dl)	1.05	0.86
FDP (μg/ml)	32.1	19.6	CPK (IU/l)	1,288	7,250
CRP (mg/dl)	0.0	10.4	AMY (IU/l)	105	98

無を確認し，左胸腔内および脾臓周囲にエコーフリースペースを確認した。

この時点で，左血気胸と腹腔内出血による出血性ショックの可能性が考えられたため，造影コンピュータ断層撮影 (computed tomography : CT) などの検査計画を考慮して，ミダゾラムとフェンタニルを用いて鎮静を行い，左胸腔ドレーン挿入と気管挿管ののち，アンビューバッグを用いて人工呼吸を開始した。気管挿管後に，胸部単純X線写真では左多発肋骨骨折がみられた (図1) が，骨盤X線写真では骨盤骨折を示唆する所見はみられなかった。左胸腔ドレーンからは挿入時に500ccの血性排液がみられた。その後，$-10\,cmH_2O$の持続吸引とした。

つぎにsecondary surveyとして，視診・触診・打診により全身検索を行った。この時点で血圧は112/72 mmHg，脈拍103回/分，Sp_{O_2}は99％を示した。損傷部位・出血源検索のために，頭部から頸椎単純CT，体幹部単純・造影CTを撮影した。

体幹部CTでは左血気胸のほかに，表在性脾損傷 (日本外傷学会脾損傷分類II型) がみられたが，造影剤の動脈外漏出 (extravasation) は確認されなかった。循環動態は初期輸液のみで安定したresponder症例であったため，緊急血管造影検査は行わなかった。その他の全身検索では頭部外傷・脳挫傷や四肢の骨折を示唆する所見はなく，集中治療室 (intensive care unit : ICU) に入室し気管挿管のまま人工呼吸管理を開始した。なお，来院時および翌日の採血データを表1に示す。

■ ICU搬入後

ICU入室後，Puritan-Bennett® 840™でpressure control (PC) - SIMV + pressure support (PS) (F_{IO_2} 0.7，PC圧 15 cmH_2O，吸気時間1.0秒，回数10回，PS圧 6 cmH_2O，呼気終末陽圧 (positive endexpiratory pressure : PEEP) 8 cmH_2O) で人工呼吸器を設定・開始した。鎮静薬はプロポフォールを50 mg/時から開始し適宜調節した。鎮痛薬にはフェンタニルを20 μg/時の持続投与とした。多発肋骨骨折に対してバストバンドを巻いた。人工呼吸開始30分後の動脈血ガス分析 (blood gas analysis : BGA) ではpH 7.26，Pa_{CO_2} 45 Torr，Pa_{O_2} 203 Torr，Base Excess $-6.1\,mmol/l$，Hb 10.2 g/dl，乳酸値3.2 mmol/lであったので，F_{IO_2} 0.5とした。また，自発の呼吸回数が12回/分以上みられたため，SIMV + PSから

表2 人工呼吸器の設定と動脈血液ガス分析の推移

人工呼吸開始からの時間	30分後	6時間後	24時間後		30時間後	36時間後	4日目	5日目	7日目
Ventilator	PB 840				BiPAP Vision®				
モード	PC-SIMV+PS	PSV	PSV		NPPV STモード				
F_{IO_2}	0.7	0.5	0.45	F_{IO_2}	1	0.5	0.4	0.35	0.30
PC圧-吸気時間×回数	15-1.0×10			回数	10	10			
PS圧	6	6	4	IPAP圧	8	8	8	6	4
PEEP圧	8	8	6	EPAP圧	4	6	6	6	4
呼吸数	12	16	20	呼吸数	28	25	17	16	16
pH	7.26	7.33	7.4	pH	7.43	7.44	7.42	7.39	7.43
P_{O_2}	203	118	106	P_{O_2}	318	113	93	94	88
P_{CO_2}	45	44.4	38.7	P_{O_2}	35.2	37.6	42.4	43.8	44.2
Sa_{O_2}	100	99.4	99.4	Sa_{O_2}	100	99.6	98.7	98.7	98.1
Hb	10.2	9.7	9.3	Hb	9.2	9	9	9.2	9.4

圧補助換気(pressure support ventilation：PSV) (PS 6cmH₂O)とした。再度BGAではPa_{O_2} 118Torr, Pa_{CO_2} 44Torr, pH 7.34, Lac 1.8mmol/lを示した。

受傷18時間後に腹腔内出血と肺挫傷の確認のために体幹部造影CTを撮影し，脾周囲の血腫は軽度増加していたが，extravasationはなかった。肺挫傷は左肺背側にみられた。PEEP 8から6cmH₂Oへ下げて，F_{IO_2} 0.45, PS 4cmH₂O, PEEP 6cmH₂OとしPa_{O_2}は106Torrを示した。その後，酸素化および換気が良好であったため，プロポフォール投与を中止し，非侵襲的陽圧換気(noninvasive positive pressure ventilation：NPPV)を導入することにした。入室28時間後に十分な覚醒を確認した後，気管チューブを抜去し，直後からジャクソン・リース回路を用いてマスクによる陽圧換気を行い，10分程度換気補助を行った後，BiPAP Vision®を用いて，STモード，F_{IO_2} 1.0, 吸気気道陽圧(inspiratory positive airway pressure：IPAP) 8cmH₂O, 呼気気道陽圧(expiratory positive airway pressure：EPAP) 4cmH₂O, 回数を10回/分としてNPPVを導入した。その後，Pa_{O_2}をみてF_{IO_2}を下げた。またNPPVに慣れてくるに従って，IPAP, EPAPの設定をそれぞれ最大8cmH₂O, 6cmH₂Oとした。NPPVの設定と動脈血ガス分析の推移を表2に示す。

抜管直後より左胸部痛を訴え，VAS値で7/10だったため，ジクロフェナック座薬50mgとブプレノルフィン0.1mg静注した。投与2時間後に5/10まで下がった。呼吸数は25回/分と速かったため，さらにブプレノルフィン0.1mgを静注し，呼吸数と意識レベルをみながら追加投与を行った。安静時疼痛は4/10と軽減していたが，咳嗽時疼痛はVAS値で7/10と不十分であった。

抜管前の造影CTでは，出血量の増加は少量で，新たなextravasationは確認されなかったこと，ICU入室翌日の検査(表1)では血小板数は11.9万，凝固系検査ではPT-INR 1.21, APTT 33.5秒であり，止血凝固能に問題がないと判断し，Th8/9から硬膜外チュービングを行い，0.2%ロピバカイン5cc/時で投与を開

始し，VAS値で安静時痛は2/10，咳嗽時痛は4/10まで改善した。フェンタニルの持続投与は中止し，疼痛時には適宜ブプレノルフィン0.1mg静注した。

腹部理学所見では軽度の圧痛を認めたが，反跳痛などの腹膜刺激症状はなかった。また，NPPV中の呑気もほとんどなく，胃管からの気体の吸引はほとんどみられなかった。入室3日目より経口による飲水を開始し，口腔ケアや咽頭吸引時にリザーバーマスクによる酸素10l/分の間歇的投与でもSp_{O_2}は93%を維持できていたため，5日目より全粥軟菜から食事を開始した。

NPPVは第5病日からウィーニングを開始し，$F_{I_{O_2}}$ 0.35，IPAPをEPAPと同じ6cmH$_2$Oのcontinuous positive airway pressure (CPAP) とし，徐々に圧を下げて，第7病日に$F_{I_{O_2}}$ 0.30，CPAP 4cmH$_2$OでSp_{O_2} 98%，Pa_{O_2} 88Torrを確認して離脱し，酸素マスク5l/分とした。第14病日には酸素投与を中止した。

また経過中，左胸腔ドレーンは第4病日に血性排液が100cc/日以下になったため，ウォーターシールとした。第5病日にドレーンをペアン鉗子で機械的に閉塞し，第6病日に撮影した胸部CTでは気胸の増悪がないことから胸腔ドレーンを抜去した。

第8病日に咳嗽時痛も3/10まで改善し，持続硬膜外チュービングは刺入部の発赤があったため抜去した。抜去後，ロキソプロフェン60mg×3/日内服と頓用でブプレノルフィン0.2mg皮下注としていたが，咳嗽時痛がVAS値で5/10みられ，喀痰喀出が悪化したため，第10病日にTh5/6より硬膜外カテーテルを留置し，再度ロピバカインを第15病日まで投与した。その後は，頓用でロキソプロフェン60mg内服とした。経過観察のために第6，14病日に造影CTを撮影し，脾臓内に仮性動脈瘤形成がないことを確認した。また，多発肋骨骨折による胸郭変形はみられたものの深呼吸により十分な胸郭運動と換気量がみられていたこと，排泄などの身の回りのことが自力でできることから，第22病日に自宅退院となった。

各職種の役割分担

A 受傷後早期に関して

1 医師の役割

1) 外傷における全身管理のなかの呼吸管理

まず，基本的な外傷初療の手順として外傷初期診療ガイドライン (Japan Advanced Trauma Evaluation and Care：JATEC™) にのっとって診療を開始するが，実際に生命に直結する胸部外傷の場合には，早期からNPPVで対処可能な症例は少ないこと，検査・処置のために気管挿管が必要とすることが多いため，いくつかの除外基準などを経て，NPPVを導入することになる (図2)。

呼吸不全を呈する代表的な胸郭損傷というと，フレイルチェストを含む多発肋骨骨折であり，これらのほとんどが肺挫傷を合併する。また，胸郭単独外傷というのは少なく，何らかの合併損傷があることが多い。特に肋骨を骨折するような外傷で受傷した時にはその周囲に大きな外力がかかっていたと考えられる。たとえば，胸椎・頸椎損傷の可能性や左下部肋骨骨折では脾損傷，右下部肋骨骨折では肝損傷，上部肋骨骨折では大動脈・気管支損傷の可能性を考える必要がある。その他にも骨盤骨折・大腿骨折なども合併することがある。そのうえでさまざまな合併損傷を含めて，総合的に治療をどう

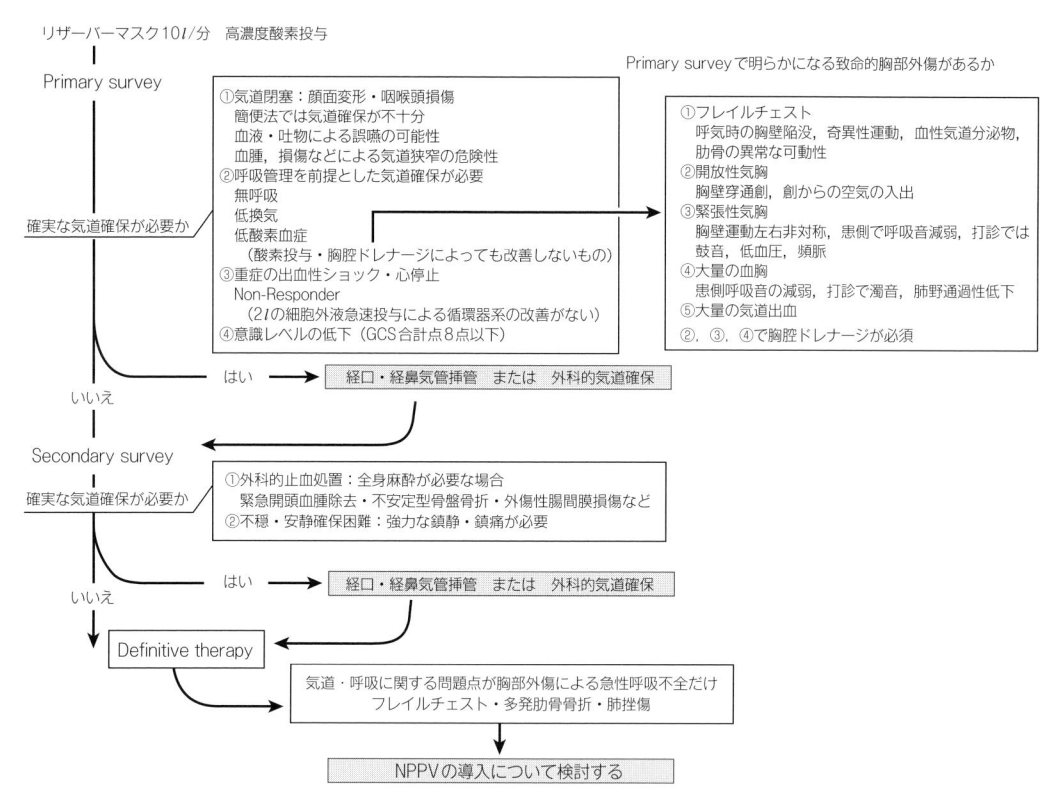

図2　胸部外傷症例における気道確保・人工呼吸管理

いう方向に進めていくのかということが，呼吸管理を選択するうえで重要な鍵を握る。また，治療施設のもつNPPV機器・看護師の慣れ・協力を仰ぐ各科医師の理解などの院内リソースにより，呼吸管理を含めた治療戦略は異なるが，ここではNPPVを利用できることを前提に進めていく。

NPPVは基本的に意識があることから，ナースコールやアラームは頻繁に鳴り，看護師の仕事量は気管挿管による人工呼吸管理に比べて多くなる。そのため，NPPVを選択した方が良い症例と気管挿管した方が良い症例は個々の施設の総合的な能力により異なる。また胸部外傷に対するNPPVは高いエビデンスレベルをもった報告はなく，強く推奨されてない[1]が，さまざまな重症度や合併損傷があることから，外傷のNPPV症例の経験が豊富な施設において個々の症例を十分に検討したうえで実施することは有効と考えられている。

2）NPPVの利点・問題点

胸部外傷症例に対するNPPVは気管挿管をしないことが利点であり，欠点でもある。経口気管挿管による人工呼吸管理の欠点として，人工呼吸器関連肺炎(ventilator-associated pneumonia：VAP)を引き起こしやすいこと，また多くの症例で十分な鎮静が必要なため，全身の筋力低下および離床の遅れ，他の自覚的身体所見をとることが難しくなるため，通常の覚醒時に比べると安静および観察期間が長期化する。さらに抜管後の喉頭機能の低下による嚥下障害・誤嚥がみられることから経口摂取開始が遅れることが挙げられる。

一方で，気管挿管では確実な気道確保が可能になるため，①さまざまな症例に対応できる汎

表3 外傷におけるNPPVの適応禁忌・除外症例

1. 高度の意識障害（JCS≦20，GCS≦8）または不穏状態
2. 顔面損傷による顔面変形がある
3. 咽喉頭損傷により気道閉塞を来す可能性がある
4. 頭蓋底骨折疑い
5. 循環動態が不安定または止血処置が必要な大量出血がある
6. 胸腔ドレナージが不十分である

用性があること，②強制換気を用意しておくことで多様な鎮痛・鎮静方法が可能になり，受傷直後の疼痛・不穏などに対して対応しやすいという利点がある。つまり，NPPVでは気管挿管に比べて，①気道確保の点で適用できる症例が限られること，②鎮痛方法の選択が重要になってくる。

3) NPPVの除外症例[2)～4)]（表3）

NPPVは気管チューブを用いないため，患者自身により安全な気道確保ができる状態であることが必須である。特に外傷症例のうち，以下の症例では除外した方が良いと考えられる。

①高度の意識障害 JCS≦20，GCS≦8の症例

意識障害が高度に認める場合，誤嚥・排痰不良が起こりやすいため，安全にNPPVを行うことが難しく，確実な気道確保が望ましい。

②顔面・咽喉頭損傷の症例

顔面・咽喉頭の損傷では，NPPV中の顔面変形によるマスクフィット困難，また咽喉頭への出血や損傷部位への空気流出の可能性のため，気管挿管（重篤な喉頭損傷では気管切開）による確実な気道確保を選択すべきである。

③その他

ほかには，頭蓋底骨折症例では気脳症，頭蓋内感染症へ悪化させる可能性がある。循環動態不安定な場合には，他の部位の出血による緊急手術や血管内止血法（transarterial embolism：TAE）などによる止血処置が行われることが多く，安静状態の維持目的に鎮静・気管挿管による人工呼吸管理が望ましい場合がある。また胸腔ドレナージの効果が不十分な場合には，陽圧換気による緊張性気胸をまねくおそれがあるため，確実なドレーン挿入が必要である。

4) 多発肋骨骨折における疼痛対策

多発肋骨骨折を合併した肺挫傷に対して有効な排痰・咳嗽が必要であるが，咳嗽時の痛みを抑える鎮痛方法としては硬膜外カテーテル留置による持続硬膜外鎮痛法が有効である。一般的に鎮痛薬として使用されるジクロフェナック（ボルタレン®）やフルルビプロフェン（ロピオン®）などの非ステロイド性抗炎症薬（nonsteroidal anti-inflammatory drugs：NSAIDs）やブプレノルフィン（レペタン®）やフェンタニル（フェンタニル®）などのオピオイド系鎮痛薬だけでは安静時の鎮痛は可能であるが，咳嗽時疼痛には十分な鎮痛を得られない。またオピオイドの大量使用は呼吸数と意識レベルの低下を来すため少量の使用にとどめられることが多い。

硬膜外カテーテルによる鎮痛は硬膜外血腫・硬膜外膿瘍による神経障害を来す可能性があることから，十分に説明し常用薬を確認することが必要である。また，外傷による出血性の血小板数減少と凝固因子低下による出血傾向の可能性を考えて，適応を決めなければならない。

以上を総合的に判断したうえで呼吸管理方法を決定する（図3）。

以上の点から，**NPPVは優先するものではなく，患者の状況で初期治療・検査の時点で必要に応じて気管挿管を行い，胸郭外の損傷などに対して手術などの根本治療を行ったのち，問題点が肺挫傷・胸郭損傷による呼吸不全だけといった状況**で，F_{IO_2} 0.4でPa_{O_2}が80 Torr以上を確保できる程度まで回復しているようであれば，NPPVを前提に気管挿管チューブを抜去するという方針をとることも可能と考えられる。

5) NPPV導入の実際（導入準備）

多くの患者において，NPPV導入当初は呼吸

図3 胸部外傷におけるNPPV導入

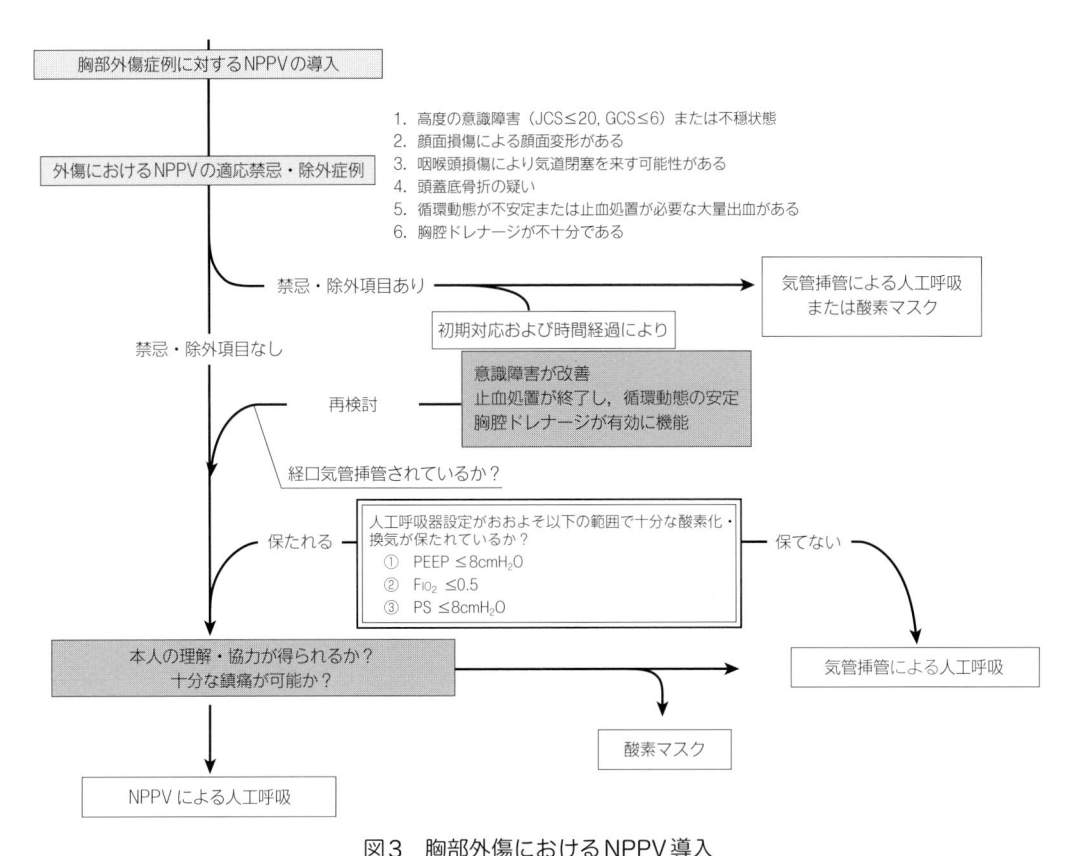

のしにくさを訴えて，すぐにNPPVに慣れることはまれである。つまり，NPPVマスク装着後すぐにNPPVに同調できるものではないため，NPPV導入を決定した医師はNPPVに患者が慣れるまでは離れないようにした方が良い。そのため，筆者はNPPVが落ち着くまではジャクソン・リース回路を用いて用手的に陽圧補助換気を患者に話しかけながら行う。患者が疲れたらリザーバーマスクにしたりすることで，患者を徐々に慣らしてからNPPV専用機に接続するようにしている。

6) NPPVの機器設定

基本的にはSTモードで回数は10回，F_{IO_2} 1.0，圧設定はEPAPは4 cmH$_2$O，IPAPは6 cmH$_2$O程度で開始し，動脈血ガス分析やSp$_{O_2}$モニターをみながら，Pa$_{O_2}$ 80 Torrまたはsp$_{O_2}$ 97％前後が維持できるようにF_{IO_2}を下げていく。

また，患者の呼吸数・胸郭の上がり具合・NPPVモニター表示換気量・酸素化能のほかに，血圧・脈拍・発汗・顔の表情などもふまえて調節する。**高い圧設定はリークの増加につながるので高くてもEPAPは6〜10 cmH$_2$Oとしている。**

7) NPPV以外の全身管理

NPPVによる患者の利点として，早期離床，経口摂取，発声可能および意思疎通，VAP回避効果といったことが可能であることが挙げられる。特に，経口摂取・発声可能という点から，腹部および神経学的所見を診ることが容易になり腸管損傷，脊椎損傷の有無を早期に確定できる。また鎮静薬が少量になるため，腸管ぜん動の回復が早まり，早期に経口摂取が可能になる。

表4 気管挿管への移行を考慮すべき状態

ショック・低血圧の悪化，代謝性アシドーシスの進行
意識レベルの悪化
NPPVとの同調不良
Pa_{O_2}およびPa_{CO_2}が改善しない，または悪化
喀痰排出不良・口腔内分泌物の管理が困難
疼痛コントロール不良・患者の精神状態不良
不整脈の増加

一方で腸管機能に問題がなくても，経口摂取が困難な場合や嘔気・嘔吐がみられる場合には早期から十二指腸チューブを挿入して，経腸栄養を開始することが望ましい。

また，多少の動きがあってもNPPVは着脱が容易なため，ベッド上リハビリテーションを早期から進めていく。

8) NPPV導入後の注意点

NPPVは早期回復という点で有効と考えられるが，NPPVによる管理が困難または危険と考えられる時には気管挿管することに躊躇してはならない。以下に気管挿管への移行を考慮すべき状態を列挙する[2]（表4）。

2 看護師の役割

1) NPPVの導入について

NPPVを導入することで気管挿管と比べて患者の訴えは多くなるため，看護師の仕事量は増える。また，鎮静しないことから，疼痛と精神的ストレスが気管挿管より現れやすいといった問題がみられるが，これらを上手にコントロールできれば，NPPV安定後の仕事量はNPPVの方が少ないと考えられる。

治療の一環としてNPPVを患者に導入するが，当初はNPPVをすることで呼吸困難感，特に呼出抵抗のために嫌がる症例が多くみられる。こういった場合では，無理に医師の指示だからといって強制するような姿勢ではなく，**適宜リザーバーマスクなどによる高濃度酸素投与で休みながらNPPVを行うことで解決していくことが望ましい**。徐々にNPPVに慣れることにより患者の印象として，NPPVの方が呼吸しやすいという実感が湧くまでは辛抱強く対処していくことが肝要である。NPPVは患者の協力があってこそ成功する治療であり，協力を得られるような環境を作っていく。

また，ベッドサイドにいる看護師も前述したように**気管挿管への移行を考慮すべき状態（表4）かどうか注意して観察する必要がある**。

2) マスクによる褥瘡

マスクの長時間の圧着は褥瘡発生の可能性があるため，強すぎる圧迫は避けなければならない。一方でリーク量が多すぎるとアラームが頻回に鳴るため，その調節には経験を要する。これらの問題を回避するために，われわれの施設ではNPPVマスク圧迫部周囲に皮膚欠損用創傷被覆材（デュオアクティブ®CGF）を貼付することで対応している。

特に顔面の擦過創・小さい挫創などがある場合は，創の洗浄・縫合などののち創傷被覆材を用いると良い。

3) 患者側の要求・観察項目

大量の送気が行われているマスクが口を被っているため，実際に会話が可能といっても患者側の伝えたいことは十分に伝わりにくい。また，何度も伝わらない状況が続くと患者の精神状態も悪くなり，治療に協力を得られなくなる。そのため，文字盤や筆記用具を用意したり，担当看護師は細かな観察と患者の訴えたいことを推察することが必要がある。

また，マスクリークや精神状態，口腔内の乾燥などをベッドサイドで観察し，適宜対処する。特に，口腔内乾燥を訴えることが多いので，うがいさせることや氷片の経口投与が有効な場合もある。

4) 硬膜外カテーテルについて

　胸部外傷のNPPV症例では，鎮痛目的に硬膜外カテーテルが留置されていることが多い。通常の術後鎮痛の硬膜外カテーテルと違い，胸部外傷では1週間以上留置されることもあるため感染のリスクが高い。**硬膜外膿瘍は硬膜外カテーテル留置の重大な合併症であり，毎日の清拭などで背部のカテーテル刺入部周囲の発赤・疼痛などの感染兆候があれば，主治医に連絡して抜去する**。また，消毒後の保護材としては透明ドレッシング剤（テガダーム®など）を貼付して観察を容易にしておくことも有効である。

B 受傷後NPPV離脱期に関して

1 医師の役割

1) NPPVのウィーニング

　NPPVのウィーニングは食事や口腔ケア時にNPPVマスクを外した時のSp_{O_2}低下が指標となる。また，換気量に関しては，BiPAP Vision®では換気量がモニタリングできるが，リーク量も換気量に入っているためあくまで目安として活用する。胸郭の上がり具合・咳嗽の強さなどもみて総合的に判断してウィーニングを開始を判断する。まずIPAPをEPAPの値まで下げる。次にSp_{O_2}やPa_{O_2}をみながら$F_{I_{O_2}}$ 0.30まで$F_{I_{O_2}}$を下げることができたら，CPAP 4cmH$_2$Oの状況で半〜1日観察する。問題がなければNPPVから酸素マスク6l/分に変更してさらに観察を継続する。

2) 胸部外傷後呼吸困難症候群

　多発肋骨骨折やフレイルチェストによる高度な胸郭変形から呼吸機能の低下を来すことがある。肋骨転位が高度な症例や硬膜外鎮痛などの疼痛管理を行っているが，十分な換気量が得られず頻繁に無気肺を繰り返す症例については金属プレートなどを用いた外固定を行うことも検討する必要があり，必要に応じて呼吸機能検査を行い，呼吸器外科にコンサルトする。

2 看護師の役割

1) NPPV中の観察

　NPPVのウィーニングの項にもあるように，NPPV中断時間のSp_{O_2}低下の観察が重要である。**食事や口腔ケアによる中断中のSp_{O_2}低下について，NPPVを外してからのおおよその時間を観察記録などに残しておくことで，ウィーニング開始の目安になる。**

3 理学療法士の役割

1) 呼吸理学療法について

　呼吸理学療法についてはさまざまなアプローチがあるが，多発外傷症例においては肺だけの問題ではないこと，また胸郭変形が起こっていることが問題である。NPPVを行われる外傷症例の多くは肋骨骨折を合併しており，**胸郭外から力を加えるスクィージングは骨折部の胸郭変形から，骨癒合を遅延させるので行うべきではない**。しかし，胸郭圧迫以外の方法による排痰援助や腹式呼吸の指導，体位ドレナージといった呼吸理学療法は行った方が良い。また，呼吸筋以外の筋力も重要であり，さまざまな理学療法を積極的に取り入れていくことが望ましい。

2) リハビリテーションについて

　受傷早期では安静度の制限が加わるため，早期に機能低下を来しやすい。特に気管挿管時の人工呼吸では高い安静度が要求されるため，筋力低下が進みやすい。気管挿管に比べて脱着の容易さの点で大きな利点があるNPPVでは，十分な疼痛コントロールが行われている場合にリハビリテーションはベッドサイドで積極的に行うことが可能であり，これを大いに活用するべきである。一方で，外傷による可動域制限などは事前に十分に確認しておく必要がある。

4 医療社会事業士の役割

今回呈示した症例では医療社会事業士（medical social worker：MSW）の介入はなかったが，当院では患者の退院・転院・公的患者支援について取り扱っている。

近年，医師不足や療養型病床の減少などの社会的背景から，急性期病床も含めて慢性的ベッド不足に陥っている。そのため転院要請から転院受け入れまでの日数を要することが多く，治療後早期からMSWの介入を依頼している。特に外傷症例のうち，骨折の合併症例ではリハビリテーションが必要な場合が多く，回復期リハビリテーション施設の検索・照会から患者の希望聴取などを行い，転院の調整を行っている。

| 解　説 |

胸郭損傷に対するNPPV

本稿では脾損傷を合併した胸郭損傷例を提示した。しかし，呼吸不全を呈するような重症外傷にはさまざまな損傷を合併しており，このことがエビデンスを明らかにできない原因と考えられる。しかし，NPPVの経験が豊富な施設からは，NPPV導入により良好な成績が報告[5)6)]されている。また，肺挫傷のNPPV失敗の割合は，他の急性呼吸不全に比べて低い[5)]ことから十分に適応を検討することで，気管挿管に比べて良好な成績が期待できる。

今回提示したフローチャート（図2，3）はNPPVを導入できるかどうかの目安であり，個々の症例のさまざまな問題点を基に総合的に検討していただきたい。またNPPVを導入した時に，さまざまな呼吸・循環のパラメーターを観察・評価し，必要と判断すれば気管挿管への移行に躊躇しないことが重要である。

肋骨骨折における内固定については，NPPVの陽圧では骨折の整復や転位する肋骨を内側から固定できるものではないと考えている。肋骨骨折などの胸郭変形や肺挫傷による末梢気道の閉塞をNPPVの持続陽圧により予防することで低酸素血症を防ぎ，酸素化能低下や排痰喀出障害の時期を乗り切ることが重要と考えている。そのため，**NPPVの期間は内固定のために何日間と決められるものではなく，酸素化能低下が改善しているかどうかが離脱の基準になると考えている。**

引用文献

1) Bollinger CT, van Eeden SF. Treatment of multiple rib fractuires. Randomized controlled trial comparing ventilatory with nonventilatory management. Chest 1990；97：943-8.
2) 長谷川伸之．32．外傷―急性期における適応と注意点―．Q&Aで学ぶ実践！NPPV―急性期から在宅ケアまで―．救急・集中治療 2006；18：1303-6.
3) British Thoracic Society Standards of Care Committee. Non-invasive ventilation in acute respiratory failure. Thorax 2002；57：192-211.
4) Antonelli M, Conti G, Esquinas A, et al. A multiple-center survey on the use in clinical practice of noninvasive ventilation as a first-line intervention for acute respiratory distress syndrome. Crit Care Med 2007；35：18

-25.
5) Antonelli M, Conti G, Moro ML, et al. Predictors of failure of noninvasive positive pressure ventilation in patients with acute hypoxemic respiratory failure : a multi-center study. Intensive Care Med 2001 ; 27 : 1718-28.
6) Vidhani K, Kause J, Parr M. Should we follow ATLS guidelines for the management of traumatic pulmonary contusion : the role of non-invasive ventilatory support. Resuscitation 2002 ; 52 : 265-8.

〔岡山大学大学院医歯薬学総合研究科救急医学分野　黒田浩光，氏家良人〕

3. エビデンスの明らかでない疾患

1 間質性肺炎

[症例] 66歳，男性，特発性肺線維症（IPF）の急性増悪

主 訴	呼吸困難，発熱
既往歴	脂肪肝を指摘されたことがある（食事療法のみ）。
生活歴	喫煙20歳から45歳までの25年間1日平均40本。飲酒なし，粉塵曝露なし，ペットの飼育なし。
現病歴	5年前の職場の定期健診で胸部単純X線写真上の異常を指摘され，当院の呼吸器内科を受診した。高分解能コンピュータ断層撮影（high-resolution computed tomography：HRCT），呼吸機能検査，運動機能評価などを施行し，特発性肺線維症と診断された。症状や呼吸機能障害が軽度であったため，無治療で経過観察，定期通院していた。 受診日の10日前から微熱を自覚するようになり，4日前から体温は最高38度まで上昇するようになった。そのころから徐々に呼吸困難が増悪し，受診の前日には30mの歩行でも著しい呼吸困難を自覚するようになった。呼吸器内科外来を受診し，著明な低酸素（大気下Sp$_{O_2}$ 78％），胸部単純X線写真の所見などから特発性肺線維症急性増悪の疑いで入院となった。

表1 動脈血液ガス分析値の経過と呼吸管理との関連

	半年前	入院時 第1病日	第1病日	第2病日	第3病日	第10病日	第14病日	第25病日
場所		救急外来	ICU入室		ICU退室		呼吸器内科病棟	
呼吸管理	大気下	大気下	NPPV				鼻カニューラ	大気下
設定			100% TEST CPAPモード F$_{IO_2}$ 1.0 CPAP 4	CPAPモード F$_{IO_2}$ 0.5 CPAP 12	CPAPモード F$_{IO_2}$ 0.5 CPAP 12	CPAPモード F$_{IO_2}$ 0.3 CPAP 12	O$_2$ 3l	O$_2$ 2l	O$_2$投与終了
RR		22	28	30	28	24	20	20	20
TV			470	450	500	520			
Pa$_{O_2}$	81.9	44.9	178.0	63.6	115.0	76.0	80.1	89.7	65.4
Pa$_{CO_2}$	30.8	25.4	26.9	31.2	29.0	33.5	33.4	38.0	33.6
pH	7.469	7.506	7.480	7.443	7.490	7.486	7.480	7.470	7.459
HCO$_3$	22.1	20.0	19.8	20.3	22.5	35.0	32.1	24.2	23.5
Sa$_{O_2}$	97.1	84.3	99.4	97.6	98.6	96.0	97.1	98.0	92.9

■入院後の経過

入院時，意識レベルは清明で見当識障害は認めなかった。理学所見で口唇にチアノーゼを認め，両側下肺背側優位にfine cracklesを聴取した。なお，呼吸数は22回/分，心拍数は120回/分と増加を認めた。また，入院時白血球12,300/mm³，C反応性蛋白（C-reactive protein：CRP）12.1mg/dlと高度の炎症反応が認められた。動脈血液ガス（表1）では大気下でpH 7.506，P$_{CO_2}$ 25.4Torr，P$_{O_2}$ 44.9Torrであり，著しい低酸素血症とA-aD$_{O_2}$の開大を認

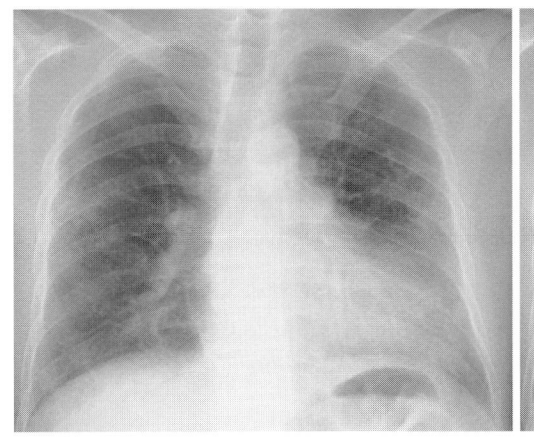

(a) 安定期 (b) 入院時

図1 胸部単純X線写真

(a) 安定期 (b) 入院時

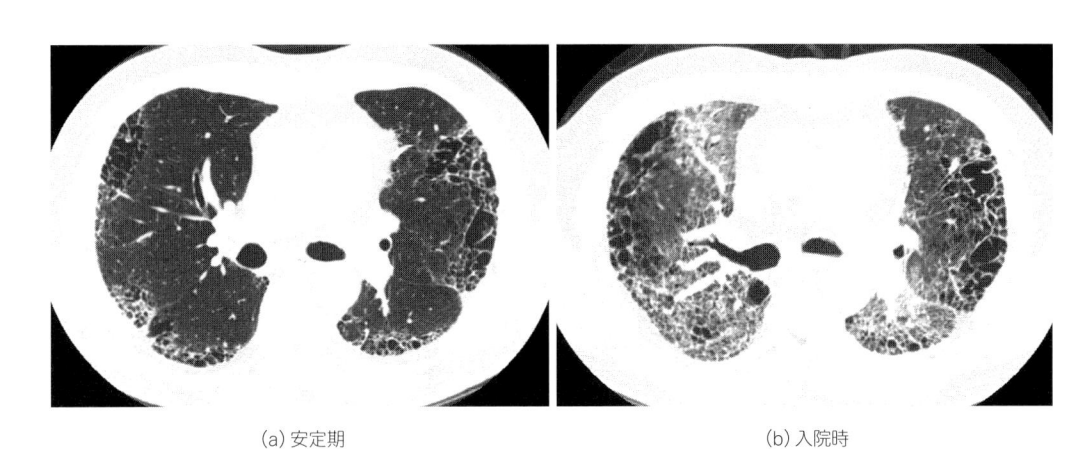

図2 HRCT

めた．胸部単純X線写真(図1)では新たな両側性の浸潤影の出現があり，HRCT(図2)では，以前から認められていた蜂巣肺や網状影にオーバーラップした広範なすりガラス陰影を認めた．臨床経過および上記の所見から特発性肺線維症の急性増悪や肺炎，心不全などの合併が鑑別に挙がった．入院時の呼吸機能検査では以前の安定期と比較して肺活量と拡散能の低下を認めた(表2)．Ⅰ型呼吸不全を呈しており，低酸素が著しかったので，集中治療室(intensive care unit：ICU)に入室し精密検査，治療開始となった．

血清脳性ナトリウム由来利尿ペプチド(brain natriuretic peptide：BNP)は58 pg/mlと軽度に上昇していたが，心臓超音波検査では左室壁運動は良好であり，スワンガンツカテーテル検査での血行動態計測では肺動脈楔入圧

表2 呼吸機能検査経過

検査日	以前の安定期(約1年前)	入院日	入院1カ月後
肺活量 (l)	2.79	2.25	1.95
肺活量 (%)	86.6	70.3	61.1
1秒量 (l)	2.07	1.83	1.96
1秒量 (%)	90.0	80.6	87.5
1秒率 (%)	73.1	79.9	94.7
拡散能 (ml/分/mmHg)	7.28	4.31	3.24
拡散能 (%)	45.1	27.1	23.1

表3 BAL検査経過

検査日	以前の安定期 (約1年前)	入院日	入院1カ月後
肉眼性状	無色透明	淡血性	無色透明
総細胞数（×10⁵/mm³）	0.98	1.30	1.06
好中球（％）	0.0	1.9	0.5
リンパ球（％）	1.8	18.0	1.9
好酸球（％）	0.0	0.3	0.0
好塩基球（％）	0.0	0.0	0.0
マクロファージ（％）	98.2	79.8	97.6
CD4/CD8	2.75	2.45	1.03
Alb（μg/ml）	7.0	18.5	6.8

8mmHg, 肺動脈圧19mmHg, 心拍出係数4.5l/分/m²であり，心不全は否定されたため，スワンガンツカテーテルの持続モニターは不要と考え，抜去した。

下気道感染症の可能性を正確に診断し，病態の診断確定をするために，気管支肺胞洗浄(bronchoalveolar lavage：BAL)を行うこととした。経鼻カニューラでの6lの酸素投与でSp$_{O_2}$は90％まで回復したが，気管支鏡検査中の低酸素を最小限とするために非侵襲的陽圧換気療法(noninvasive positive pressure ventilation：NPPV)によるサポート下で施行することとした。NPPVはF$_{IO_2}$の調節が可能なBiPAP Vision®（レスピロニクス社）を用い，持続陽圧気道圧(continuous positive airway pressure：CPAP)モードで4cmH$_2$O, F$_{IO_2}$ 1.0とし，Sp$_{O_2}$, 心電図，血圧をモニターしながら患者状態に注意してBALを行った。BAL中の最低Sp$_{O_2}$は92％までにとどめられ，患者の呼吸困難感も最小限に抑えられたと考えられた。BAL液は回収につれて濃度を増す淡血性であり，肺胞出血を表す所見であった。至急のBAL液解析では以前に本症例の安定期に行われたものと比較してリンパ球分画，好中球分画の上昇が認められ（表3），グラム染色，Ziehl-Neelsen染色，Grocott染色では一般細菌や抗酸菌や真菌を認めなかった。また，入院当日に判明する血清学的検査のうちβ-Dグルカンは上昇しておらず，真菌やニューモシスチス感染症の可能性は低いと考えられた（後日，一般細菌や抗酸菌やニューモシスチス-DNAやウイルス培養の陰性が確認された）。

入院当日に収集した結果をふまえて，特発性肺線維症(idiopathic pulmonary fibrosis：IPF)の急性増悪として治療を開始した。薬物療法としてはステロイドパルス療法（メチルプレドニゾロン注射1,000mg/日×3日間）と免疫抑制薬〔シクロスポリン(cyclosporin：CYA)内服〕を開始した。また，BAL液の好中球分画上昇も確認されたため，シベレスタットナトリウムも併用した。NPPVのCPAPモードでEPAP 4cmH$_2$O, F$_{IO_2}$ 100％として100％テストを行い，その際のPa$_{O_2}$は178.0Torrであったため，急性呼吸窮迫症候群(acute respiratory distress syndrome：ARDS)と判断した。呼吸管理は肺胞虚脱の防止を意識して陽圧換気継続とし，BAL施行後の呼吸管理はSp$_{O_2}$ 90％以上を維持するようにCPAPモード, F$_{IO_2}$ 0.5, CPAP 12cmH$_2$Oとした。この設定で呼吸数は30回/分，1回換気量は450ml程度であり，血液ガス所見としてはpH 7.443, Pa$_{CO_2}$ 31.2Torr, Pa$_{O_2}$ 63.6Torrであった。当院ではICUにおいてⅠ型呼吸不全に対してNPPV導入する際には，厳重な観察とモニタリング下で，デクスメデトミジン持続注射を使用している。また，本症例は低酸素および緊急の入院やICU入室による緊張からくると思われる頻呼吸も伴っていたため，後述するようにNPPV開始とともに理学療法士よる急性期の理学療法が導入された。NPPVサポート下での気管支鏡検査を無事終えて，2時間後からは食事や飲水などの経口摂取を開始し，その際にはNPPVを外し，リザーバー付き鼻カニューラ（オキシマイザー®）を使用した。高用量

ステロイドを開始したので，間食は控えるようにし，6時間ごとの血糖測定と高血糖時のインスリン補正を開始した。

■ICU退室から退院まで

　第3病日には終日のNPPV装着が安定し，酸素化も改善傾向を認めたため，ICUを退室し，一般病棟へ移動となった。この時点でデクスメデトミジン持続注射は終了とした。ICU退室時はCPAPモード，F_{IO_2} 0.5，CPAP 12cmH$_2$Oという設定で血液ガス所見としてはpH 7.490，Pa$_{CO_2}$ 29.8Torr，Pa$_{O_2}$ 115.0Torrと入院時に比べて酸素化の改善が認められた。

　3日間のステロイドパルス療法で酸素化の改善傾向があったため，週ごとに合計4コースのステロイドパルス療法を施行する方針とし，間歇期は60mg（1mg/kg）/日のメチルプレドニゾロンの持続静脈投与することとした（図3）。シクロスポリン（CYA）の内服も継続し，数日ごとにトラフの血中濃度測定をして，その値が100～150ng/mlを維持するよう心がけた。これらの強力な免疫抑制治療の副作用対策として，ニューモシスチス感染予防のためにST合剤の予防内服を開始し，定期的な日和見感染のチェックを行った。一般病棟では入院後，初回の栄養評価が行われ，必要カロリー数の算出とともに，今後のステロイド長期使用や運動量低下の影響を受けるであろう骨粗しょう症合併のハイリスク患者であることから，栄養士の助言をもとにカルシウム強化食として，食後にカルシウムウエハースの捕食を追加した。またCYAを処方されているので，グレープフルーツ摂取の禁止を再確認し，ステロイドによる食後耐糖能異常に対する注意が必要であると判定された。病棟専属の薬剤師は，使用中の薬剤同士の相互作用に気を配り，また患者への薬効や副作用の説明などを担当した。患者の食欲は低下していたが，経口摂取は可能であり，食事時間はリザーバー付き鼻カニューラにて6l酸素吸入でSp$_{O_2}$ 88%を維持するように心がけながら摂取した。食事の後は特に口腔内の清潔に気を配り，うがいと歯磨きを徹底させた。口腔内の清潔保持はステロイドなどでの免疫抑制療法を行う患者でNPPVを使用する場合には特に注意すべきポイントと考えており，看護師が主体となって指導にあたった。

　ステロイドパルス開始後より解熱し，呼吸困難，炎症反応，画像所見（図4）も改善傾向であった。陽圧換気による気胸や縦隔気腫などのトラブルは認めず，また，血圧や尿量の変化も軽度であり，本人の受け入れも良好であったため，しばらく終日のNPPV管理を継続することとした。看護師の提案で，家族との面会時間を多めにしたり，窓の外の景色を見やすいようにしたり，テレビ鑑賞してもらったり，新聞・雑誌などを持ってきてもらうなど，患者のNPPV装着中の精神的ストレスを最小限にするために病室の環境に工夫を取り入れた。

　CPAPを長めに使用し，酸素化の改善があれば，まずF$_{IO_2}$を下げる方針で管理してきたが，第10病日にはNPPV下でSp$_{O_2}$ 90%を維持するのに，F$_{IO_2}$は30%となり，食事時にNPPVを外した際，通常の経鼻カニューラの3l酸素投与でSp$_{O_2}$ 90%を下回らない状態へと改善してきたため，CPAP 12cmH$_2$OからPEEPの漸減を開始し，呼吸状態のリバウンドがないことを慎重に確認しながら第14病日にはNPPVを離脱した。NPPV離脱後は経鼻カニューラ2lの酸素吸入を要しており，さらに労作では呼吸困難を伴う低酸素があったため，リハビリなどの労作時は適宜，酸素流量をアップして対応した。

　ICUから一般病棟へ移ってからもベッドサイドの理学療法は継続したが，酸素化の改善と

NPPVの離脱後よりリハビリ室でのリハビリへと徐々にステップアップし，第23病日には，経鼻酸素吸入しながら自主的に病棟内の廊下歩行を行えるようになってきた。ガス交換障害からはゆっくりと回復傾向であった。第25病日に4コース目のステロイドパルスを完了した時点で，安静時大気下でpH 7.459, Pa_{CO_2} 33.6 Torr, Pa_{O_2} 65.4 Torrであり，安静時の酸素吸入を終了とした。しかしながら労作時低酸素は遷延し，短期的な改善の見込みも乏しかったため，労作時の在宅長期酸素療法（long term oxygen therapy：LTOT）を導入することとした。在宅LTOTの導入に際しては毎週定期的に開催される多職種のカンファランスで最終決定とし，患者の生活スタイルや自宅環境，手技習得などの観点から液体酸素タイプを選択した。リハビリ室でのエルゴメーターによる定常負荷試験や入浴時のSp_{O_2}チェックなどの結果を総合的に判断し，労作時の酸素流量は3lとした。またこのカンファランスにおいて，呼吸機能障害の身体障害者の申請を勧めること，退院後の在宅リハビリや酸素療法機器の取り扱い状況などの観察・助言のために訪問看護の必要性も話し合われた。薬物治療としては30 mg（0.5 mg/kg）/日のプレドニゾロン内服から1週ごとに5 mgずつの減量を目指した。プレドニゾロン内服用量が20 mg/日まで下げられたところで，後は外来で漸減していく方針として，第45病日に退院となった。退院後は在宅LTOTがスムーズに行えているかなど，退院してみないと気づかれなかった在宅療養の問題点が生じていないか，訪問看護でチェックされた。

各職種の役割分担

1 医師の役割

　IPFは，肺胞に高度な不可逆性の線維化を来す慢性かつ進行性の難治疾患である。また，慢性経過のIPF患者に急速な呼吸不全の増強，新たな肺の浸潤影の出現がみられる急性増悪という病態が知られている[1〜3]（コラム1）。この病態の致命率は80％ともいわれており，極めて予後不良である。本症例は以前にIPFと診断されており，数日の経過で新たに両側性陰影を伴う呼吸不全が進行した。種々の除外診断，鑑別の結果，急性増悪と診断された症例である。第1病日に右心カテーテルを行い，心不全を除外し，さらにBALを施行し，感染症の可能性が低いと判断したため，急性増悪としての治療開始となった。呼吸不全症例のBALは挿管人工呼吸管理下では比較的安全に施行可能と報告されているが，非挿管下では，一過性に呼吸不全が悪化する可能性があるため注意が必要である。本症例はBALを低酸素回避のためにNPPV管理下で行い安全に施行することが可能であった[4]。

　免疫不全患者に発症した呼吸不全の場合，挿管人工呼吸管理中に人工呼吸器関連肺炎を併発すると致死率が高くなることが示されており，このような症例に関してはNPPVを試みることにより気管内挿管を避けられる可能性があるため，全体として予後改善効果を示すという結果が複数のランダム化比較試験（randomized controlled trial：RCT）で証明されている。IPFの急性増悪の治療にはステロイドや免疫抑制薬を使用することが多く，これらのRCTの結果と，呼吸数増加に代表されるように強い呼吸困難を少しでも軽減して，呼吸仕事量を減じる目的から判断すると，第一選択の呼吸管理としてNPPVを使用することで，気管内挿管を避けられる可能性がある。その反面，Mallick

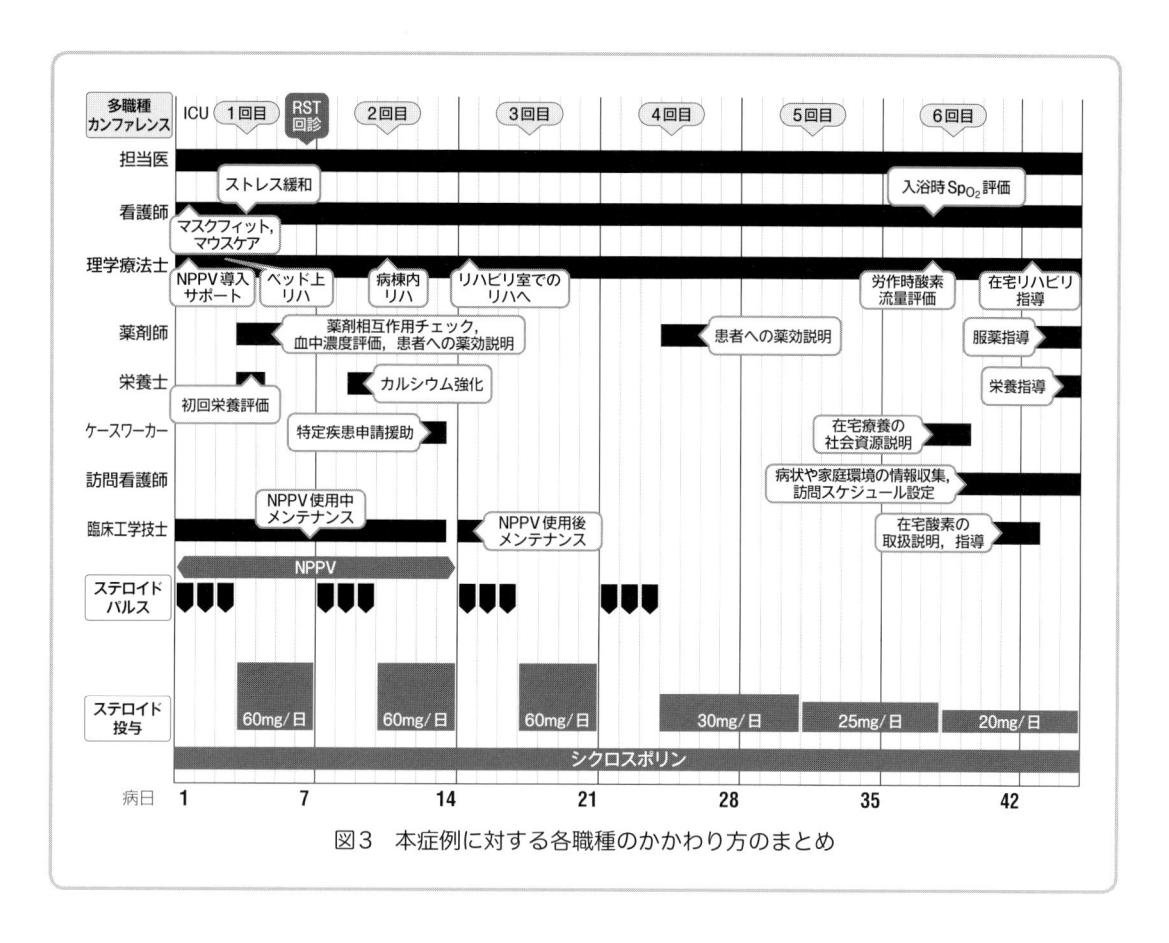

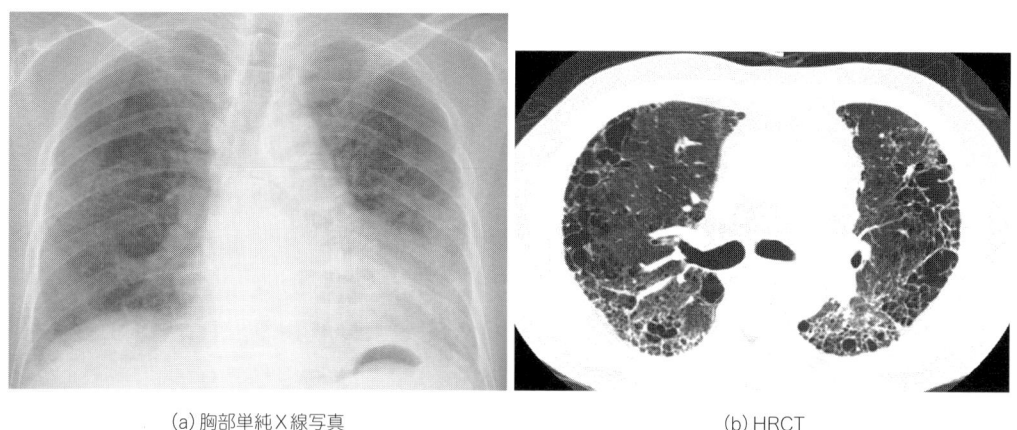

図3 本症例に対する各職種のかかわり方のまとめ

(a) 胸部単純X線写真　　(b) HRCT

図4 第8病日の画像所見

ら[5]は2008年の総説の中で呼吸不全を呈するIPF患者に対する機械的人工呼吸管理は無益なものであり，**医師は患者やその家族に過去の文献報告による予後や最終転帰のデータなどを周知させたうえで治療方針を選択させる義務がある**，と述べている。実際にNPPVで管理不能となった患者に対して，挿管人工呼吸管理まで行うか否かについては十分なインフォームドコンセントをする必要がある。なかには挿管人工呼吸管理までは行わず，**NPPVを呼吸管理の**

3. エビデンスの明らかでない疾患

上限とする選択もありうると考える。その一方で，IPFの急性増悪と紛らわしい疾患として急性好酸球性肺炎，急性過敏性肺炎，器質化肺炎などステロイド反応性が良好な疾患の一群や，心不全や肺塞栓症などのステロイド以外の治療を必要とする疾患の合併もあり，的確な評価でしっかりと病態を鑑別することが重要である。

治療が奏効して呼吸不全が改善してきた場合に，NPPVをいつまで継続するかについては明確なデータはない。われわれの施設ではIPFの急性増悪に限らず，ARDS全般に対してNPPVを使用する場合，酸素化や画像所見などの病状改善の傾向が得られれば，10日前後で徐々にEPAPを下げて，酸素化のリバウンドがないことを確認しながら2〜3日かけてウィーニングを試みている。本症例の場合には14日間のNPPV使用となった。

本邦のNPPVガイドラインでは間質性肺炎に対するNPPVの有効性はエビデンスレベルVであり，推奨する根拠となるような研究は行われていないものの，上記のような理由から，当院では低酸素を伴う間質性肺炎患者に対しては，まず，NPPV管理を行っている。

IPFの急性増悪に明らかに有効な薬物治療は証明されておらず，治療抵抗性で予後不良である。当院でのIPFの急性増悪に対する薬物治療はステロイドパルス療法とCYAによる免疫抑制療法に加えて，低分子ヘパリンを主体とし，NPPVを使用する場合にはシベレスタットNa[6]を併用している。ステロイドパルス療法はメチルプレドニゾロン1,000mg/日を3日間静脈投与し，これを毎週繰り返し，治療反応や有害事象をみながら合計4週間の治療としている。澤田ら[7]はIPFの急性増悪に対するCYAの有効性を報告している。当院でもステロイドのsparing effectも期待して，早期よりCYAを併用している。CYAは開始後数日後にトラフの血中濃度を測定し100〜150ng/mlとなるように用量調節している。これらは強力な免疫抑制効果があり，ニューモシスチスやウイルス，真菌，結核などの日和見感染の合併に細心の注意が必要である。免疫抑制状態の評価には末梢血液検査のリンパ球数の減少が目安となる。当院では，ニューモシスチス肺炎の予防として，過去のヒ

コラム1 特発性肺線維症（idiopathic pulmonary fibrosis：IPF）の急性増悪とは

IPFの急性増悪（改定案）
1. IPFの経過中に，1カ月以内の経過で，
　1) 呼吸困難の増強，
　2) HRCT所見で蜂巣肺所見＋新たに生じたすりガラス陰影・浸潤影，
　3) 動脈血酸素分圧の低下（同一条件下でPa$_{O_2}$ 10 Torr以上）
のすべてがみられる場合を「急性増悪」とする
2. 明らかな肺感染症，気胸，悪性腫瘍，肺塞栓や心不全を除外する
　参考所見：(1) CRP，LDHの上昇
　　　　　　(2) KL-6，SP-A，SP-Dなどの上昇

〔谷口博之，近藤康博．厚生労働科学研究費補助金難治性疾患克服研究事業びまん性肺疾患調査研究班平成15年度研究報告書．2004：114-9より引用〕

ト免疫不全ウイルス（human immunodeficiency virus：HIV）患者に対するエビデンスに準じてST合剤1錠を併用している。また，定期的にβ-Dグルカンとサイトメガロウイルス（cytomegalovirus：CMV）アンチゲネミア測定をして，上昇傾向であれば，それらの日和見感染症に対する治療を開始するようにしている。ステロイドパルス療法中は一過性に呼吸状態や画像所見の改善があっても，パルス間歇期にリバウンド的に悪化することがあるので，慎重な観察が必要である。Kuboら[8]はIPF患者を対象として，ステロイド単独治療群とステロイドにワーファリンや低分子ヘパリンによる抗凝固療法を加えた治療群を前向きに比較して，生命予後に関して抗凝固療法を上乗せした治療の有用性を報告しており，当院ではこれをもとに低分子ヘパリン75IU/kg/日の持続静脈投与も1〜2週間併用している。

　幸いにも，本症例は上記の治療が有効であり，内服の少量ステロイドとCYAの維持治療と，労作時の低酸素に対しての在宅LTOTを導入して，第45病日に退院可能となった。退院に際しては，今後も再び急性増悪を来す可能性があり，致命的となる可能性も十分あることを説明した。

2 看護師の役割

　看護師はバイタルサイン，胸部聴診所見のチェックに加えて，院内統一のNPPV患者評価シートを用いてNPPV設定，アラーム設定，1回換気量，分時換気量，呼吸数，リーク量などのパラメータチェック，呼吸困難感（12段階ボルグスケール使用），腹満感（5段階スケール使用），口腔内の観察，目の乾燥の有無など，定期的に記録をした。特にNPPVのマスクフィッティングには細心の注意をはらい，患者に不快感がないか，マスクの顔面接触部の圧迫による痛みがないか，皮膚に発赤や潰瘍を来していないか，エアリークは適正か評価した。本症例では種々のマスク変更を試し，最終的にLサイズのフェイスマスク（コンフォートフル®）を選択し担当医にこのマスクの継続を推奨した。本症例の場合，心不全は否定され，循環動態も安定していたので，膀胱留置カテーテル留置は必須ではなかった。しかし軽労作でNPPVとの同調が不安定となりやすかったり，ベッド上での尿瓶排泄やオムツ排尿が上手にできなかったりしたため，ICU滞在中は膀胱留置カテーテル留置を行った。

　一般病棟では，患者がNPPV装着のままでもお見舞いの家族とコミュニケーションを取れるようにしたり，窓の外の景色を眺められるようにベッドを配置したり，雑誌や新聞を読んでもらったり，テレビ鑑賞できるようにしたりして極力ストレスを除去できるように配慮工夫することで，長期間終日のNPPVの認容性が高まると考えられた。このような取り組みは，患者に最も長時間接する看護師としての大切な役目と考える。

　また，看護師は理学療法士（physical therapist：PT）とともに呼吸理学療法にも参加し，PTがベッドサイドに滞在できない時間帯は看護師が中心となり，適宜，呼吸理学療法を行う。

　本症例はNPPV下でステロイドや免疫抑制薬を使用したため，口腔内のカンジダ繁殖などのハイリスク患者であった。看護師は本患者に対して，しっかり歯磨きやうがいを指導していたが，それでも口腔内環境が悪化傾向であったため，抗真菌薬入りうがい液や市販の口腔内保湿ゲルを組み合わせて使用することとし，その後から第14病日のNPPV離脱までは口腔内は清潔で適度な湿潤の保たれた良好な状態が維持できた。

在宅LTOTの導入が決定した後，大まかな自宅見取り図を参考に液体酸素タンクの設置場所の確認やメインにサポートしてくれる家族の確認をした．看護師は，患者が臨床工学技士（medical engineer：ME）から指導された在宅酸素機器の取り扱いが十分習得できているかチェックした．また，実際に酸素吸入しながらの入浴時に看護師が付き添って，脱衣，洗髪，洗体，浴槽内などの6作業に区分けしてSp$_{O_2}$，呼吸困難，呼吸数，心拍数を記録し，その酸素流量が適正であるか，調整の余地があるのかを評価した．

3 理学療法士の役割

本症例は緊急の入院やICU入室による緊張と低酸素からくる頻呼吸も伴っていたため，第1病日のNPPV開始とともに急性期の理学療法を導入した．理学療法士（PT）はベッドサイドで患者の呼吸がNPPVと同調しやすいように，声をかけながら胸郭に軽く手を添えるようにして，吸気・呼気のリズムを指導することで，浅い頻呼吸から，なるべく，ゆったりとした深呼吸を促し，NPPVの受け入れをスムーズにするサポートを行った．また，急性期には下側肺障害を来しやすいのでベッドを起こし，深めの体位交換を指示した．

IPFの急性増悪患者では入院直後の超急性期を乗り切ったら，なるべく早期から廃用やステロイドミオパチーによる筋力低下の予防を意識してリハビリを行っていく．本症例では一般病棟へ移動後の第4病日から，心電図やSp$_{O_2}$モニターの管理下で，ベッド上で筋力維持を目指してボール，ゴムチューブを用いたトレーニングを開始し，ベッド上での関節可動域訓練も行った．第10病日より，臥位→座位訓練，続いて立位訓練，足踏み10回をプログラム化して半日に何セットずつ，というように病棟看護師との協力体制で筋力維持の理学療法を主体に行い，その間の最低Sp$_{O_2}$と回復時間，呼吸困難度感（ボルグスケールで記載）を毎回カルテに記録した．NPPVを離脱できる時間が延びるに従い，低酸素に気を配りながら室内・廊下歩行訓練へとステップアップしていった．PTは労作時の低酸素の程度を主治医に報告し，種々の流量での体動時の呼吸状態を評価した．本症例は回復途上の第21病日頃において，急激な動作で著明な低酸素を来す状態が続いたため，初動時には意識的に呼吸を整えながらのゆっくりした動作を心がけるように指導された．第38病日過ぎには退院後の在宅療養を視野に入れ，労作時の適正な酸素流量決定のために，さまざまな酸素流量でエルゴメーターによる定常運動負荷試験を行い，運動持続時間（endurance time）と呼吸困難感（ボルグスケール）を測定した．さらに，退院後も自主的に継続可能なリハビリとして，具体的に1日2回20分間，強度はボルグスケール4程度を維持しての歩行トレーニングを指導した．また，第41病日から44病日にかけては将来的な効果判定の基準となるベースラインデータとして，下肢筋力，呼吸筋力，6分間歩行試験，運動耐用能，健康関連生活の質（quality of life：QOL）と日常生活動作（activity of daily living：ADL）のスコアリングも評価した．

4 薬剤師の役割

当院では，各病棟に1名ずつの専属薬剤師がほぼ常駐している．本症例に対してはICU滞在時から開始となっていたCYAが適正な有効濃度に達しているか，開始数日後に薬剤濃度測定することを提案，また，CYAをはじめとする薬剤同士の相互作用をチェックした．患者に対しては，ステロイドの効能と注意すべき副作用についてベッドサイドで詳しく説明し，その

他の薬剤についても使用に際して簡単に説明した．

5 栄養士の役割

急性呼吸不全で入院した患者に対しては，入院当日もしくは入院翌日には，栄養状態の評価をルーチンに行い，必要カロリーの算出だけでなく，咀嚼力や嚥下能力にあわせて食事の形態の調節を行う．本症例はステロイド使用することが決定し，血糖コントロールも必要であり，さらにはステロイド性骨粗しょう症の予防を意識したカルシウム強化が望ましいと判断され，牛乳やカルシウムウエハースの捕食を組み合わせた．またCYAとの相互作用を加味してグレープフルーツは禁止となった．

6 臨床工学技士の役割

臨床工学技士（ME）は，院内のNPPVを含む人工呼吸器使用患者全員を巡視し，機器本体にトラブルが起こっていないか，回路に不備がないかを確認し，定期的な回路やフィルターの交換，消耗備品の補充をする．

また，使用後に待機中となるNPPVを常に使用できるようにクリーニング，本体メンテナンス（作動確認点検），アラームテスト，院内統一の初期設定へ切り替え，導入時最低必要備品（回路，圧ライン，加湿器と滅菌蒸留水，フィルター，シリコンコネクター，エクスハレーションポート，数種類のマスクとストラップ）を1症例分ずつのケースにセットアップしておき，即使用できるように準備している．

本症例は退院後の液体酸素による在宅LTOTを導入することになったため，MEから患者と家族に対して，機器の取り扱いの基本を指導した．

7 訪問看護師の役割

当院では，在宅療養に不安を抱える患者が自宅へ退院するにあたり，訪問看護に継続的な看護を依頼することが可能である．入院中に，診療に携わった医師や看護師が訪問看護の必要性を感じる場合，訪問看護部へ退院前に連絡をする．訪問看護師は入院中から患者や家族と接触し，家庭環境の聴取や病状の情報収集を開始する．退院前のカンファレンスで担当医や担当看護師，担当PTなどから在宅療養の注意や観察ポイントを確認し，患者と訪問スケジュールを設定するシステムとなっている．退院後，数日以内に初回訪問し，療養において不都合が生じていないか，Sp_{O_2}やバイタルの確認，服薬コンプライアンスの確認，在宅で酸素療法が適切に行われているか，在宅リハビリが継続できているか，手洗い・うがい・口腔内清潔維持ができているかなどを評価し，改善すべき点があれば指導した．

8 医療社会事業士の役割

当院の医療社会事業士（medical social worker：MSW）は医療と法律の問題を扱い，また患者に対して公的もしくは私的な社会資源を有効に利用できるように診療のサポートをしている．IPF患者の場合，地域により多少の差異はあるが，特発性間質性肺炎（idiopathic interstitial pneumonia：IIP）の特定疾患の診断基準を満たし，かつ重症度Ⅲ度以上（コラム2）を満たす症例であれば，医療費助成の対象とされる．本症例は，退院前の病状が安定したころに重症度Ⅳ度と判定され，MSWより家族に申請手続きについて説明があった．身体障害者は呼吸器機能障害3級の基準を満たしており，認定されれば，所得税，住民税，バス・タクシー料金，JR運賃，有料道路交通費などの減免のメリットが得られることの説明をMSWより受

け，これについても家族に申請手続きの説明があった．また，家族からの相談があった介護保険の利用方法についてもMSWが担当し，詳細に説明をした．

9 呼吸療法サポートチームの役割

当院では呼吸療法サポートチーム(respiratory support team：RST)がある．集中治療部医師，救急部医師，呼吸器科医師，呼吸療法認定看護師，呼吸療法認定PT，ME，物流部病院事務員をコアメンバーとして構成される．RSTの活動は多岐にわたり，呼吸管理中の患者の回診(管理困難患者に対する設定変更やウィーニングの援助・助言)，病棟回診を通しての各病棟間の呼吸管理技術の向上，新人スタッフ(看護師，医師)へのNPPVをはじめとする機械の取り扱い法や異常時の対応法などの教育，当院の臨床現場に即した呼吸管理のマニュアル作成，呼吸管理に関連した安全管理・評価，院内統一規格の一括購入消耗品(カニューラや消耗回路など)の選定，効率の良い消耗品の配備を行っている．

本症例の場合は，ICUから一般病棟へ移動した直後に回診を依頼した．マウスケアの引き続きの徹底，加湿器の温度を高めに再調整，NPPVが無停電電源に接続されていることの確認，病室内に緊急時のバックバルブマスクを常備することの推奨などがなされた．

10 多職種カンファレンス

当科ではリハビリカンファレンスと称して多職種カンファレンスを毎週，定期的に開催している．このカンファレンスは患者を取り巻く，先に列記した各職種が一同に会してディスカッションするという形式であり，司会は主に医師が担当する．短期目標，最終目標を明確にし，それに対しての各部門の取り組みの現状報告と他職種への連携の依頼を行い，経時的に1枚のシートに全職種が書き込む書式を採用している．

本症例のカンファレンスでは，入院当初は救命率が20％という厳しい病状であるが，ステロイドパルス療法やNPPVを使用して積極的な治療を進める方針であることを報告し，急性期からのリハビリの推進や薬剤による副作用リスク予測などが話し合われた．つづいて，超急性期を乗り切ったところでは，NPPVのウィーニングの見込み，病棟でのADL維持，回復を

コラム2　特発性間質性肺炎(idiopathic interstitial pneumonia：IIP)の重症度分類

医療費助成の対象は，診断基準を満たし，かつ重症度Ⅲ度以上を満たす症例に限定される．

	安静時動脈血ガス	6分間歩行時 Sp_{O_2}
Ⅰ度	安静時 Pa_{O_2} 80 Torr以上	
Ⅱ度	安静時 Pa_{O_2} 79〜70 Torr	90％未満の場合はⅢにする
Ⅲ度	安静時 Pa_{O_2} 69〜60 Torr	90％未満の場合はⅣにする(危険な場合は測定不要)
Ⅳ度	安静時 Pa_{O_2} 59 Torr以下	(測定不要)

〔厚生労働省　特定疾患治療研究事業．特発性間質性肺炎　臨床調査個人票〕

目指すためにどのような取り組みが可能か相談した。後半では在宅LTOTの導入を決定し、患者の退院後の生活スタイルや活動量、酸素機器取り扱いの手技習得などを予測して、液体酸素タイプか吸着タイプのいずれが適しているか検討された。患者は小まめな外出希望をもち、軽装機器を望み、手先の操作もしっかりしていたため、小型の液体酸素タイプをすすめることとした。退院前のカンファレンスでは、労作時の酸素流量の最終決定、具体的な退院日と退院後の訪問看護の必要性、訪問看護に期待する評価ポイントなどが話し合われた。

引用文献

1) 谷口博之, 近藤康博. 特発性肺線維症の急性増悪の新しい診断基準について. 厚生労働科学研究費補助金難治性疾患克服研究事業びまん性肺疾患調査研究班. 平成15年度研究報告書 2004:114-9.
2) Kondoh Y, Taniguchi H, Kawabata Y, et al. Acute exaecerbation in idiopathic pulmonary fibrosis：analysis of clinical and pathologic findings in three cases. Chest 1993；103：1808-12.
3) Collard HR, Moore BB, Flaherty KR, et al. Acute exacerbations of idiopathic pulmonary fibrosis. Am J Respir Crit Care Med 2007；176：636-43.
4) Antonelli M, Conti G, Riccioni L, et al. Noninvasive positive-pressure ventilation via face mask during bronchoscopy with BAL in high-risk hypoxemic patients. Chest 1996；110：724-8.
5) Mallick S. Outcome of patients with idiopathic pulmonary fibrosis (IPF) ventilated in intensive care unit. RespirMed 2008；102：1355-9.
6) 石井芳樹. 特発性間質性肺炎急性増悪症例に対する好中球エラスターゼ阻害剤ONO5046の効果―後期第II相試験の成績―. 厚生省特定疾患呼吸器系疾患調査研究班びまん性肺疾患分科会. 平成8年度研究報告書 1997：240-4.
7) 澤田めぐみ, 吉澤靖之. 特発性間質性肺炎急性増悪に対するCyclosporin A, 副腎皮質ステロイド併用療法の試み. 厚生科学特定疾患対策研究事業びまん性肺疾患研究班. 平成11年度研究報告書 2000：104-7.
8) Kubo H, Nakayama K, Yanai M, et al. Anticoagulant therapy for idiopathic pulmonary fibrosis. Chest 2005；128：1475-82.

（公立陶生病院呼吸器・アレルギー内科　片岡健介）

3. エビデンスの明らかでない疾患

2 ALI/ARDS

［症 例］ 51歳，女性，慢性移植片宿主相関病（GVHD）

主 訴	発熱，呼吸困難，食欲不振。
既往歴	7年前の44歳時に慢性骨髄性白血病と診断され，同種骨髄移植〔ヒト白血球抗原（human leukocyte antigen：HLA）full match〕を行った。その後，難治性GVHDとなり，免疫抑制薬およびステロイドを長期投与されている。
生活歴	飲酒・喫煙なし。長期の入院患者。
現病歴	身長148cm，体重45kgであった。5カ月前にインフルエンザに罹患し入院した。この頃より，食欲不振，腎機能低下，貧血が進行してきた。慢性GVHDに伴う漿膜炎のため，腹水のコントロールが困難となっており，ステロイドおよび免疫抑制薬の投与量を調整し，プレドニゾロン12mg/日，シクロスポリン70mg/日が投与されていた。腎機能低下があり，尿量維持，腹水のコントロールを目的として，フロセミド120mg/日も投与されていた。腎機能低下・破砕赤血球の増加・ADAMTS 13の低下を認め，血栓性微小血管障害の診断を受けていた。呼吸状態に問題はなく，胸水なども認めなかった。

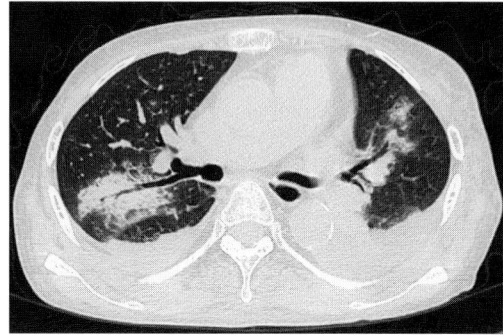

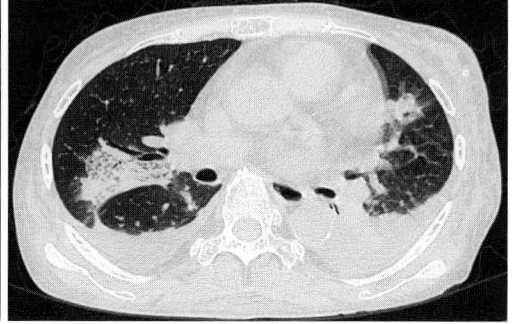

図1　3病日のCT像
両側にコンソリデーションを認めすりガラス影もみられ，肺炎を示唆する。

■ICU入室前数日の経過

長期入院中の7月，外泊から帰った翌日に発熱した（この日を1病日とする）。新たに大腿部の腫脹を認めた。心拍数（heart rate：HR）90回/分，血圧（blood pressure：BP）155/95mmHg，RR 18〜22回/分，BT$_{max}$ 38.4℃であった。血液培養を採取し，経験的治療としてセフェピム1g×2/日が開始された。視診上表皮に傷はなく，磁気共鳴画像法（magnetic resonance imaging：MRI）上も感染は否定的であった。長期留置されている中心静脈カテーテルはなく，尿道カテーテルも挿入されていない。血液検査データを示す（表1）。この時の血液培養から

表1 血液検査データの推移

	2病日	5病日	7病日	10病日
LDH (IU/l)	559	450	437	458
AST (IU/l)	38	20	22	20
TP (g/dl)	4.6	4.8	5.3	5.9
Alb (g/dl)	2.3	2.9	3.4	4.1
T-Bil (mg/dl)	1.39	4.33	5.12	3.40
BUN (mg/dl)	89	106.7	28.9	28.5
Cre (mg/dl)	2.46	2.31	0.66	0.77
CRP (mg/dl)	28.6	20.3	7.65	3.31
WBC ($\times 10^3$/mm^3)	10.2	10.6	3.7	4.6
neutrocyte (%)	78	92	95	92
promyelcyte (%)	10	0	0	0
myelocyte (%)	12	0	0	0
Hgb (g/dl)	6.8	4.0	10.2	10.3
Ht (%)	21.9	15.6	30.1	31.2
Plt ($\times 10^3$/mm^3)	86	23	34	24

表2 動脈血ガス分析値と呼吸管理の経過

	4病日 ICU入室前			5病日 入室直後	6病日	7病日 NPPV離脱前	NPPV離脱後	10病日
呼吸療法	10lリザーバーマスク			NPPV	NPPV	NPPV	6lマスク	3lマスク
		IPAP (cmH$_2$O)		12	10	10		
		EPAP (cmH$_2$O)		7	5	5		
RR (回/分)	26			24	30	20	20	18
F$_{IO_2}$				0.7	0.7	0.5	(0.4)	(0.3)
pH	7.39			7.28	7.52	7.51	7.49	7.43
Pa$_{O_2}$ (Torr)	64			60	109	90	92	143
Pa$_{CO_2}$ (Torr)	30.7			32	31	36	36	38
BE	−5.0			−10.5	2.4	1.6	4.1	0.3
HCO$_3^-$ (mmol/l)	18.3			14.8	25.3	28.7	27.4	24.7
P/F				85	156	180	(230)	(450)
OI*	—			8.2	3.2	2.8	—	—

*：Oxygenation index (OI) = mAP (平均気道内圧) × F$_{IO_2}$/Pa$_{O_2}$ × 100

200 ng/ml を目標としていた)であった．サイトメガロウイルス(cytomegalovirus：CMV)をはじめウイルス抗原検査は陰性であり，β-Dグルカンも陰性であった．セフェピム1g×2/日の投与を継続することにした．4病日目には，腹水穿刺を施行し2lの腹水を吸引除去したが，呼吸困難が多少改善した程度であった．夜半から頻呼吸となり，呼吸状態が悪化してきた．吸入酸素をリザーバーマスク10l/分にしても，Sp$_{O_2}$ 90〜92%と酸素化の低下を認めた．尿量が，6時間で50mlまで減少した．ただし，1日尿量は，ここ1カ月500ml前後と少なかった．呼吸・全身管理に関して集中治療部(intensive care unit：ICU)担当医師へコンサルトされた．

は，*Escherichia coli*が培養された．

3病日から腹水が著明に増加し，さらに呼吸不全が表面化した．HR 100回/分，BP 160/90mmHg，RR 26〜30回/分，BT$_{max}$ 38.0℃であった．コンピュータ断層撮影(computed tomography：CT)で著明な腹水と，両側の下葉を中心とするair bronchogramを伴う浸潤影と少量の胸水を認めた(図1)．シクロスポリンの血中濃度は，166 ng/ml (150〜

■ICU入室中の経過

5病日にICUに入室した．患者は起座呼吸であり，入室直後のSp$_{O_2}$ 85%，BP 105/58mmHg，BT 35.0℃，RR 26回/分であった．動脈ラインを確保し，血液ガス分析を行った(表2)．胸部単純X線写真で両側下肺野にびまん性の浸潤影を認めた(図2)．血液培養・喀痰培養検体を

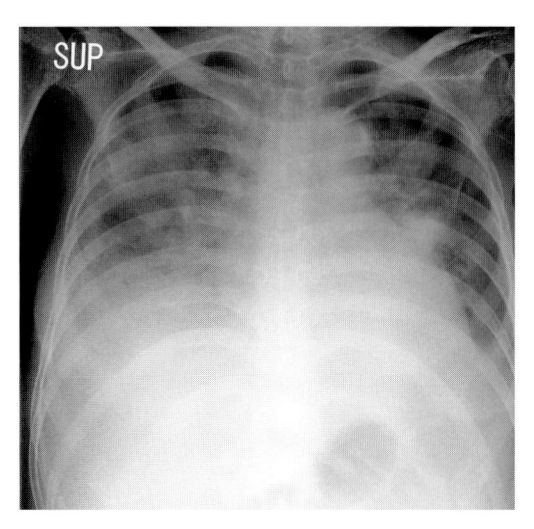

図2 5病日の胸部単純X線写真（座位ポータブル正面像）

両側下肺野の浸潤影は，前日より増悪していた。横隔膜の挙上は，著明な腹水も一因となっている。

提出し，経験的治療として，バンコマイシン1g×2/日，メロペネム0.5g×3/日に変更した。ただし，喀痰培養は，良質な検体が採取できず，血液培養も後に陰性であると分かった。心エコー上，下大静脈の呼吸性変動が保たれ，右心不全は否定的であった。患者が易感染状態であることを考慮して，挿管を回避し，非侵襲的陽圧換気療法（noninvasive positive airway pressure ventilation：NPPV）〔BiPAP Vision®：STモード，吸気気道陽圧（inspiratory positive airway pressure：IPAP）10cmH$_2$O，呼気気道陽圧（expiratory positive airway pressure：EPAP）5cmH$_2$O〕を開始した。IPAP 12cmH$_2$O，EPAP 7cmH$_2$Oに変更後，F$_{IO_2}$ 0.7で，Sp$_{O_2}$ 96〜98％まで改善し，自覚症状も緩和された。血液ガス所見を示す（表2）。

尿量減少に対して，カルペリチド0.04μg/時を開始し，膠質輸液および濃厚赤血球輸血を行った。しかし，尿量が十分に確保できないため，除水目的で，持続血液透析（Qb＝60ml/分，Qd＝20ml/kg/分）を開始した。初日の除水量を1,500mlとした。ダイアライザーは，ポリスルホルン膜を使用した。

6病日も，努力性呼吸が続き，F$_{IO_2}$が下げられないため，NPPVを継続した。7病日に，CPAP 5cmH$_2$Oへ変更し，Sp$_{O_2}$ 96％を保つために必要なF$_{IO_2}$は，0.4まで下げられた。2時間経過を観察し6l/分マスクに移行した（表2）。NPPV使用時間は，50時間であった。尿量は150ml/日と低下したままであり，血液透析導入となった。第8病日に全身状態は安定し，ICU入室日数4日で一般病棟に転棟した（図3）。

■ICU退室後の経過

退室翌日から，鼻カニューラに変更され，特に問題のない呼吸状態となった。呼吸不全の期間が1週間以内であり，呼吸器リハビリの介入は不要と判断された。

その後，人工透析が週3回で継続されたが，慢性GVHDによる漿膜炎が継続したため，腹水のコントロールも困難となりICU退室から8カ月後に，心不全の増悪と肺炎により永眠された。

各職種の役割分担

A 急性期に関して

1 医師の役割

本症例では，肺炎を契機として，急性肺損傷/急性呼吸促迫症候群（acute lung injury/acute respiratory distress syndrome：ALI/ARDS）を発症し，かつ腎機能の急性増悪が合併した。この際の急性の呼吸不全に，抗菌薬療法に合わ

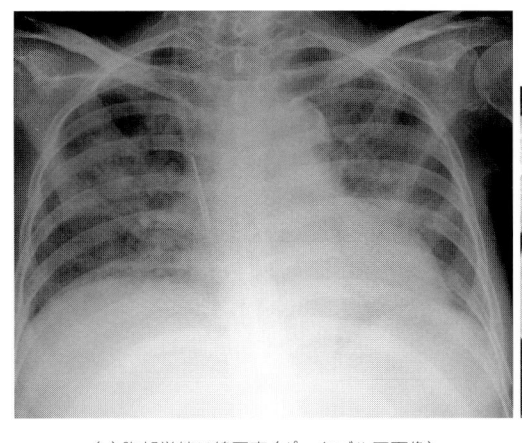

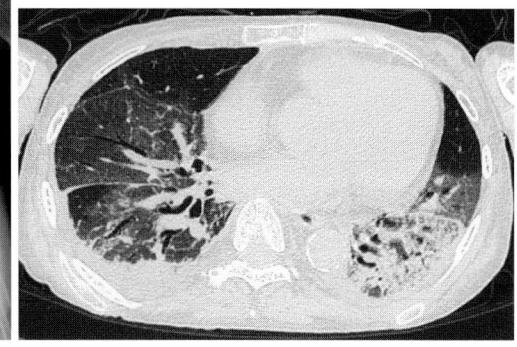

(a) 胸部単純X線写真（ポータブル正面像）　　　　　　　　　　(b) CT像

図3　8病日の両側の浸潤影
両側の浸潤影は，改善している．CTでは，すりガラス影が残る．

せて，NPPVと除水目的の持続血液透析を合わせて多面的に治療介入し，急性期を乗り越えた．

　主治医である血液内科医の立場から述べる．慢性GVHDの治療方針のなかで，ステロイドおよびシクロスポリン，メトトレキサートを使用するため，感染症の予防・早期対応が重要となる．本症例のような免疫低下状態の患者に肺合併症が生じた場合，急性の呼吸不全に対してNPPVによる気管挿管の回避が，人工呼吸器関連肺炎のリスクを下げ，致死的合併症を減らすことが知られており[1)2)]，できれば気管挿管を回避したいところである（他項を参照のこと）．一方で，NPPVに不慣れな施設もしくは部署では，患者不利益が利益を上回ることも指摘されている[3)]．その点でICU医師へのコンサルトは意味があった．

　ICU医師は，NPPVの適応を総合的に判断する必要があった．左心不全患者には，NPPVは有用であることが示されているが，ALI/ARDSに対する適応に関しては，後に述べるように議論が定まっていない[4)5)]．そのような状況では，目の前の患者の臨床症状をしっかりと観察し，NPPVの適応を随時評価することが重要と考え

られる．一般に，NPPVを嫌がる患者では，その適応は否定的であるし，意識障害患者でも気道の安全性から積極的には適用されない．本症例では，患者はNPPVを装着後15分程度で，「楽になった」と述べたため，F_{IO_2}が下げられないにも関わらず，2日にわたって使用し，その間NPPVに伴う苦痛の訴えはなかった．通常30分程度で，NPPVの効果が判定できるとされているので，このように症状を評価しながら，患者利益をもたらすことができた．ただし，無理なNPPVの長期の使用は，挿管時期を逸し患者に不利益をもたらすこともあるため，注意が必要なことはいうまでもない．

　ALI/ARDS患者に対するNPPVの適応に関しては，①NPPVを適用したARDSの5〜8割で気管挿管が必要であること，②気管挿管のタイミングが遅れることは患者の不利益になることなどに十分に留意する．ALI/ARDS診療のためのガイドライン[3)]でも，ALI/ARDS患者に対してNPPVの成功は，施設の熟練度に左右される可能性を指摘されているため，NPPVに慣れている施設では，選択肢に入れれば良い．

　その中でも，NPPV（非侵襲的陽圧換気療法）ガイドライン[6)]では，ALI/ARDSの呼吸管理の

基本は，気管挿管下の陽圧人工呼吸であるが，一部の症例にはNPPVによる陽圧補助換気がガス交換改善に有効で，人工呼吸器誘発肺損傷(ventilator-induced lung injury：VILI)や人工呼吸器関連肺炎(ventilator-associated pneumonia：VAP)などの合併症を回避できる可能性がある（レベルⅣ，推奨度C）としている。また，ここでもNPPVの効果が認められなければ，すみやかに気管挿管下の人工呼吸に移行すべきとしている。

Hillら[7]やGarpestadら[8]のレビューには，5〜6編の文献が取り上げられているが，十分なエビデンスは確立していないように思われる。少ない研究の中の一つでは，ARDS患者10名の症例集積から，NPPVの成功例は，APACHEⅡスコアが10〜20の症例とされた[9]。その後，最近では，比較的軽症のALI/ARDSに関しては，NPPVを導入することで，挿管を回避できる症例が50％近くあることを示す多施設前向き観察研究がある[10]。この研究では，挿管回避群では，1時間後のP/F比が有意に改善することが示されており，NPPV挿入早期に挿管の必要性が評価できることが示唆される。さらに，SAPSⅡスコアが34以下の症例も，挿管回避の独立した因子である。ただし，この患者群は，すでに挿管された患者が除かれたところからの研究であり，患者群に偏りのあることがみてとれる。この研究は，上記2つのガイドライン発刊後の研究であるため，論説[11]と合わせて一読されたい。ARDSは，決して単一の病態ではなく，肺リクルートメントで劇的に改善する病態からそうでないものまであるため[12,13]，**肺リクルートメントが有効な症例ではNPPVが奏効すると予想される。**

まとめると，現時点では，ALI/ARDSと診断される患者の中で，限られた症例では，NPPVにより挿管を回避できる可能性が高いが，その判断は，比較的早期に行うべきであるといえる。

2 看護師の役割

まず，ベッドサイドでの呼吸不全にはじめに対応する看護師は，患者の状態の把握が重要である。呼吸不全の原因が，上気道か下気道かそれ以外の原因かを判断し，その程度がどれほどかを評価する。その過程で，胸部単純X線検査が必要になることも多い。重症の呼吸不全への対応としては，人工呼吸管理が必要となるが，気道が確保されており，意識が保たれているならば，挿管による人工呼吸のみではなく，NPPVも良い適応になる。

ALI/ARDSは，多様な疾患に続発することを改めて強調したい。本症例では，肺炎をきっかけとしたALI/ARDSの状態に，腎不全によるうっ血の影響が合わさっている可能性があった。ALI/ARDSに対するNPPVによる気管挿管の回避率は50％程度とされているため，**いつさらに呼吸状態が悪くなり気管挿管を行うことがあっても対応できるように準備をしておく必要がある。**本症例では，意識障害がなく気道にも問題がなかったが，一般には呼吸状態の悪化に伴う意識状態の悪化・せん妄の発症に注意する必要がある。**意識状態の悪化・せん妄を単に鎮静薬で鎮静することは，本来の呼吸状態の悪化をマスクし，嘔吐やそれに伴う誤嚥を誘発してさらに呼吸状態を不安定にする可能性をはらんでいる。**

挿管人工呼吸中のみならずNPPV装着中であっても口腔ケアは重要である。特に慢性移植片宿主相関病(graft-versus-host disease：GVHD)では，ステロイドや免疫抑制薬を長期に使用するため，そもそも肺炎リスクが高い。鼻口腔粘膜の乾燥は，気道合併症のリスクを上げるため，マウスジェルなども利用可能であ

る。また，むやみな高流量酸素投与も鼻口腔内乾燥を助長させるため慎みたい。

ALI/ARDSの死亡原因の多くは呼吸不全ではなく多臓器不全によるものとされる。すなわち，ALI/ARDSの管理においては全身臓器の障害をいち早く見つけ，その対応をすることが必要になる。

③臨床工学技士の役割

NPPVを行える人工呼吸器の管理とその運用について，病棟や院内全体で共通の認識をもっておく必要がある。やや緊急にNPPVを装着したい場合に，誰がどこにどうやって器機を運ぶのか，また器械のセッティングは，誰がいつ行うのかなど，マニュアル化を進めておく。ALI/ARDSをNPPVで対応するには，医療者側にそれ相応の慣れがないと不可能であり，また，NPPV使用中に緊急の気管挿管が必要になる場合も想定しておく必要がある。その際は，人工呼吸器を狭い病棟のベッドサイドで再度セッティングするなどの問題が生じるため，各病棟・各病院の状況に合わせた対応が必要となろう。

また，本症例では，金曜の夜間から呼吸状態が増悪し，土曜の朝にICUへ入室し，NPPVの装着，持続血液透析の開始となった。臨床工学技士らが，病棟でこれらに対応するには，マンパワーやその他の負担を鑑みると，無理が生じる施設もあるだろう。各施設の現状のなかで最も患者利益を高められる方針に統一しておくことが，特に緊急時対応の面で重要と考えられる。

B 急性期以降

ALI/ARDSは，回復過程においては，その病態にあった評価と増悪時の対応が問われる。本症例は，慢性GVHDに肺炎が合併し，ALI/ARDSへと進展した。NPPVから早期に離脱できたが，今後も慢性GVHDとは，長く付き合っていかなければならず，肺合併症にも注意をはらっていく必要がある（コラム）。ALI/ARDSに特徴的な慢性期のケアはないが，一般論を簡単に述べておく。

①栄養管理

平素から，筋量が減少するような栄養不良を起こさないように食事管理を行う。ALI/ARDSの回復期には，ハリス・ベネディクトの式から算出された基礎代謝量に，活動係数1.2，ストレス係数1.1〜1.2をかけて，必要カロリー数として用いれば良いと一般にいわれる。また，二酸化炭素排泄量を減らすべく，脂質分量を40〜50％程度にまで上げることも考慮に入れる。また，疲労感が強く食事摂取量が足りない場合は，食事回数を増やすか，半消化態栄養を経口で加えるなどの工夫も良いだろう。

栄養状態の改善は，免疫機能の改善に伴い下気道感染症のリスクを低減させる。好中球減少症を伴う血液疾患患者の場合も，栄養管理の重要性が示されている。

②院内全体の問題：急性の呼吸状態悪化にどう対応するか

ALI/ARDSの発症時に，気管挿管を行うことは間違いではない。しかし，本症例のような慢性の免疫不全患者では，慎重にその判断を下すべきであろう。すなわち，このような急性増悪が予想される患者においては，夜中・休日帯でも，緊急に挿管するのではなく，**NPPVの適応の可能性を考えられるようにカルテ等に記載し，医療者側のコンセンサスを得ておくことが肝要である**。当然ながら不慣れな者が，NPPVを行うことは，その不利益が利益を上回ることもあるため，NPPVに関する知識の普及を院内で周知させておく必要がある。そして，NPPVの有効な利用環境を整えておく。緊急時医療サ

ポート (emergency medical support : EMS) という概念も近年取り上げられているが，全国のすべての病院で完備できるはずもない。各施設の状況に見合った緊急時の対応について，院内でのコンセンサスが得られていることが重要である。

> **コラム** 慢性移植片宿主相関病 (graft-versus-host diseases : GVHD) における肺合併症
>
> 骨髄幹細胞移植の後，抗菌薬の進歩などもあり長期生存が可能となっているが，肺合併症は，依然30〜60％で発症する重大な問題である。移植後3カ月以降に発症する非感染性の肺合併症は，late-onset noninfectious pulmonary complication (LONIPCs) と呼ばれ，同種骨髄移植の3〜26％で起こるとされている。原因は明らかでなく，慢性GVHDにより起こるか，GVHD予防のシクロスポリンなど免疫抑制薬，放射線療法の影響などが考えられる。この特発性肺炎症候群は，閉塞性細気管支炎 (bronchiolitis obliterans : BO)，特発性器質化肺炎 (cryptogenic organizing pneumonia : COP) 〔または，閉塞性細気管支炎を伴う器質化肺炎 (bronchiolitis obliterans organizing pneumonia : BOOP)〕，びまん性肺胞傷害 (diffuse alveolar damage : DAD)，リンパ球性間質性肺炎 (lymphocytic interstitial pneumonia : LIP) などに分類される場合がある。そのうち，BOは，免疫抑制療法に抵抗性であり，進行性の病態を占めるなどの特徴を示す。死亡率は，14〜100 (平均61)％とされており，重要な疾患単位である[14]。1秒量の低下など閉塞性障害を示し，CTでは，air trapping，モザイク状の還流，気管支拡張などが特徴である。**COPは，ステロイド療法に反応するが，BOは反応せず治療に難渋する**。重篤な慢性GVHDでは，皮膚筋肉および関節の疾患も伴うことによって高度の拘束性障害も併発する。このような混合性肺機能障害の病態において筋弛緩薬投与後に陽圧換気を行うと，呼気時のelastic recoilが正常に起こらず，また吸気にも高い陽圧を要するため換気が十分に行えないことがあるので**自発呼吸を残すことが重要なポイントとなる**。

解 説

慢性GVHDの経過中に肺炎を契機に増悪しALI/ARDSと診断された症例を呈示し，NPPVの適用について概説した。ALI/ARDS診療のためのガイドライン (日本呼吸器学会，2005)，NPPV (非侵襲的陽圧換気療法) ガイドライン (日本呼吸器学会，2006) でもALI/ARDSにおけるNPPVの適用は取り上げられているが，その有用性については，十分な証拠がないとされている。あえて2007年のAntonelliらの観察研究から学んだわれわれの私見を述べさせてもらえるなら，**ALI/ARDSと診断されても，（施設にも患者にも）十分な余裕があると判断される場合には，まずはNPPVを試し，おおむね1時間程度の観察によって勝算がなければ挿管による人工呼吸に移行するという流れ**が妥当ではないかと思われる。そのた

めにも各医療従事者は常日頃からNPPVの適用について学習し，使用方法を熟知しておくべきである．今後，NPPVが果たしてALI/ARDS治療のメインストリームになりうるのかどうかは，今後の多施設臨床試験などの結果を見守る必要があろう．

引用文献

1) Antonelli M, Conti G, Bufi M, et al. Noninvasive ventilation for treatment of acute respiratory failure in patients undergoing solid organ transplantation: a randomized trial. JAMA 2000; 283: 235-41.
2) Hilbert G, Gruson D, Vargas F, et al. Noninvasive ventilation in immunosuppressed patients with pulmonary infiltrates, fever, and acute respiratory failure. N Engl J Med 2001; 344: 481-7.
3) 日本呼吸器学会ARDSガイドライン作成委員会．ALI/ARDS診療のためのガイドライン．第9章／治療 2 呼吸管理法 g．特殊な換気法 1) 非侵襲的陽圧換気．東京：日本呼吸器学会，2005：p.42.
4) Liesching T, Kwok H, Hill NS. Acute applications of noninvasive positive pressure ventilation. Chest 2003; 124: 699-713.
5) Keenan SP, Mehta S. Noninvasive ventilation for patients presenting with acute respiratory failure: the randomized controlled trials. Respir Care 2009; 54: 116-26.
6) 日本呼吸器学会NPPVガイドライン作成委員会．NPPV（非侵襲的陽圧換気療法）ガイドライン．各論 A．急性呼吸不全 9．ARDS/ALI，重症肺炎．東京：南江堂，2006：p.62-4.
7) Hill NS, Brennan J, Garpestad E, et al. Noninvasive ventilation in acute respiratory failure. Crit Care Med 2007; 35: 2402-7.
8) Garpestad E, Brennan J, Hill NS. Noninvasive ventilation for critical care. Chest 2007; 132: 711-20.
9) Rocker GM, Mackenzie MG, Williams B, et al. Noninvasive positive pressure ventilation: successful outcome in patients with acute lung injury/ARDS. Chest 1999; 115: 173-7.
10) Antonelli M, Conti G, Esquinas A, et al. A multiple-center survey on the use in clinical practice of noninvasive ventilation as a first-line intervention for acute respiratory distress syndrome. Crit Care Med 2007; 35: 18-25.
11) Garpestad E, Schumaker G, Hill NS. Noninvasive ventilation for acute respiratory distress syndrome: breaking down the final frontier? Crit Care Med 2007; 35: 288-90.
12) Ferguson ND, Kacmarek RM, Chiche JD, et al. Screening of ARDS patients using standardized ventilator settings: influence on enrollment in a clinical trial. Intensive Care Med 2004; 30: 1111-6.
13) Esteban A, Fernandez-Segoviano P, Frutos-Vivar F, et al. Comparison of clinical criteria for the acute respiratory distress syndrome with autopsy findings. Ann Intern Med 2004; 141: 440-5.
14) Yoshihara S, Yanik G, Cooke KR, et al. Bronchiolitis obliterans syndrome (BOS), bronchiolitis obliterans organizing pneumonia (BOOP), and other late-onset noninfectious pulmonary complications following allogeneic hematopoietic stem cell transplantation. Biol Blood Marrow Transplant 2007; 13: 749-59.

（京都府立医科大学附属病院麻酔科・集中治療部　細川康二，橋本　悟）

II

悪急性から慢性疾患の場合

1. エビデンスレベルの高い疾患

1 神経筋疾患—筋萎縮性側索硬化症を中心に—

はじめに

　神経内科領域で非侵襲的陽圧換気療法（non-invasive positive airway pressure ventilation : NPPV）を使用する機会が多いのは，呼吸筋麻痺を来す疾患と感染症による急性増悪の時である。本稿では，神経内科の疾患特異性を反映すると思われる呼吸筋麻痺を来す疾患を取り上げ，そのなかでも球麻痺を来すことで管理がより難しい筋萎縮性側索硬化症（amyotrophic lateral sclerosis : ALS）を取り上げることにする。ALSにおけるNPPVの延命効果はランダム化比較試験（randomized controlled trial : RCT）を行った研究でも証明されており，さまざまな生活の質（quality of life : QOL）評価を用いても高いエビデンスレベルでQOLの向上に寄与していることが報告されている[1]。日本においても神経内科分野で10年前頃から急速に利用されるようになってきた。神経難病は単に呼吸筋障害のみならず，四肢麻痺や球麻痺を伴うためさまざまな職種の協力なしには良い医療を提供できない。まさにチーム医療の真髄を体現している分野である[2]。

　本稿ではケースを3症例紹介するが，症例1は長期にわたりNPPVを装着し，その間身体症状および呼吸筋麻痺が進行していった症例について，症例2は球麻痺の強い症例について，症例3は在宅看取りを選択した症例について記す。それぞれの症例で取り組んだことをNPPVに限らず記載するが，本疾患では呼吸筋麻痺への対応と密接に関係して他のケアも重要となるため，このような記載とした。実際の診療の参考になれば幸いである。

各職種の役割分担

①医師の役割

　チーム医療において医師はチーム医療のメンバーからの助言・意見を受けて診療方針の決定に責任をもつ立場にある。実際にはNPPVの導入時期の見極め，導入にあたってのインフォームドコンセント，大まかな機器の説明と実際の使用の導入指導，換気条件の決定・指示・変更，マスクトラブルなどの合併症への対処指導，どこまで換気条件を増強して使うのか，気管切開を伴う侵襲的人工呼吸療法（tracheostomy positive pressure ventilation : TPPV）への移行をどうするのか，排痰の対処方法，必要時排痰補助装置（カフアシスト®）の導入，終末期の迎え方についてのインフォームドコンセントなどを受け持つ。

　ちなみに当院で行っているALSに対するNPPV導入のタイミングであるが，①％VC 50％以下，②$PaCO_2$ 45 Torr以上，③自覚的呼吸困難感，④他覚的呼吸困難状態などのうち一つでもあれば導入について説明し，同意が得られた患者については短時間からの使用練習を開始している。はじめから長時間使用できる患者は少なく，10分程度から徐々に長い時間使用できるようになれば良いことを説明してから開始する。導入の時期が十分に早ければ呼吸機能の低下は軽度であるためNPPVを長時間使用しなくとも生活はできるはずで，1カ月以上かけて慣れていくうちに進行してNPPVが本

当に必要な時期に長時間使用できる状態となる。最初は夜間睡眠時に使用して，呼吸筋疲労を回復させる目的で用い，日中の日常生活動作(activity of daily living：ADL)改善を目指す。進行してくると徐々に使用時間が長時間となり，最後には24時間使用するようになる。その途中でこのまま継続した場合についてよく説明し，使用し続けるのか，使用限界を作って対応するのか，その場合の緩和ケアをどうするのかについても意思確認しながら行っている。

なお，症例中に出てくるモルヒネについては2009年7月の段階では硫酸モルヒネ(モルペス細粒®)はALSでは保険適応がなく，症状詳記をして保険請求しているものの，地域によっては査定対象となる。また，塩酸モルヒネはALSにおいても疼痛の適用で内服薬および入院での注射薬は使用可能であるが，在宅で注射薬を使用する時には癌以外の疾患では保険上認められておらず，自費対象となる場合もあるので注意されたい。

病院ではそれぞれの病院である程度NPPVの機種を限定して使用しているが，その機種は病院ごとに異なっている。いろいろな病院で導入されてきた患者を引き受ける在宅においては，その患者ごとに装着された機種が異なることになり安全管理上も望ましくない。在宅医や訪問看護ステーション，転院先が決まっている場合には地域ぐるみのチーム医療として機種選定にあたっても情報を共有し，なるべく安定した療養を送れるように最初から配慮する[3]〜[6]。

2 看護師の役割

実際にNPPV導入にあたり，外来および病棟で機器の取り扱い，マスクフィッティング，マスクの着脱や皮膚トラブル，吸引に対する援助などケアの中でのNPPVの適応につき検討援助するとともに，終末期の方針決定の心理的支援を行う。

3 臨床工学技士の役割

NPPVにおける臨床工学技士の役割は，医師の指示のもと機種およびインターフェイス(マスク)の選定，設定などのほかに，家族，介護者に対する機器の取り扱いや注意点，マスクフィッティングなどの教育指導，導入後の情報収集や機器の保守点検などを行っている。症例ごとに役割を紹介する。

4 医療社会福祉士の役割

当院の神経内科は主に神経難病の患者の診療を行っている。神経難病は難治・進行性の疾患であるため，診断がついた時点からさまざまな面での喪失がある。まずは自身の健康像の喪失であり，治療による完治という希望の喪失や将来の展望の喪失も考えられる。医療社会福祉士(medical social worker：MSW)はNPPV導入に限ったことではなく，疾患の進行や状態変化などによる生活や家族関係・社会生活への影響に着目しながら関わる。多くの喪失体験をしつつも自分らしさを失わずに生活できるか，喪失のなかで獲得できたものをどのように生かすか，その人らしさとは何かを医療の視点にとらわれずに本人，家族とともに考え自己決定の過程に関わる職種であると考える。神経難病は進行に伴い家族の介護が必要不可欠になることが多く，家族のあり方についても本人，家族はもちろん，病院スタッフも考えなくてはいけない。専門職として社会資源の活用はもちろんだが，ただ資源を利用すればいいということではない。本人，家族にとって効果を発揮するものでなくてはいけない。MSW自身も常に本人，家族にとって効果を発揮できる社会資源の一つでありたいと考える。

5 リハビリテーションスタッフの役割

理学療法士はNPPVを使用しての外出など車椅子への機器搭載などにつき検討し、作業療法士はマスクの着脱に対する評価や指導、工夫などを担当、コミュニケーション手段についても紹介導入などを、言語療法士は経口摂取についての考察、指導、コミュニケーション手段に対する援助などを行う。

6 薬剤師の役割

服薬経路、呼吸困難への対応としてのモルヒネなどの薬物療法〔例：硫酸モルヒネ（モルペス®）10mg　1日2回〕について、在宅療養患者への対応や唾液対策としてのスコポラミン軟膏（保険適応外）の調剤などを行う。

7 臨床心理士の役割

医学的介入を要するようなうつ状態でないかどうかの評価、助言をする。また、呼吸補助が必要な状態になったこと、TPPVに移行するかどうか自らの生死の選択においての苦悩を傾聴する。

8 歯科衛生士の役割

摂食嚥下チームの一員としてNPPVマスクを使用しての口腔ケアについて助言、指導を行う。

9 管理栄養士の役割

経口摂取への工夫、経管栄養上の評価工夫を栄養サポートチーム（nutrition support team：NST）チームとともに行う。

［症例1］54歳，男性，筋萎縮性側索硬化症（ALS）

■医師の立場から

1）発症から導入まで

X年1月49歳時に左手の脱力を自覚した。半年間徐々に進行するということで50歳時に受診した。左握力、手関節背屈が低下し、腱反射亢進、病的反射陰性であったが、感覚障害を伴わず、針筋電図では広範な急性および慢性脱神経所見を認め、ALSと診断した。

その後も進行し、左上肢から右上肢へと脱力が拡大していった。歩行はできていたが、発症より2年後の年9月、自覚症状はないものの$PaCO_2$は45.5Torrと軽度に上昇し、10月に長く歩くと息切れを自覚したが、11月の呼吸機能検査は%VC 108.2％、$FEV_{1\%}$ 80.4％、$PaCO_2$ 47.5Torrと大きな変化はなかった。歩行も1kmはできるものの階段の昇降での息切れを自覚しているため、外来でNPPVについて紹介した。12月に、睡眠中に苦しくて目が覚め2時間おきに起きてしまうようになり、夜間だけでもNPPV導入を勧めたが、本人は通常の生活では左手脱力以外は不自由なく入院は拒否された。しかし、症状は徐々に増悪し翌年2月には入浴後や500mの歩行でも息切れを自覚し、$PaCO_2$ 60.3Torrと上昇を認めた。再度検査データを示しNPPVについて今後の予測と必要性を説明したが、本人の自覚は乏しく入院を拒否したため、外来で夜間のみNPPV〔機種は当時通常用いていたBiPAP Harmony®：吸気気道陽圧（inspiratory positive airway pressure：IPAP）8cmH_2O、呼気気道陽圧（expiratory positive airway pressure：EPAP）4cmH_2O〕を導入した。

同年3月、食事は経口摂取ができていたが、呼吸機能障害が急速に進行していたため、経皮的内視鏡下胃瘻造設術（percutaneous endoscopic gastrostomy：PEG）導入目的で入院とした。当院で作成した内視鏡対応フルフェイスマスク

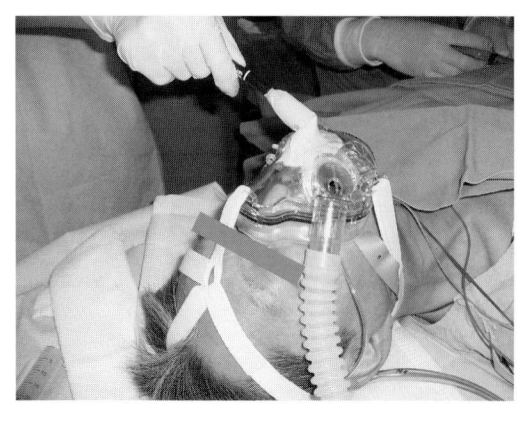

図1 術中写真

術前の酸素濃度は保たれていたものの，鎮静を行うとすぐに酸素濃度が低下したため，酸素併用NPPVを開始した。もれがなく効率良く呼吸機能を改善でき，以後術中術後問題なく経過した。

を使用し，NPPV装着下でPEG造設を行った（図1）。NPPVは外来導入したあと在宅では短時間しか使用できておらず，PaCO$_2$も70Torr台まで上昇していたため，入院中再度臨床工学技士（medical engineer：ME）スタッフや病棟看護師が共同してNPPV長時間導入に向けて指導，設定条件の変更などを行った。10日間の入院ではNPPVを使用しても楽にならないという自覚症状は同じであったが，根気よく続けることを説得した。退院後，使用すると返って苦しくなるとの訴えがあり，トリガーの問題を考え，同年5月にNPPVの機種を変更（NIPネーザルIII®）したところ1日8時間程度は使用でき，PaCO$_2$も47.5Torrと低下し使用すると楽になるという実感が得られた。

2）NPPV導入～継続困難期

その後も呼吸筋麻痺は進行し，NPPVの装着時間が徐々に延びていった。当初からTPPVは希望せず，繰り返す話し合いでもその意志は変らなかった。発症より3年後の9月にはまだトイレまでは歩行でき，経口摂取もできていた。日中数時間だけはNPPVを装着せずに車椅子で外出し，リフレッシュしたいとの希望が強く，しかし呼吸困難が強くなるためその時のみ頓用で塩酸モルヒネの使用を1回2.5mgから開始し，症状に合わせて1回量を漸増した。

10月には1日17～18時間と長時間の使用となり，バッテリーの対応，夜間の作動音の問題，経済的理由から翌年1月にKnightStar 330®に変更しPa$_{CO_2}$は43.7Torrと良好な換気状態であった。しかし，徐々に痰からみが強くなり吸引頻回となり，カフアシストを紹介，気管切開についても再度説明するも迷いながらも拒否された。徐々に塩酸モルヒネの使用量が増加し長時間型である硫酸モルヒネ20mg/日に変更，以後50から90mgへと増量となった。また，装着時間が長くなるにつれ，鼻根部の褥瘡を繰り返すようになり，さまざまな対応を試みた（詳細は看護師の記載参照）。

鼻根部の褥瘡を繰り返したことと，ADLが低下しNPPVを独力では装着できなくなったことから，以前外来で試用時にNPPVよりも装着感が良く，楽に呼吸できるという感想があったことから発症より4年後の9月に入院で陽・陰圧式体外式人工呼吸器（RTX®）の導入を試みた。圧－18.6で終日装着可能で食事も可能であり，PEGからの経腸栄養を継続したままでも装着できた。途中圧も－21.7に変更し，外来で3カ月間1日4時間程度RTXを併用することで，鼻根部の褥瘡は著明に改善した。この間，（biphasic cuirass ventilation：BCV）RTX®のセンサーが外れてアラームが鳴ったが，すぐに介護者が気づかず意識も低下するエピソードがあり，本人は死を意識して改めてTPPVについて迷うようになった。RTX®はレンタル料が高額なためNPPVに戻したが，装着時間は徐々に長くなり，翌年には24時間装着するようになり，硫酸モルヒネは110mgに増量となった。

3）24時間NPPV使用〜現在

その後，誤嚥性肺炎を繰り返すようになりカフアシスト®（保険適応なく自費でレンタル）を在宅でも使用するようになった。肺炎予防のためクラリスロマイシン（クラリス®）400mg投薬を追加するも，痰づまりによる緊急入院を繰り返すようになった。特に在宅やショートステイへの移行時など，自動車利用後に排痰が増加し，痰づまりを来すことが多かった。ADLも寝たきりとなったが，なんとか在宅生活を継続していた。

発症より6年後に誤嚥性肺炎で入院時，ヘルメット型マスクを試みた。ヘルメット型マスクは装着感はよく鼻根部の皮膚トラブルも改善したが，着脱が1名の介護者ではしにくい，死腔が増えるため通常のマスクと併用する場合はIPAPなどの条件を変更する必要があり，安全管理上の問題から在宅での使用は困難と判断した。いくつかのマスクをローテーションさせてなるべく当たる場所が異なるように心がけることを継続している。

NPPVを24時間用いて，少しでも外すと酸素飽和度が低下するような進行期になってからは，口腔ケアや吸引をする時も途中でNPPVを再開させながら数回に分けて行うようにした。

経過中何度か痰づまりを来し酸素飽和度が低下するということがあり，そのつどカフアシストおよび吸引でことなきを得たが，本人は死ぬ苦しみを経験した。その苦しみから逃れるために気管切開をすることを考慮したいと希望があったが，すでに10分もNPPVを外していられない状態であったため，耳鼻科および麻酔科より気管内挿管，人工呼吸器管理でなければ手術は困難との判断であった。本人は将来的に中止することのできない状態になることは望まないという一貫した考えから，気管切開は断念することとなった。

以上のことを本人や家族とも話し合いながら決定していった。ちなみに，酸素飽和度が低下するほどの排痰困難で生じる苦しみは，意識状態を落とさないかぎり，モルヒネを用いても回避困難であった。そのような状態が生じないようにクラリス®の長期投与による感染症の予防，定期的にカフアシストを用いて，無気肺を予防し，排痰を促すという治療を継続している。

発症より6年後に誤嚥性肺炎で入院し，抗菌薬の投与等で改善するも，モルペス®は230mgまで増量し，酸素1lを併用するようになり，在宅生活を断念した。

長期入院となっていたため，転院先を交渉し，どのようなケアをしているかを事前に転院先の医師および看護師に見学に来てもらい，退院時には当院から病棟看護師，MEが同行して転院先でもどのようなケアをしているか直接申し送りをして本症例に行っている特殊な吸引方法などの実際の手技も見てもらうようにした。

転院後大きなトラブルはなく過ごされ，2ヵ月後に主治医が転院先の病院を訪問した時にも元気に過ごされていた。

■看護師の立場から

NPPV導入時，患者によってはマスク装着や強制換気による違和感が強く，受け入れがスムーズに行かない場合がある。特に，NPPV装着による効果を患者自身が実感しにくく，患者が頑張ろうと思いにくい時に顕著である。そのため，看護師は，医師の説明に加えNPPV装着の目的を患者が理解できるように説明する必要がある。なかでも，NPPVを夜間装着し，呼吸筋疲労の回復等を図ることで，日中のADLを向上させ，日中の活動が楽に行えるようになることを，看護師から繰り返し説明していくこと

が導入時は一番重要であると考える．また，患者がNPPVを装着しての1日のライフスタイルを組み立て，在宅での生活を目指すことができるように，具体的な生活状況（排泄や食事，コミュニケーション方法等）を詳しく説明する必要がある．具体的なライフスタイルの変化や実践したケアについて以下にまとめる．

1) NPPV導入にあたっての心理的ケア

NPPV導入時，初めて見る機械と，強制的換気による違和感が強く，患者が否定的感情をもつことがしばしばある．本症例では，すでに独歩可能な時期に外来でNPPVを導入し，短時間は使用できていたが，入院時は自力で車椅子に乗車し，足で車椅子を自走することが可能な状態にADLは低下していた．患者は1時間も経たないうちにNPPVを自分で外してしまい，継続的な使用が困難であった．そのため，もう一度日中短時間から練習を始め，患者と具体的に継続使用時間を決めていった．前述したように，呼吸困難感の自覚に乏しいうちに導入する際，患者が必要性を理解できなければ効果的に継続使用することは困難である．早い段階でNPPVを導入することは，呼吸筋疲労を改善し，日中のADLを改善することができるため，導入時期の検討は極めて重要である．また，在宅で使用する際には，患者本人だけでなく，介護する家族の理解を得ることも重要である．なぜなら，家族は患者の生活状況を最も身近で見ており，変化に気づきやすい存在であり，家族が必要性を理解していないことで在宅での継続使用がされないケースもしばしばあるからである．

2) 排痰ケア

嚥下障害の進行や，呼吸筋萎縮やADL低下に伴う誤嚥性肺炎や無気肺を繰り返しており，呼吸，排痰ケアは極めて重要であり，痰の量に応じて頻回に吸引が行われた．しかし，何度吸引しても痰が残っているような違和感があると訴えられることがあり，本人の希望で吸引チューブを気管の奥まで入れて吸引を行うことがあった．また，それでも痰が取りきれない際にはカフアシストを使用し，排痰ケアに努めた．排痰ケアを行ううえで，吸引のみでは痰の除去が不十分な際には，適宜カフアシストを併用することで効果的に排痰ケアを行うことができた．

3) スキンケア

NPPV長期使用例で問題となるのは，マスクによる顔の皮膚障害である．NPPVは加湿によりマスク内は湿潤し，温度が高い状態になることや，マスクの圧迫により口や鼻の皮膚循環障害を起こしやすい．そのため，マスクの種類を替える，皮膚を清拭し，清潔を保ち，装着する時のバンドの締め方に気を配るなど，皮膚障害の予防に努めることが重要である．しかし，本症例は，このようなケアを行っていても鼻に傷ができてしまった．そのため，口や鼻の周りを連日洗浄し，マスクの圧迫を軽減するために，ハイドロサイト®やシカケア®等のドレッシング剤を使用し，皮膚障害の悪化防止に努める必要があった．鼻の傷は一時的に改善したが，呼吸状態が悪化しNPPVの圧を上げると再発した．その後は改善と悪化を繰り返していた．

4) 口腔ケア

24時間NPPV装着患者は，口腔ケア時にマスクを外すことで呼吸困難感の出現や，SpO_2の低下を招き，一定時間マスクを外すことが困難である．しかし，NPPVの送気により口腔内は乾燥しやすく，汚染されやすい状態となっており，患者の呼吸状態を観察しながら口腔ケアを行うことは大切である．本症例では歯科衛生士にスケーリングを依頼し，協力して口腔衛生

保持のために効果を上げることができた（詳しいケア方法については歯科衛生士の役割を参照）。

5）食事

嚥下障害の進行により，食事は胃瘻造設し，経管栄養を用いて栄養補給を行った。NPPVは強制換気により胃内への空気の流入があり，腹部膨満感による苦痛を感じることがある。そのため，適宜胃瘻を開放し，胃の減圧を行う必要があった。

6）排泄

日中はトイレまたはポータブルトイレを使用し，夜間NPPV装着時には床上排泄を行うように排泄方法を変更した。

■臨床工学技士の立場から

本症例は，外来受診時に導入されたため，医師の指示のもとに機種の選定，設定を行いながら導入を行った。使用した機種はBiPAP Harmony®で，初期設定は，STモード，IPAP 8cmH$_2$O，EPAP 4cmH$_2$O，RR 10回/分，Ti（吸気時間）1.0秒とした。機器に関しては，初期導入後しばらくすると患者からトリガーの同期に関する訴えがあったため，トリガー設定が可能な機種（NIPネーザルIII®）に交換して対応すると同時にIPAP（8→10cmH$_2$O）およびEPAP（4→2cmH$_2$O），RR（10→20回/分）の変更を行った。その後の外来受診時には，患者とのコミュニケーションを図りながらIPAPやRRのほかに吸気，呼気トリガーの設定を医師の指示のもとに変更した。しかし，機種交換4カ月後には，在宅療養中の警報の音量が気になるとの訴えと装着が長時間になってきたため，その対応として，再度，警報音量が可変可能および外部バッテリーでの作動が可能な機種（KnightStar330®）に交換し，同時に外部バッテリーを準備した。また，この機種においては，電源系統のトラブルが数回発生したため，より安全性を向上するためバッテリーを内蔵している機種（LEGENDAIR®）に交換し，現在に至っている。

NPPVでは，マスクの選定およびフィッティングも重要な項目の一つである。本症例では，機種を変更したことに伴いマスクも変更せざるをえない状況も発生した。しかし，長期間使用したマスクを変更することは，患者にとっては違和感，不快感につながり，変更することに抵抗を生じることもあった。そのため，できる限り患者の要望に沿うようにマスクを選定し，時には患者の要望を聞き入れることができない状況も発生したが，その場合には，患者に十分に状況を説明し，理解が得られるようにした。また，マスクの長時間の装着により皮膚障害が生じたが，その対策としてRTX®やヘルメット型マスクなどを一時的に使用した。その場合にも医師の指示のもとに機器の設定やマスクの装着などを担当看護師とともに行った。

在宅療養を適切に行うには，患者および家族に対しての教育指導が必要なため，機器やマスクなどの取り扱い，注意点に関する教育指導を初期導入および機種交換ごとに行った。患者および家族に対する教育指導に関しては，当病院独自に機種ごとのマニュアルを作成しており，機種ごとにマニュアルを使用して行った。

NPPV機器を適正に使用するには，適切な保守点検が必要である。そのため，外来受診時には，必ず患者および家族から使用状況に関しての情報収集を行うとともに機器の作動状態確認など適切な保守点検を実施した。また，ショートステイなど一時的な入退院を繰り返したため，退院時には，必ず訪問看護師と同行し機器の設置や作動状態の確認など安全性を図るよう

にした。機器および患者の安全を図るにはトラブル時などにおいても適切に対応することも重要である。当病院では、機器のトラブル時などにおいても夜間、日祭日を問わずに病院で対応することを基本としている。本症例では、機器の作動停止や呼吸回路接続部の破損などを数回経験したが、そのつど外来に救急搬送してもらうか、または患者宅を訪問して対応するなど適切な対応を行ってきた。

表1にNPPVの機種比較を、表2に当院の臨床工学技士(ME)の週間予定等を示す。

■医療社会福祉士の立場から

24時間NPPVを装着後も、地域の訪問看護・ヘルパーの協力を得て長期間在宅生活を行ってきたが、身体状況の不安定さや、吸引の問題等により在宅生活が困難になったことにより長期療養可能な病院への転院を選ばれた。

神奈川県内でも、NPPV装着した患者を受け入れられる病院は少なく、なおかつ苦痛緩和のモルヒネ対応ができる病院となると、家族が見舞いに行ける範囲では1カ所しか受け入れ可能とはならなかった。

本人・家族の転院に関する不安が強いことは、長く関わった主治医が一番受け止めていた。医療社会福祉士(MSW)は、主治医、担当看護師、ME等からアドバイスを受けながら、受け入れ先の病院との連絡を取り、受け入れ準備の依頼をしていった。事前に転院先の担当医師および看護師の訪問を受け、転院日には担当看護師とMEが同行し、直接申し送りをすることで、より"安心"の提供を図ることが可能となった。

■歯科衛生士の立場から

1) 口腔ケア歯科初診時

神経内科担当医より口腔ケアの依頼を受け、歯科医師、歯科衛生士により病室を往診して、口腔内の診察と評価を行った。初診時の口腔内は粘膜および歯が著しく汚れており、喀痰と舌苔が多量にみられた。それらが著しい口腔乾燥のため層になっており、口腔ケアを非常に困難にしていた。再診時、NPPVの取り外しを看護師、口腔ケアを歯科衛生士が行った。保湿剤塗布後、吸引歯ブラシで、今まで溜まった口腔内の汚れを除去すると「専門的な口の中の清掃は初めて。とてもすっきりした」と患者本人がワープロで伝えてきた。

2) 口腔ケア方法

NPPVを外せる時間が1回につき10～20秒と限られているため、効率の良いケアが必要であった。病棟往診20～30分前に、看護師が保湿剤を塗布し、汚れをふやかしてから歯科衛生士が吸引歯ブラシで吸い取る。SpO_2をモニタリングしながら、NPPVを外して汚れを肉眼で確認して、10～20秒間口腔内をケアする。SpO_2が下降してくるので、すぐにNPPVを再装着しSpO_2の上昇と本人の合図とともに、再びNPPVを外してのケアを何度も繰り返す。途中息苦しさを訴えてきた場合は、ただちに看護師に吸引を依頼する。ケア後は口腔内を濡れガーゼでぬぐい保湿剤を塗布して終了する。「もっと舌の上を」や「上顎前歯の裏を」など本人の希望も強いため平均ケア時間は30～40分であった。

ケア用品：①保湿剤〔保湿剤は口腔用ジェルを使用すると保湿効果が持続し乾燥した汚れをふやかすのに効果がある。オーラルバランス®、ビバジェル®(レモン味、その他)を日別に選択した〕、②吸引歯ブラシ〔市販品は毛が軟かかったため、GVK SLIM®(KO)を改良し、吸引カテーテルを通して使用した〕

表1 NPPV用人工呼吸器比較表

		BiPAP			KnightStar 330®	NIP ネーザルIII®	クリーンエア VS			ViVO	
		Synchrony®	Harmony®	Focus®			SERENA®	INTEGRA®	ULTRA®	30®	40®
換気設定	モード	S,ST,T,PC	S,ST	ST	I/EPAP,A/C	S,ST,T	S,ST,T	5段階	7段階	PSV,PCV	PSV,PCV
	IPAP	4.0〜30.0	4.0〜30.0	4.0〜30.0	3.0〜30.0	2.0〜30.0	5.0〜30.0	5.0〜30.0	5.0〜30.0	4.0〜30.0	4.0〜40.0(25.0)
	EPAP	4.0〜25.0	4.0〜25.0	4.0〜25.0	3.0〜20.0	2.0〜25.0	4.0〜20.0	4.0〜20.0	4.0〜20.0	2.0〜30.0	2.0〜20.0
	ライズタイム	6段可変	6段可変	6段可変	5段可変	150〜900msec	4段可変	4段可変	4段可変	9段階	9段階
	トリガー機能	オート	オート	オート	5段可変	3段可変	オート	オート/可変	オート/可変	9段可変	9段可変
	換気回数	0〜30	0〜30	1〜30	3〜30	5〜30	5〜50	5〜50	5〜50	4〜40	4〜40
	吸気時間	0.5〜3.0	0.5〜3.0	0.5〜3.0	1/1〜1/4	0.1〜4.0	0.3〜3.0	0.3〜3.0	0.3〜3.0	0.3〜5.0	0.3〜5.0(2.5)
	ランプ機能	●	●	●	●	●	●	—	—	●	●
	AVAPS	●	—	—	—	—	—	—	—	—	—
アラーム	リーク	●	●	●	●	●	●	●	●	●	●
	高圧	—	—	●	●	●	●	●	●	●	●
	低圧	—	—	●	●	●	●	●	●	●	●
	Apnea	●	●	●	●	●	●	●	●	●	●
	低換気	●	—	—	—	●	—	●	●	●	●
	換気回数	—	—	—	—	—	—	—	—	—	●
	音量可変	2段可変	—	6段可変	3段可変	—	—	—	—	9段可変	9段可変
他	酸素供給	マスクorコネクタ	マスクorコネクタ	マスクorコネクタ	マスクorコネクタ	マスクorコネクタ	マスクorコネクタ	酸素インレット	酸素インレット	マスクorコネクタ	マスクorコネクタ
	データ収集	●	●	●	●	●	●	●	●	●	●
駆動方式		ブロアー	ブロアー	ブロアー	ブロアー	ブロアー	タービン	タービン	タービン	ブロアー	ブロアー
電源方式		AC/DC	AC/DC	AC/内部	AC/DC	AC	AC/DC	AC/DC/内部	AC/DC/内部	AC/DC	AC/DC/内部
内部バッテリー作動		—	—	1時間	—	—	—	4時間	4時間	—	3時間
外部バッテリー作動		DC12V	DC12V	—	DC12V	—	DC26V※1	DC26V※1	DC26V※1	DC24V※1	DC24V※1
外部バッテリーレンタル		—	—	—	●	—	—	—	—	—	—
重量(kg)		2.7kg	1.8kg	4.5kg	1.2kg	2.3kg	2.5kg	3.0kg	3.0kg	3.3kg	4.0kg
作動音(dB)		50dB以下※2	48dB以下※2	50dB以下	30dB	静音設計(データなし)	29dB	29dB	29dB	30dB以下	30dB以下
メンテナンス(交換)		2年	2年	2年	1年	1年※3 2年※4	5,000時間or 2年	5,000時間or 2年	5,000時間or 2年	1年	1年

※1：変換器必要，※2：CPAPでの測定，※3：24時間使用，※4：8時間以上使用。

表2 臨床工学技士の1日の平均勤務内容

業務内容	am	pm
①ME機器管理業務	→	→
②手術室業務	→	→
③血液浄化業務	→	→
④病院内人工呼吸療法業務	→	→
⑤在宅人工呼吸療法業務*	---→	---→
⑥その他		

※：在宅人工呼吸療法に関しては必要時。
　在宅TVは患者1名につき月2回(外来受診患者は月1回)。
　在宅NPPVは患者1名につき最低1回(導入時等)，24時間使用中の患者については定期的に訪問。
　訪問はME1名あたり週2日〜3日(2〜6例)訪問施行。
　定期訪問のほかトラブル対応で臨時訪問あり。
　試験外泊時，退院時にTV，24時間使用者同行している。
　環境評価のために事前訪問最低1回/症例。

3) 看護師および家族との連携

　口腔ケアの目標は誤嚥性肺炎の予防とし，短時間で誰がケアしても清掃能率が良好なケア用品を提供するほか，毎日ケアする看護師の負担を軽減するため，歯科衛生士のケア時は徹底的に汚れを除去することにした。毎週行われる嚥下カンファレンスで，看護師との情報交換と口腔ケアの指導を行った。この結果，口腔内の細菌数の減少，誤嚥性肺炎の予防につながった。また，退院や転院をしても同様のケアができるよう患者の家族にも指導した。

[症　例　2] 70歳，女性，重度球麻痺，認知症合併高齢ALSへのNPPV導入

経過6年で永眠された認知症を伴うALS症例。球麻痺で発症し，4年で車椅子，5年目にNPPV併用下でPEGを造設し，吸引指導，カフアシストを導入した。重度の球麻痺があったが，外来で2カ月かけて短時間使用のNPPVを導入し呼吸状態は横ばいであったが，誤嚥性肺炎を契機に24時間使用となった。状態悪化した時の処置について本人家族と相談し，これ以上IPAPなどの変更は行わず，入院で看取ることになった。誤嚥性肺炎を数回繰り返し永眠した。このように球麻痺が重度であってもNPPVを導入し，予後を改善できる症例もある。

■看護師の立場から

皮膚ケアのほかに，空気もれを防ぐためにマスクのベルトを強く締めざるをえなくなることから，鼻梁に褥瘡を生じ，連日の皮膚処置が必要となった。また呼吸状態が悪化してくると，マスクを外すことで短時間でもSpO_2値が著しく低下するようになり，吸引や口腔ケアが困難になった。そこでマスクを外して行う処置は，すべて看護師2名で行うように計画立案し，安全にまた苦痛を最小限にした。

栄養状態を保つために経管栄養を継続していたが，栄養剤の注入により腹圧が上昇し呼吸状態に影響が出現したため，経腸栄養用のポンプ（フレンタシステム®）を使用し，投与量を一定に保つことで死亡前日まで栄養管理を行うことができた。また，NPPVを装着すると外見の重症感があり，医療機器であるため家族が患者に触れられなくなり，家族関係が分離してしまう事例を多く経験する。本症例では家族の受け入れが良好で，家族は患者に対しこまめに声をかけ，体を清拭したりマッサージしたりと関わっていた。看護師としては家族に日々の患者の状態を伝え，ともにベッドサイドケアを行い夫が患者とともに過ごす時間を持てるように心がけ，最期まで家族はベッドサイドで患者に寄り添うことができた。

■臨床工学技士の立場から

本症例は，外来受診時にNPPVを導入されたが，医師立会いのもとに紹介，デモ使用後，約1カ月後に導入を行った。使用した機種はBiPAP Harmony®，初期設定は，STモード，IPAP 10cmH$_2$O，EPAP 4cmH$_2$O，RR 12回/分，Ti 1.0秒とした。導入当初，夜間のみの使用予定だったが，その後，訪問看護師とともに使用状況の確認に訪問したところ，機器の装着は約10分間程度になっているとのことであった。また，導入から約2カ月後には，加温加湿器の電源が入らないとの連絡があったため，臨時で訪問して加温加湿器の交換を行った。導入後，約2カ月後には緊急入院されたが，入院と同時にIPAPを10cmH$_2$Oから16cmH$_2$Oに，Tiを1.0秒から1.5秒に変更した。また，入院4日後には，回路外れ警報が作動しないとのことにより機器の交換を行った。入院期間中は，病棟を毎日巡回し，機器が正常に作動しているかどうか保守点検を実施した。

■医療社会福祉士の立場から

高齢者夫婦の二人暮しで，互いに他人に頼ることに抵抗が強く，介護保険のサービスも人的資源はほとんど希望されなかった。痰の吸引が必要になったことや，病状の進行によりADL面でも介助の必要度が増すことで少しずつ訪問看護やヘルパーを受け入れるようになった。しかし，介護者である夫は，サービスが提供されている時間でさえ"まかせて休む"ということ

ができず，疲労は蓄積していった．独立している長男・次男家族もそれぞれ協力を申し出るものの，頼ってもらいたい子世代と頼りきれない親世代の互いの"思い"にはすれ違いが生じていた．

MSWは，他人に頼りたくはないという"思い（価値観）"と頼らねばならない現実との葛藤の中にある本人・夫が気持ちの整理をしていく経過に寄り添いながらサポートを行った．また，サービス提供者側（ケアマネージャーを中心に）の心配が本人達へのプレッシャーにならぬよう，共通理解を図るよう援助を行った．

［症 例 3］77歳，男性，在宅看取りを行ったALS

■症例の呈示および医師の立場から

進行が早く1年半で呼吸筋障害が進行した症例で，NPPVを24時間装着したうえで在宅看取りを希望された．なるべく安楽に暮らせることを目標に緩和ケアを行った．呼吸困難や身の置き所のなさ，不眠についてX年2月に右上肢の脱力，3月中旬に右下肢の脱力を自覚，4～5月より構音障害，首さがりも出てきたため6月に他院を受診した．陳旧性脳梗塞と診断されたが，8月には嚥下も悪くなり9月に左上肢脱力も加わってきたため10月に当院を受診した．体重も1年で10kg減少していた．右優位の筋力低下に加え広範に線維束性攣縮を認めたためALSを疑い，12月に精査入院でALSと診断された．すでに$PaCO_2$ 52～58%と上昇を認め，%VC 71.9%であったためNPPVを夜間のみ導入し，PEGの予約をして訪問看護ステーション等との退院カンファレンスを行ったうえで在宅退院とした．気管切開，TPPVについては希望されなかった．

発症より1年後の1月末，時々むせこみはあるものの経口摂取も行っていたが，%VC 55.2%と低下しておりNPPV併用下でPEG造設を施行した．経口摂取併用として在宅退院した．進行に伴い呼吸器増悪，身の置き所のなさの出現により5月よりモルヒネを使用した．6月にはほぼ24時間NPPVを装着し，トイレ・入浴以外はベッド上の生活となった．介護疲労，呼吸困難の訴えから8月に入院でモルヒネ投与量の調節を行った．入院中に誤嚥性肺炎を併発，肺炎そのものは加療で改善するも呼吸困難の訴え，不穏，昼夜逆転を来したため，セロクエル®50mg，レンドルミン®0.25mg，パキシル®20mgを投与，硫酸モルヒネ（モルペス®）140mg/日，2×まで増量し一時落ち着いた．症状は緩和したが，投薬時間によるその間の呼吸困難が辛いということで朦朧としながら気管切開およびTPPVについて迷いが生じたが，状態の良い時に繰り返し相談したところ，やはり気管切開は行わないという結論となった．

また，呼吸困難の緩和に投薬時間による日内変動があり，塩酸モルヒネ注持続皮下注射とした．しかし，本人の家に帰りたいという強い希望および家族の在宅看取りの強い希望があり，入院中の緩和ケアを在宅で継続できるように模索した．在宅看取りにつき地域の訪問看護ステーションに協力を仰ぎ，在宅療養支援診療所の医師に紹介し，在宅看取りにあたっての連携につき相談した．それまでの家族との信頼関係からファーストコールを大学の主治医が受け，直接訪問しなければならない時には訪問医に連絡するという順番で対応することを申し合わせた．退院時には主治医も在宅まで同行し訪問医と直接申し送りを行った．退院2週間後にご家族，多くの友人に見守られて永眠された．本症例のようにNPPVを用いても限界が来た時の対応をどうするのか，TPPVに移行しない時の

最後の迎え方をどのように支えていくのかについても導入する時から考えていく必要がある。TPPVを用いれば延命できるといった癌などと違った神経難病特有の問題もあり，患者の生き方に沿った援助を行う。

■看護師の立場から

入院当初は呼吸困難や身の置き所のなさのために，昼夜問わず10～30分間隔で体位変換を行っていた。ALS患者は呼吸困難や身体的苦痛を直接的に言語化できずに，身の置き所のなさやナースコールを押すことで表現することが多い。そこで看護目標を「苦痛を緩和し，自宅での介護が可能になること」とし，本人が苦痛を訴えたりオピオイドを希望しない場合でも，頻回な体位変換を希望する時や体位が定まらない時には患者が苦痛を感じていると判断し積極的にレスキューを使用した。レスキューの回数やナースコールの回数，体位変換の回数，夜間の入眠状況，1回のナースコールで対応に要した時間を詳細に医師に報告し，医師がオピオイドの投与量を適切に調整できるように役割を担った（コラム）。

本症例は家族内に看護師がいたため，知識と手技の獲得がスムーズであった特殊ケースであったが，一般的には針刺し練習機器と皮膚モデルを用いた実践練習を繰り返し行い，取り扱いに慣れてもらうことが必要である。さらに家族

| コラム | ペインブロッカーポンプ™（自己調整鎮痛療法）の導入まで |

自宅で介護を行うには，キーパーソンである三女が介護負担を抱えやすい状況であった。今回入院する前は自宅では患者の求めるままに頻回に体位変換を行っており，介護疲労を来したが，病棟では患者の望むように看護師が体位を整えてくれないと不満を訴えてくることもあった。そこで患者が体位にこだわるのは全身の苦痛が原因であることを説明し，患者に必要なことが体位変換ではなく，苦痛の緩和であることを家族が認識できるように，苦痛緩和の必要性を繰り返し説明した。しかし，苦痛緩和を行うことで，患者の意識が朦朧とする可能性があることに家族は抵抗を感じ，葛藤を生じてしまった。そのため，医師とともにオピオイドの調整を細かく行うことで，患者が望む自宅介護が可能になることを繰り返し説明した。医療者と家族が，患者の状態が自宅療養が可能になることを共通目標とできるように関わった。結果的に患者が「うとうとしているが，指文字で会話ができるレベル」に入院中に調整することで，苦痛緩和もできて家族が患者とコミュニケーションを取れる状態を見出すことができた。

ペインブロッカーポンプ™（自己調節鎮痛療法）を用いた塩酸モルヒネの持続皮下注射を導入し，自宅退院との方針となったが，病院と地域間での連携を図るために地域のスタッフを含めた担当者会議を開いた。また主介護者と訪問看護師に対してポンプの取り扱い方法やボーラスによるレスキューの使用方法，作動確認方法，薬液の交換方法，皮下注射針の再挿入方法について，メーカー担当者にも協力を得て指導をした。

ペインブロッカーポンプ™（自己調整鎮痛療法）については，一部の器種で昨年回収要請があったり，在宅での麻薬使用について保険上問題の残ることから，今後も臨床上慎重に適応されるべきものである。

や訪問看護ステーションが対応困難時には主治医と連絡できるように取り決め，地域スタッフと情報を共有した。もともと自宅でNPPVを使用していたため，NPPVについて新たに指導することはなかったが，患者が完全側臥位を好んだため，耳介の圧迫による皮膚損傷と，NPPVのフルフェイスマスクの24時間装着による持続する鼻梁の発赤を生じていた。発汗やNPPVの加湿器，マスクの密着性の高さ，マスクのベルトで頭部が覆われることからマスク内や顔面周囲が湿潤した環境となる。そのため皮膚トラブルの予防や処置としては，軟膏を上塗りするのではなく，まずは皮膚とマスクを洗浄し清潔を保持すること，乾燥させること，そのうえで除圧を行うことが必要である。WOC（創傷・オストミー・失禁）看護認定看護師と連携し除圧方法や皮膚ケア方法を家族に指導し，地域へも情報提供を行った。

看取り時の対処方法についても地域スタッフと打ち合わせをし，家族にも指導したことで自宅退院につながった。

■臨床工学技士の立場から

本症例は，在宅療養目的で入院中に導入されたが，医師立ち会いのもとに紹介，デモ使用後，翌日に導入を行った。使用した機種はBiPAP Harmony®で，条件設定はSTモード，IPAP 8cmH$_2$O，EPAP 4cmH$_2$O，RR 10回/分，Ti 1.0秒とした。しかし，導入2日後には「吸気が弱い感じで苦しい」との訴えにより医師の確認のもとIPAPを8cmH$_2$Oから10cmH$_2$Oへ変更した。その後，在宅療養を目的とする家族および訪問看護ステーション看護師などへの機器および呼吸回路の取り扱い，注意点などの教育指導を行い，退院となった。退院後，約2週間で外来受診となったが，患者および家族からの情報を収集するとともに機器の点検，呼吸回路の交換などを実施した。退院約1カ月後には，PEG造設目的で再入院になった。入院期間中は，毎日病棟巡回して機器の作動状態など保守点検を実施していた。しかし，入院約3週間後には，機器の装着時に呼吸の違和感の訴えがあったため，機器を点検したうえで問題がないことを確認したが，患者本人の精神的な面も考慮して医師の立ち会いのもとに機器を交換し，問題がないことを確認した。また，入院期間中には，退院後の排痰目的のためにカフアシスト®のレンタル契約の説明，バッグバルブマスクの準備などを行いながら退院に備えた。

退院時には，当病院の臨床工学技士（ME）および訪問看護師，ソーシャルワーカーが同行し，機器の設置場所の確認，機器の点検などや訪問看護ステーションへの申し送り，カフアシスト®のレンタル契約などを行った。退院後約3カ月間は，約1カ月ごとに外来受診していたため，その場で機器の点検および呼吸回路の交換を実施していたが，その間，約2カ月後には，病状の進行などから医師の指示のもとに在宅酸素療法（home oxygen therapy：HOT）を導入した。また，装着時間の延長に伴う対策として外部バッテリーなどを準備することも必要であるため，外部バッテリーを準備した。その後，患者本人の移動が困難になったため外来受診は代理受診となったが，家族からの機器に関する情報収集は欠かさないようにした。

退院後約6カ月でショートステイ入院したが，再入院後，約1カ月間でIPAPを17cmH$_2$O，RRを20回/分まで変更させ，また，酸素も1.5l/分投与した。約1カ月後退院になったが，退院時には，主治医，MEおよび訪問看護師が同行し，患者宅到着後は，機器の点検などを行って安全性を確認した。停電時などでの対応については，外部バッテリーおよびシガーライターケーブルで対応するよう指導を行った。

■医療社会福祉士の立場から

　本患者は元々認知症の妻の介護を行っており，発病と自らの病状の進行に伴い妻の介護を断念せざるをえない状態となった。さらに病状が進行したことにより，独立している娘達の介護を受けるようになった。地域スタッフ（ケアマネージャー・ヘルパー・訪問看護師）と病院側は，本人の「最後まで少しでも多くの時間を在宅で過ごしたい」という強い希望を叶えるため，カンファレンスや合同面接を重ねた。介護者である娘達は慣れない医療処置や急変時の対応に直面することとなり，おのおのの生活があるなかで父親の介護にどこまで携わることができるのか，先の見えない不安に葛藤する姿がみられた。在宅での療養や看取りについて娘達の間でも意見の相違があったが，ソーシャルワーカーが面接を重ねるなかでそれぞれの意見を十分に出し合いお互いの立場の理解と介護役割を分担していけるようになった。

　本人は早期より人工呼吸器装着を希望していなかったが，NPPVのみでは補助しきれない呼吸困難に対し改めて本人が呼吸器装着について最終決断を迫られた時には迷いが生じていた。家族はその迷いに翻弄されながらも，最終的には本人が決定した在宅で最期を迎えるということを支持する決断をした。ソーシャルワーカーは父親の希望を家族の意思と決断するこの過程を支援し，その後も揺れ動く家族の気持ちを支持し続け，本人のQOLを実現できるよう援助を行った。

おわりに

　以上3症例について記載したが，紙面の関係もあり全職種の記載はできなかった。ALSにおいてNPPVを使用するということは患者の人生や生死に向き合うことになり，院内チームのみならず，院外とのチーム医療も重要である。特に在宅では地域の医療スタッフといかに連携して患者の生をまっとうする手助けができるか地域力が問われる時代と感じている。

引用文献

1) Miller RG, Jackson CE, Kasarskis EJ, et al. Practice parameter update：The care of the patient with amyotrophic lateral sclerosis：drug, nutritional, and respiratory therapies (an evidence-based review)：report of the Quality Standards Subcommittee of the American Academy of Neurology. Neurology 2009；73：1218-26.
2) 日本神経学会治療ガイドラインALS治療ガイドライン作成小委員会. 日本神経学会治療ガイドラインALS治療ガイドライン2002. 臨床神経　2002；42：678-719.
3) 荻野美惠子. 筋萎縮性側索硬化症（ALS）の医療手順. 神経治療学　2004；21：127-37.
4) 荻野美惠子. 侵襲的人工呼吸療法を選択しないALS患者さんの緩和ケア. 難病と在宅ケア　2006；12：23-6.
5) 荻野美惠子. ALS診療におけるNIPPVの長所と問題点. 神経内科　2006；64：402-6.
6) 荻野美惠子. ALS患者の呼吸器選択・呼吸器離脱の意思決定. 日本在宅医学会誌　2006；7：23-7.

〔北里大学医学部神経内科学　荻野美惠子,
北里大学東病院神経内科病棟（臨床工学技士）　瓜生伸一,
北里大学東病院神経内科病棟（看護師）　大永里美，川上　唯，
北里大学東病院（医療社会福祉士）　伊勢田明子，鈴木身和子，佐藤志保，
北里大学東病院（歯科衛生士）　佐藤みさを〕

1. エビデンスレベルの高い疾患

1.2 睡眠時無呼吸症候群

[症例] 24歳，男性，閉塞型睡眠時無呼吸症候群（OSAS）

主 訴	昼間の眠気，いびき。
既往歴	なし。
生活歴	製造業の社員，飲酒なし，喫煙なし。
現病歴	この1年間昼間の眠気が著しく，一昨日は起床後，意識混濁を来し，夕方まで意識回復をしなかった。これまで睡眠発作などの症状はなかったが，会社内でも問題となり，かつ，労働災害のおそれがあるため外来受診した。

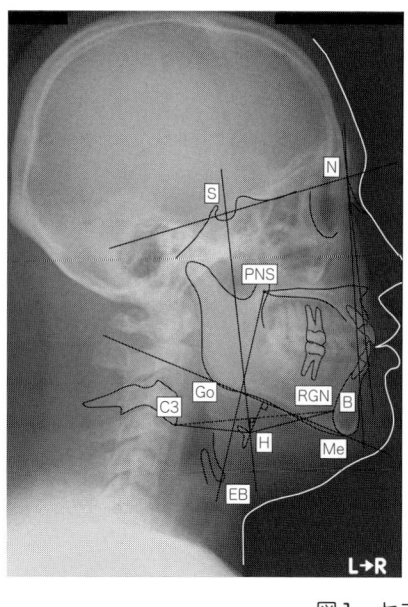

初診時セファロ分析

over jet (OJ)	3.5 mm
SNB	77.5°
ANB	3.3°

→ 骨格的に正常範囲（小顎などの所見なし）

治療前後比較（特に舌骨の位置について）

	初診時	減量後
VAL	120 mm	117 mm
MPH	21.5 mm	15.0 mm
HH1	9.4 mm	1.7 mm
HRGN	55.4 mm	52.1 mm
C3H	47.2 mm	44.4 mm
SH	137.2 mm	129.9 mm

図1 セファログラム（初診時）

MPHとHH1は舌骨の垂直的距離，HRGNとC3Hは舌骨の水平的距離の指標になる。
SHは基本的にS（頭蓋部）の位置は変わらない，もしくは基準として用いるポイントであり，基準点からの舌骨の位置を示す。
overjet（OJ）：上下顎前歯の前後的（水平的）被蓋距離，SNB：下顎骨の前後的位置，ANB：SNA－SNBの値（上下顎の前後的位置），vertical airway length（VAL）：PNS（後鼻棘最後方点）とEb（喉頭蓋の基部）の距離，MPH：H（舌骨最前上方点）からMP平面（下顎下縁平面：MeとGoを結んだ線）へ引いた垂線の長さ，HH1：RGN（下顎結合最後方点）とC3（第3頸椎体部最前下方点）を結んだ線にHから引いた垂線距離，HRGN：HとRGNの距離，C3H：C3とHの距離，SH：S（Sella，トルコ鞍中央点）とHの距離。

■外来初診時から持続陽圧呼吸療法（CPAP）卒業までの経過

1）睡眠外来

身長180 cm，体重122 kg，肥満指数（body mass index：BMI）37.6，14歳ですでに90 kgであり，20歳時の体重は115 kgであった。エプワーススコア14点と昼間の過度の眠気があ

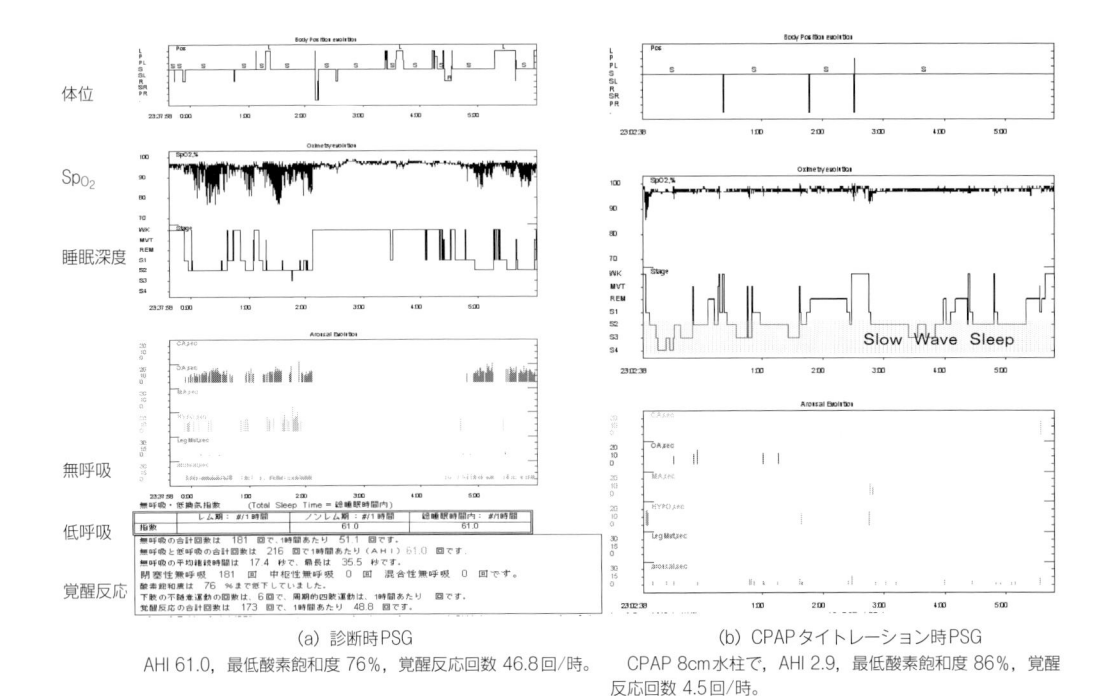

(a) 診断時PSG
AHI 61.0, 最低酸素飽和度 76%, 覚醒反応回数 46.8回/時。

(b) CPAPタイトレーション時PSG
CPAP 8cm水柱で, AHI 2.9, 最低酸素飽和度 86%, 覚醒反応回数 4.5回/時。

図2 診断時PSG

った。睡眠発作, 情動脱力発作はなく, OSASを疑い, 終夜睡眠検査を予約した。セファログラムでは, 小顎などの骨格的な異常がなかった(図1)。

2) 初回ポリソムノグラフィー(PSG)検査

1時間あたりの無呼吸低呼吸指数(apnea-hypopnea index:AHI)は, 61.0と超重症のOSASであった。最低酸素飽和度は76%, 覚醒脳波は1時間あたり46回出現し, 徐波睡眠(slow wave sleep:SWS)はほとんど出現しなかった(図2)。

3) CPAP導入

まず, オート持続陽圧呼吸療法(auto continuous positive airway pressure:auto CPAP)を4～10cm水柱の範囲で導入し, 在宅でのCPAPを導入した。

4) ダイエットプログラム入院

会社からも長期の休みをとってでも治療を受けるようにとのことで, 1カ月間の病欠をとり, ダイエットプログラム入院となった。入院後, 現在のCPAPの圧設定が適当か, 中枢型の無呼吸などが出現していないか, CPAPにより睡眠深度が深くなっているかを確認のため, CPAPタイトレーションを行った。

当初122kgあった体重は栄養指導, 運動療法により10kg減量, 退院となった。

5) CPAPフォローアップ外来からの卒業

CPAP外来に通院しながら, 1カ月ごとに, 107.4, 104.6, 101.6, 99.1, 98.3kgと順調に減量が進んだ。セファログラムでは減量後にOSAS患者の特徴である舌骨の低位が改善されていた(図1)。退院7カ月後, 3日間施行した簡易ポリソムノグラフィー(polysomnography:PSG)検査でAHIは1.1～4.0となり, CPAP卒業とした。

各職種の役割分担

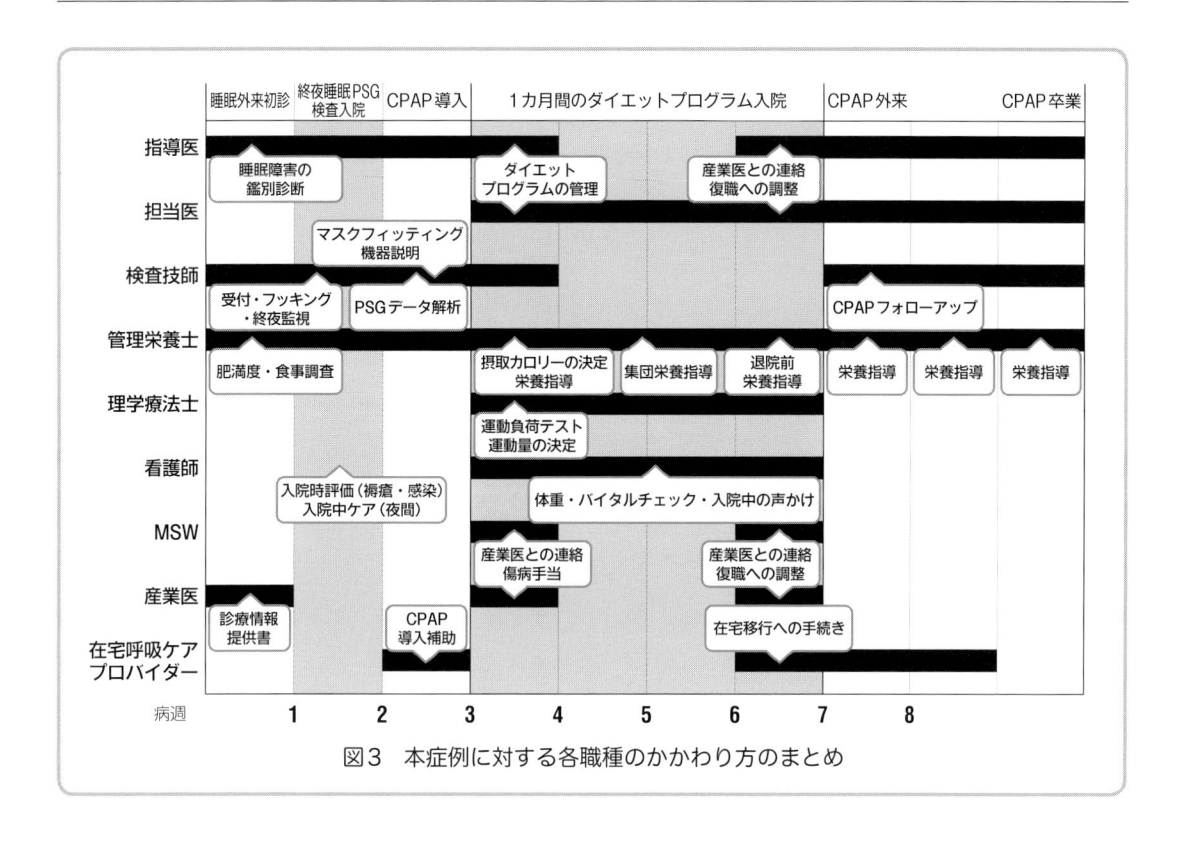

図3 本症例に対する各職種のかかわり方のまとめ

A 初診外来からPSG検査，CPAP導入まで

1 睡眠外来医師の役割

　睡眠外来の体制を整え，睡眠時無呼吸症候群（sleep apnea syndrome：SAS）初診に関しては，専門の医師だけでなく，どの医師も対応できるようにするため，問診票や初診カルテを作成している。また，SASだけでなく，レストレスレッグ症候群，ナルコレプシー，レム行動異常症，睡眠相後退症候群などの睡眠障害の鑑別が問診の過程で可能なように，初診カルテのフォームを作成している（図4）。SASにおいては，合併する高血圧，脳心血管系疾患，糖尿病，高脂血症などの問診票，20歳よりの体重変化などを含んでいる。

　これまでの職域でのスクリーニング検査，簡易PSG検査の結果をもとに，終夜睡眠PSG検査の説明を行い，睡眠検査技師と検査入院の日程を調整する。睡眠検査技師へは，検査時の特記事項〔下肢の周期性四肢運動，チェーン・ストークス呼吸を疑っているのか，終夜睡眠PSG検査に引き続き睡眠潜時反復検査（multiple sleep latency test：MSLT）検査を行うのか〕を伝達する。

　終夜睡眠PSG検査1週間後，睡眠検査技師のレポートをもとに，検査結果と今後の治療方針について説明する。

　CPAPの健康保険適応は，以下の条件を満たせば，在宅CPAPとして保険診療（指導管理料250点，機器加算1,210点）が行われている。特掲診療料の第二部在宅医療としての位置づけ

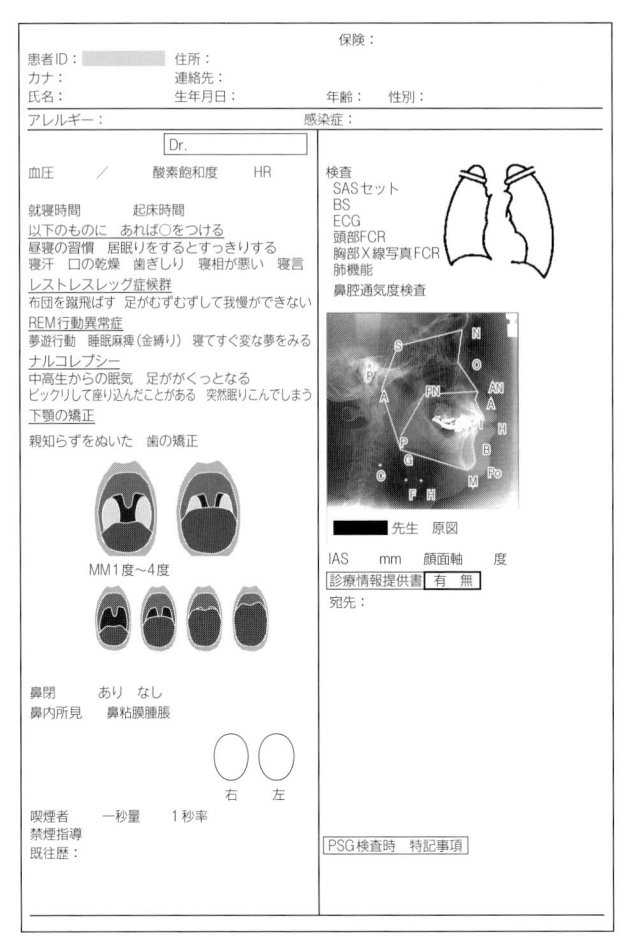

図4 初診カルテのフォーム

であり，在宅酸素療法(home oxygen therapy：HOT)患者と同様，毎月受診が必要である。

ア) AHI 20以上
イ) 日中の傾眠，起床時の頭痛などの自覚症状が強く，日常生活に支障を来している症例
ウ) 睡眠ポリグラフィー上，頻回の睡眠時無呼吸が原因で，睡眠の分断化，深睡眠が著しく減少または欠如し，持続陽圧呼吸療法により睡眠ポリグラフィー上，睡眠の分断が消失，深睡眠が出現し，睡眠段階が正常化する症例

ただし，AHI 40以上である場合は，イの要件を満たせば適応となり，簡易型PSG検査でもCPAPの導入が可能となる[1]。

本症例の場合，診断時PSGで，AHI 61の超重症のSASと診断され，鼻閉などなく，まずCPAPを導入した。重症の閉塞型睡眠時無呼吸症候群(obstructive sleep apnea syndrome：OSAS)では減量に取り組む前に，まず，CPAP療法の成功をめざす。CPAP療法により，日中の眠気や倦怠感，生活の質(quality of life：QOL)の改善，食事・運動療法，ダイエットへの意欲向上が現れ，日常生活のQOLが改善する。また深睡眠を得ることにより成長ホルモンの分泌能力が上がり，脂肪分解能の改善，内臓脂肪量の減少，インスリン抵抗性の改善なども期待される。

```
┌─────────────────────────────────────────────┐
│           診察前の                           │
│         検査技師による指導内容                 │
│  ┌─CPAPについて──────────────────────┐      │
│  │ ・コンプライアンスデータの確認，・CPAPメンテナンス │
│  │ ・マスクフィッティング，・使用のコツをアドバイス　など │
│  └────────────────────────────────┘      │
│       ┌─ダイエット支援────────────────────┐  │
│       │ ・体重測定，・グラフ化体重日記指導，・万歩計チェック │
│       │ ・運動療法，食事療法のすすめ，・モチベーションの維持　など │
│       └────────────────────────────┘  │
│  ┌─生活習慣病についての情報提供─────────────┐   │
│  │ ・飲酒，喫煙，・生活リズムの改善，・メタボチェック │
│  │ ・栄養指導，運動療法予約，・血圧管理　など │
│  └────────────────────────────────┘   │
│       ┌─睡眠衛生──────────────────────┐  │
│       │ ・睡眠環境，・睡眠リズム，体内時計，光の利用，・昼寝の効用 │
│       │ ・アルコールによる睡眠の影響，・睡眠薬　など │
│       └────────────────────────────┘  │
└─────────────────────────────────────────────┘
                      ↓
   指導内容や問題点などをカルテに記載して，医師診察に回す
```

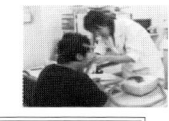

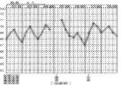

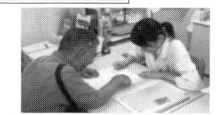

図5　睡眠検査技師の役割

2 睡眠検査技師の役割

検査技師としての役割も睡眠検査のみでなく，CPAPのマスクフィッティング，トラブル対策，体重増加者に対する指導も業務の一つとして含まれる。睡眠検査技師がCPAP卒業を目指してCPAPユーザーを励まし指導する（図5）。

終夜睡眠PSG検査下にCPAPの圧決定を行うことが望ましいが，オートCPAPはいびきによる振動，エアフローリミテーションなどを感知し，自動的にCPAP圧を上下できる機械であり，日本人では4〜12cm水柱の設定で大半が対処可能である。注意すべきことは，マスクフィッティングが十分にできているか，リークはないか，また慢性呼吸不全で認められるレム期の低換気には反応しないことである。肥満肺胞低換気，心不全によるチェーン・ストークス呼吸，中枢型無呼吸では監視下に終夜睡眠PSG検査を行い，CPAP，adaptive servo-ventilation（ASV）タイトレーションが必要である。

本症例の場合，診断時PSG検査で，AHI 61の超重症のSASであり，オートCPAPが有効に作動しているか，睡眠深度が深くなっているか，下肢の不随意運動が出現していないか，などを検査するために，CPAPのマニュアルタイトレーションを行った。その結果，8cm水柱で，無呼吸・低呼吸・いびきとも消失することが確認され，睡眠深度もSWSが出現し，CPAPにより，有効な睡眠がとれていることが確認された（図3）。

3 管理栄養士の役割（図6）

1週間の食事摂取表（飲酒量，間食を含む），生活行動記録を評価，実際に日常生活で，どの程度の消費カロリーがあるのか，ライフコーダ（消費カロリーを表示できる万歩計）を装着し，評価する。摂取カロリー，消費カロリーを明確にし，摂取/消費カロリー差を出す。また，食行動質問票により偏った食生活や生活環境について調査を行う。また，グラフ化体重日誌についても説明する。自宅で1日4回（①起床時，②朝食後，③夕食後，④寝る前）体重を測定，

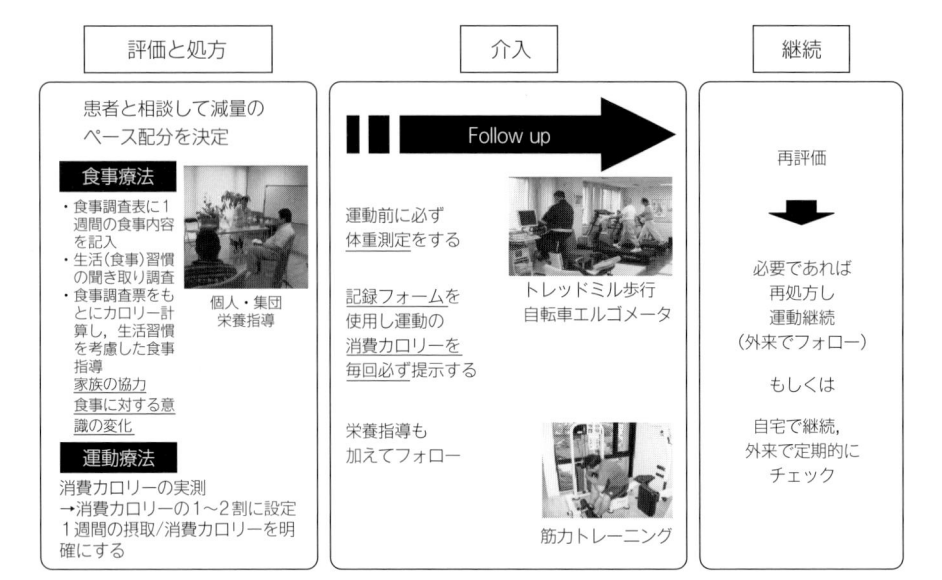

図6 栄養指導から運動指導の流れ

縦軸に体重を100g単位で記入することにより，細かい体重の変動が分かり，減量へのモチベーションを上げることができる。

CPAPユーザーは働き盛りであり，外食や会食の機会が多く「外食・テイクアウトのカロリーガイドブック」（女子栄養大学出版部），「FOOD & COOKING DATAエネルギー早わかり」（女子栄養大学出版部），「早わかり！カロリー・ナビ」（永岡書店），「カロリーハンドブック」（主婦の友社）などを指導に使う。また，食事摂取表の中で，健康に良いと信じられているヨーグルトや黒砂糖，蜂蜜，豆腐，きなこ，青魚，ワイン，チーズなどの摂りすぎがないか，饅頭やケーキなどの間食のカロリーについても説明する。

4 看護師の役割

睡眠検査技師と連携して，SASに合併するメタボリックシンドローム，高血圧に対する配慮をしながら血圧測定，採血，心電図の検査を行う。

5 産業医の役割

スクリーニング検査，就業制限をかけるべき症例，復職判定をどのように行うのか，企業，現場の安全衛生管理者などと話し合うことが重要である。特に職業運転手に対してはSAS疑いであることから解雇に至ったりすることがないように，倫理的な配慮も必要である。**SASの治療を開始後，治療効果が確認できれば，一般健康人と変わらないことを，認識する必要がある**。また，企業内において，メタボリックシンドローム対策と並んで，SASに対する啓発活動が望まれる。

B ダイエット入院[2]

1 担当医の役割

理想的には，減量はOSASがなかった時点の体重まで落とす必要がある。20歳時の体重を基準として，どのくらい体重が増加するとOSASが重症化するか，当院で終夜睡眠PSG検査を行った30〜60歳未満の男性373例に対して検討した。年齢および20歳時BMIを調整した多重回帰分析により，20歳よりのBMIが1

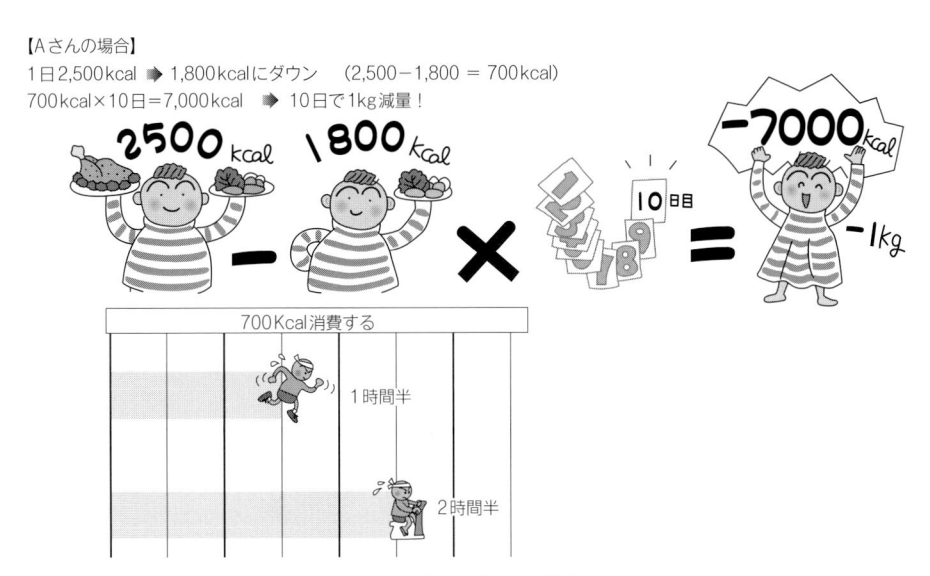

【Aさんの場合】
1日2,500kcal ➡ 1,800kcalにダウン （2,500−1,800 ＝ 700kcal）
700kcal×10日＝7,000kcal ➡ 10日で1kg減量！

図7　やせるための法則

2,500kcalの食事を1,800kcalに減らす。10日間で7,000kcal，これで1kg減量が可能となる。同じカロリー量を運動で補う場合には，毎日，ジョギング1時間半，自転車こぎ2時間半が必要となる。運動だけでは減量ができないことを知ってもらう。(万有製薬患者向け食事療法指導箋より)

増加すると，AHIは3.72 ± 0.32 ($p<0.001$)増加した。この結果，解剖学的因子を考慮に入れない場合は，AHI 40を20下げるためにはBMIを5.4以上減ずる必要がある。本症例では1カ月間という決められた時間内にダイエットを行うためには，減量のペース，運動量と方法を覚えてもらうことに主眼をおいた。

2 管理栄養士の役割

入院翌日に食行動質問表，生活行動調査表，食事内容の聞き取り，偏った食生活や生活環境について調査を行った。以下のような問題点が浮かび上がった。

①朝食を食べず，1日2食
②夕食が遅い（22時以降）
③弁当や外食ばかりの食生活（一人暮らしのため）

1日の摂取カロリー2,800～3,500kcal/日
【朝】なし
【昼】会社の弁当1,000kcal
【夕】

パターンⅠ：コンビニメガ弁当＋カップラーメン＝1,800kcal

パターンⅡ：コンビニハンバーグセット（ハンバーグ2個・唐揚・ソーセージ2本）＋どんぶり飯2杯＝2,500kcal

パターンⅢ：バーガーセット（ハンバーガー1個・フライドポテト・コーラ）＋ハンバーガー2個＝2,000kcal

同時に，肥満についての総合的な知識を深める，肥満の原因，治療の進め方（食事療法と運動療法），グラフ化体重日記の記載方法など，第1回目の栄養指導を行った。医師との相談のもと，2,000kalから10日目には1,800kcalに減らした。入院21日目には，睡眠呼吸障害外来のBMI 25以上を対象にする集団栄養指導にも加わり，以下のメニューを行った。

・肥満の判定をしてみましょう。
・どうして肥満が悪いのか？
・やせるための法則（図7）
・簡単クッキング（ところてんサラダ）
・簡単エクササイズ（消費カロリーを実感）

・ダイエットの誓い

　さらに，退院前日に栄養指導のまとめを行った。

　減量を成功させるために重要なことは，まず，筋肉などの除脂肪体重（lean body mass：LBM）を落とすことなく，体脂肪を落とすことである。1日あたり，摂取/消費カロリー差を1,000kcal程度とし，1週間で約1kg（体脂肪は−7,000kcalで1kg減る）の減量とすれば，LBMの減少はない。25kcal/kgであれば，約150g/日の減量スピードとなり，グラフ化体重日誌をつけている際にも減量の効果が目に見え，モチベーションが上がる。蛋白質の摂取量は1.2〜1.4g/kgと普段より多めにする。糖質は体脂肪の燃焼を促進させるため，200g以上とする。カロリーを大きく制限する場合は，1日2l以上の水分を取り，ケトン体を増加させないようにする。ケトン体が多く，糖が少なくなると，脳神経系ではケトン体をエネルギー源として利用できないため，疲労感が強くなる[3]。超低カロリー療法（very-low calorie diet：VLCD），1食分をマイクロダイエットなどに替えることも効果的である。

3 理学療法士の役割

　OSAS患者の肥満の背景には，食行動のずれ，眠気による活動性低下，運動習慣がないことが挙げられる。また，健常人でも運動習慣がない群では日常運動を行っている群に比べ運動耐容能が落ちていることが知られている。OSASの約7割がBMI 25以上の肥満であり，したがって，運動処方に基づき，運動療法を行い，運動習慣を身につけてもらうことが，1カ月間のダイエットプログラムの目標となる。

　運動と食事療法の併用はLBMの保持などに有効であることが報告されている。筋肉量を増やした方が基礎代謝をはじめ活動時の消費エネルギー量が多くなる。最初に食事療法を行い，減量による低エネルギー食に慣れた後に，運動療法を開始した方が，窒素出納が負出納にならず良い。

　本症例の場合，問題点として，以下のものがあった。
① 閉塞型睡眠時無呼吸症候群
② 肥満による足底筋膜炎

　運動プログラムではまず，身体組成（身長，体重，体脂肪率，除脂肪量，BMI，%IBW）を評価した。

　自転車エルゴメータを用いた漸増運動負荷テストを行い，$\dot{V}O_2$ peakを求める。次に40% $\dot{V}O_2$ peakに相当する歩行スピードを算出，ライフコーダ装着で5分間40% $\dot{V}O_2$ peakの歩行スピードで歩行，5分間歩行終了後，歩行距離と歩数より歩幅を算出し，歩行ペースを患者に把握してもらう。呼気ガス分析装置がない場合はシャトルウォークテストを行い，$\dot{V}O_2$ peakを概算する。

　有酸素運動として，最初は運動強度を40〜60% $\dot{V}O_2$ peak，週2回以上，30分以上のウォーキングを励行する。疲労感に応じ，段階的に負荷を増強し，最終的に60% $\dot{V}O_2$ peakまで上げることが推奨される。

　レジスタンストレーニングは最大筋力の80%負荷を行い，それぞれ10回×3セット行う。腹筋群の筋力トレーニング3種，殿筋群の筋力トレーニング，上肢の筋力トレーニング，ダンベルを使った筋力トレーニング（両上肢挙上運動，ハーフスクワット）を通して行う。そのほか，ストレッチ（股関節屈曲筋群のストレッチ3〜5回，腰部周囲筋のストレッチ3〜5回，体幹筋ストレッチ3〜5回）を行い，筋肉，筋持久力を増強し，柔軟性を高め，安静時代謝量を増大する。息をこらえないように行うのが重要である。

本症例の場合，安静時エネルギー消費量（resting energy expenditure：REE）を3,000 kcal 程度とみなし1〜2割の範囲でのカロリー消費を検討
- トレッドミル歩行運動（時速4km/時，傾斜5％，60分）
- 自転車エルゴメーター（80W，30分）
- 筋力トレーニング（20分）
- 合計カロリー　484 kcal（概算）

を原則として行うように，まず指導した。継続性を高めることを考慮して，余力が出てきたら負荷は変えずに時間を延ばすよう指導した。

入院中は集中して運動量を稼げるため，実際退院してからその半分は続けるよう念頭において促した。特に筋力トレーニングは種類を限定せず，ダンベル，重垂，マシンのいずれにおいてもとにかく長時間かけて実施することを促した。入院中は上記プログラムは必ず実施し，頻度も十分であった。休みの日は60分程度かけて散歩に努めたとのことであった（図8）。

運動療法開始時は足底痛により，歩行は20分，3回に分け実施していたが，徐々に疼痛が軽減したこともあり，連続で行うようになった。他の運動は初期の設定と変えずに継続した。足部の局所のアプローチは特に行わなかったが，運動用の靴はなるだけインソールの厚いものを選んでもらうようにした。

4 医療ソーシャルワーカー・医療事務の役割

入院中の傷病手当の申請，産業医との調整を行った。

C CPAPフォローアップ外来

1 医師の役割

当院では1,769例のCPAP療法導入者のうち，減量によってCPAPを中止できたのは37例（2％），減量によって重症者が中等症以下と

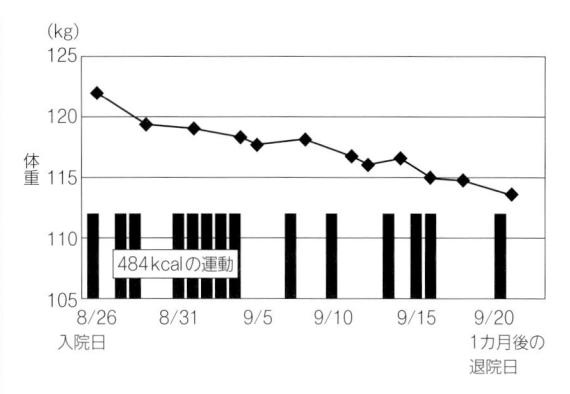

図8　体重の変化と運動の頻度

なり，CPAPから口腔内装具に変更できた例は101例（5.7％）であった。しかし，介入をもっと積極的に行うことにより，さらに減量によるCPAP離脱の効果を上げることが可能であり，何よりも重要なのはOSAS＋肥満に伴う合併症のリスクを減ずることである。

1) CPAPのトラブルとその対処

口鼻の乾燥（特に冬季），鼻出血に対してCPAP加温加湿器の併用，市販の加湿器を室内に使用する。鼻閉に対しては点鼻薬，抗アレルギー薬で改善しない場合は耳鼻咽喉科を受診するように指導する（CPAPの継続率が落ちる最も大きな理由となる）。マスク周囲からのエアリークに対してはマスクの変更を行う。マウスリークに対してはマウステープ，チンストラップを使用する。接触性皮膚炎に対してはステロイドローションを使用する，これも睡眠検査技師と共同して行う。

2) CPAP導入後，眠気が残る場合の対処

睡眠時間を十分とれない，治療を途中で中断してしまう，圧のコントロールが上手くできていない。CPAPのマスクの空気もれ，睡眠薬の不適切な利用，併存症として，むずむず脚症候群・周期性四肢運動障害，ナルコレプシー，特発性過眠症，大うつ病（major depressive disorder：MDD）・全般性不安障害（generalized anxiety disorder：GAD）などの精神疾患，

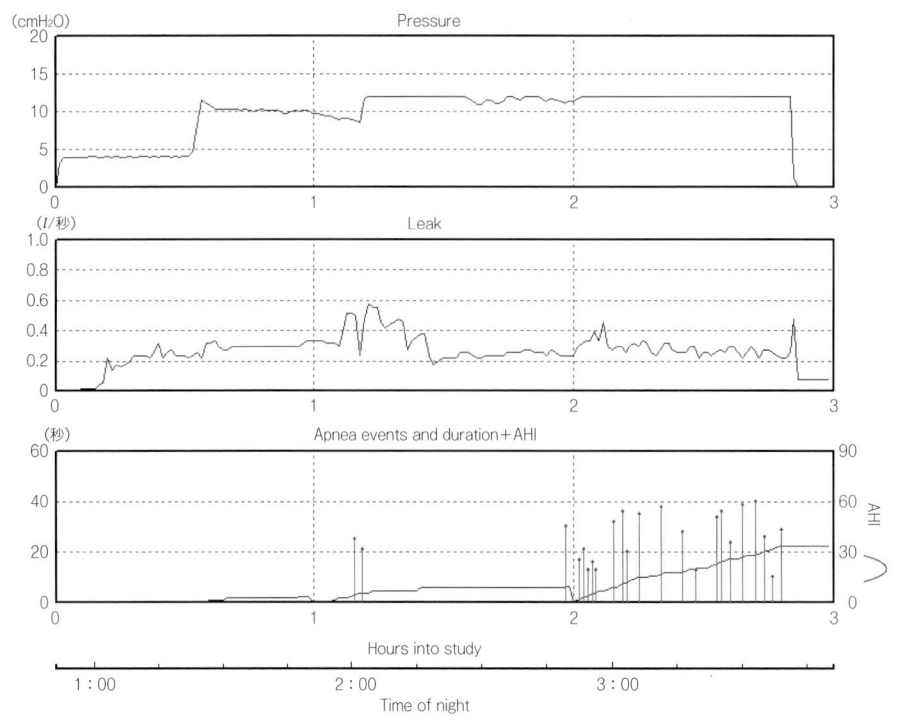

図9 CPAPメモリーカードでの夜間データ（night profile）

CPAPに優先される低酸素脳損傷，半永久的な中枢神経領域疾患などを考慮に入れておく。

3) 口腔内装置・歯科装具の適応を考える

睡眠PSG検査の結果に基づき歯科に口腔内装置作成を依頼した場合に，健康保険適応となる。上下の歯の間に固定して，下顎を前方に引き出すことで咽頭に空間ができ，閉塞を軽減させる。その有効率は70％，AHI 20以下の軽症症例，電源のない場所での利用，night flight（海外出張）などで使用される。

4) 耳鼻咽喉科への紹介

口蓋垂口蓋咽頭形成術（uvulopalatopharyngoplasty：UPPP）などの有効率は全体で約50％とされているが，扁桃腺肥大が重症であり，BMI 30以下の場合，80％が有効との報告がされている。また，鼻腔通気時計などでCPAP導入に支障がないか確認し，問題がある場合は耳鼻咽喉科に受診を勧める。

2 検査技師の役割

1) CPAP使用記録の管理

メモリーカード付きのCPAPが最近では大半を占め，このカードより使用記録をダウンロードし，CPAPユーザーへ適切な指導を行うことも重要な役割である。すなわち，使用時間が適切か，夜間の圧変化はどうか，圧が振り切れていないか，マスクよりのリークはないか，無呼吸・低呼吸はとれているか（図9），毎日の供給圧力，リーク，AHIはどうか（図10），などをチェックし，医師の診察へ回す。

2) CPAP卒業へ向けて

当院ではCPAPユーザーが来院すると，まず，体重・体脂肪率の測定，検査技師があらかじめ渡しているグラフ化体重日記（http://www.ebmdiet.com/main/taijuu.pdf）のチェックを行う。また，CPAPユーザーの一番身近にいる検査技師は，栄養指導でも大きな役割を果たす。たとえば，外食の食品ごとのカロリー

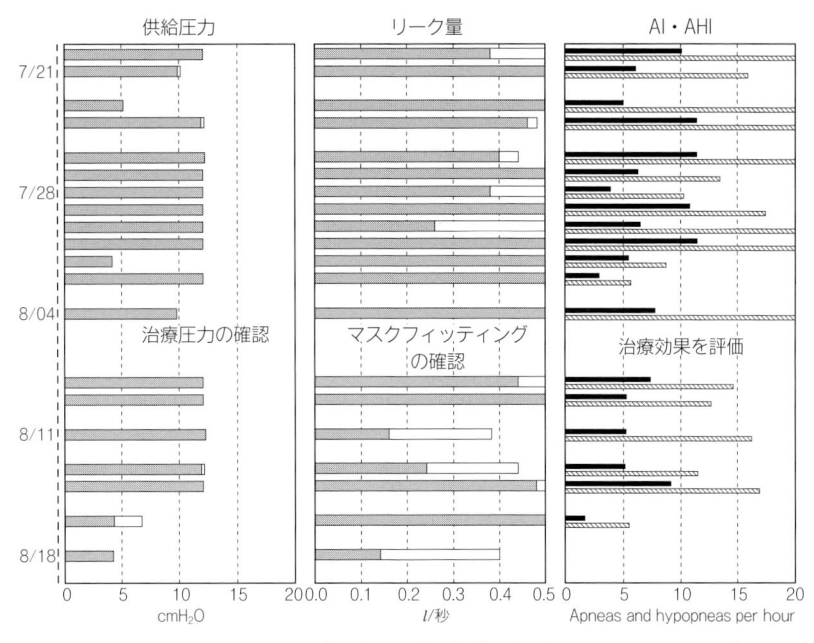

図10 CPAPメモリーデータでの治療データ（treatment profile）

数，酒類のカロリーについてパンフレットを渡す．

3) 新聞の作成，情報の交換

どのようにCPAPに慣れたか，トラブルシューティング，加湿器について，冬季の結露対策，ダイエットによるCPAP卒業を目指して，など題材を決め，毎月A3版の新聞を検査技師が主体となって発行している．快眠CPAPers通信（図11）と題して発行中であり，毎号PDFファイルとしてホームページ（http://www.k-you.or.jp）にアップしている．ユーザーはCPAP管理のため，1カ月に1回受診を行う必要があるが，CPAPers通信は来院に対するモチベーションを上げるうえでも役に立っている．

3 管理栄養士の役割

管理栄養士による栄養指導は，健康保険で生活習慣病がある場合に，健康保険により施行が可能である．

4 理学療法士の役割

1) 運動の継続

入院中の運動量の半分は続けるよう念頭において促した．特に筋力トレーニングは種類を限定せず，ダンベル，重垂，マシンのいずれにおいてもとにかく長時間かけて実施することを促した．

5 地域医療連携室・医療ソーシャルワーカーの役割

当院は内科，特に呼吸器科の単科病院であり，外科的手術が必要な際は耳鼻咽喉科を紹介している．扁桃腺肥大のある症例における扁桃摘出に関しては有用性が高く，また，CPAPの障害となるような鼻閉が強い場合も鼻粘膜のレーザー焼却，外科的アプローチを考慮する必要がある．また，2004年4月，口腔内装置が健康保険の適応となってからはCPAPを中止して，あるいは携帯用に作成することが多くなった．口腔内装置を作成する歯科医との連携，また，歯科医師会に対する啓発も必要である．循

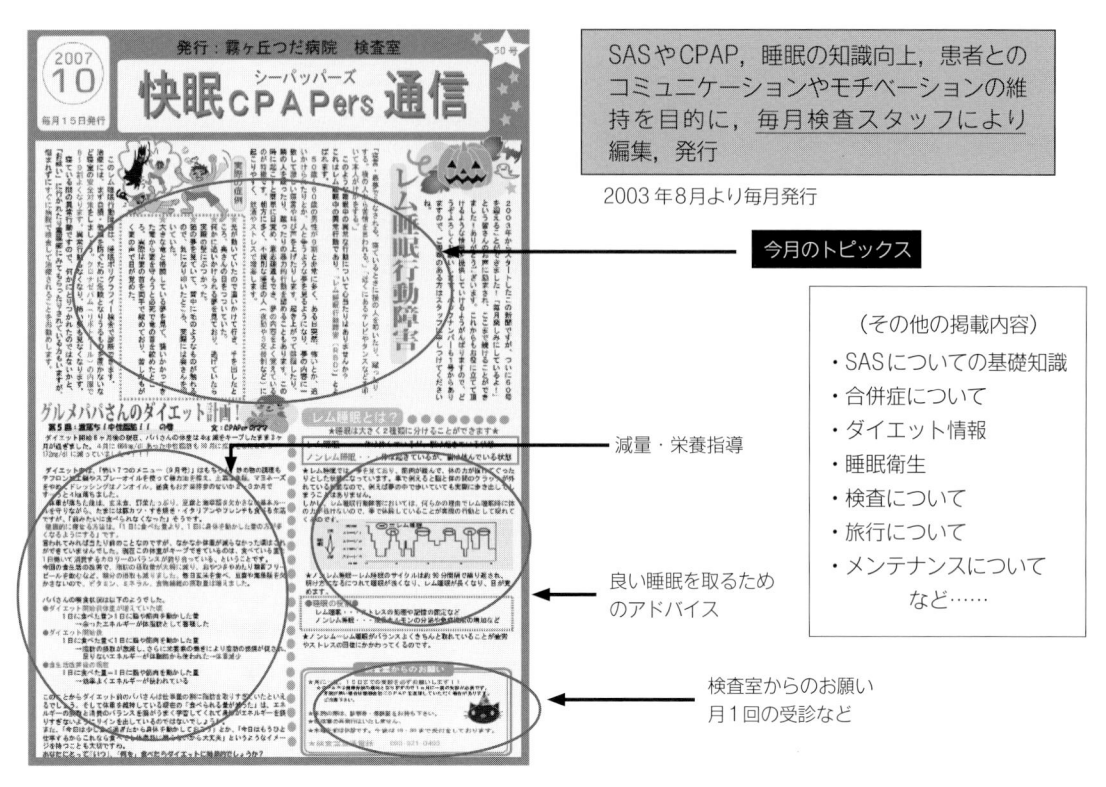

図11 快眠CPAPers通信

環器科との間では虚血性心疾患や心不全の2次予防としてSASの診断、治療だけでなく、SASを治療することにより、将来の高血圧や心疾患・脳血管障害を予防する視点も必要であり、循環器専門病院の中に睡眠検査をセットアップすることも増えてくるであろう。SASだけでなく、ナルコレプシー、レム行動異常症、特発性過眠症、不眠症などの患者をケアするうえでも睡眠を専門とする精神科との連携は欠かせない。図6に示すように、睡眠呼吸障害センターとして、耳鼻科、歯科口腔外科、精神科、神経内科、循環器科、小児科、栄養指導との基本単位の連携だけでなく、上述のかかりつけ医、健診機関、産業医、企業診療所、地域の産業保健推進センターとの連携が必要である。CPAPユーザーでは　もともと高血圧などでかかりつけ医を持っているも多く、また、遠隔地より通院を強制しても、CPAPの継続率は低下すると考えられる。当院ではCPAP管理が安定した時点で、かかりつけ医に逆紹介を行っている（図12）。

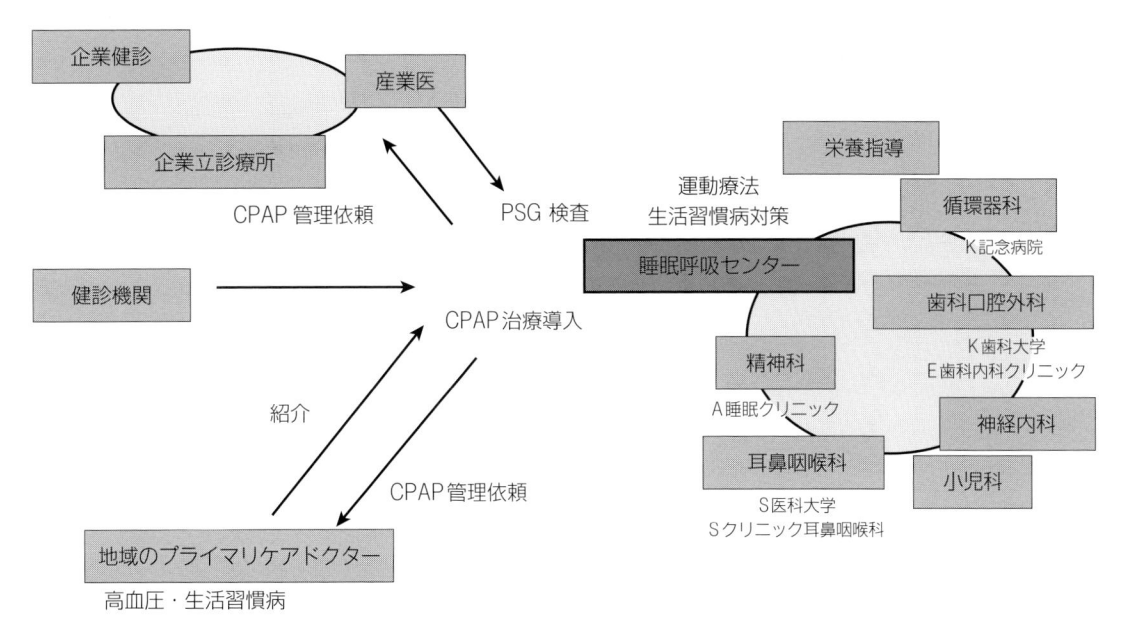

図12 睡眠医療ネットワーク

解　説

　OSASに合併する生活習慣病の予防・治療は極めて重要であり，SASのみの診断・治療にとどまらず，包括的に患者をケアすることが望まれる。中俣ら[4]によれば，高血圧の合併は，AHI 20以上で50％以上，高脂血症は40％前後，糖尿病・高尿酸血症は30％前後，肝機能障害は20〜30％に合併しており，AHI 40以上では94％が何らかの生活習慣病を合併している。SAS患者の15％前後で何らかの耐糖能異常をもつことが示されているが，これは，SASの重症度に従い合併頻度は高くなり，非肥満者でも同様の結果であると報告されており，SASが肥満と独立してインスリン抵抗性を来す可能性も示唆されている。

　OSAS治療のファーストラインとしての位置づけであるCPAPは，眠気の改善や夜間のトイレ回数の減少のほか，QOLの改善（vitality），睡眠の質の改善，夜間と昼間の収縮期血圧，肺動脈圧の減少，交通事故の減少，夜間頻尿の改善，昼間の交感神経活性の低下，除細動後の心房細動の減少，心不全とOSAS患者の左室駆出能の改善が報告されている。特に，10年間の重症OSAS患者に対するCPAP治療による予後をみた報告では，狭心症・心筋梗塞・脳梗塞など心血管系イベントは，非OSAS患者や軽症OSAS患者と同様にまで抑えられる[5]。また，CPAP導入により合併する疾患のコントロールが良くなることで，医療費の軽減につながっている。CPAPの有効率は90％を超え，眠気の改善など自覚症状の改善がある症例では受け入れは高い。継続率70％以上であるが，毎日4時間以上 週5晩以上使用できている例は50％を下回ることが多い。

引用文献

1) 成人の睡眠時無呼吸症候群診断と治療のためのガイドライン. 東京:日本呼吸器学会, 2005.
2) 津田 徹, 大池貴行, 江里口杏平, ほか. 栄養・運動療法・体位療法の進め方. Medical Practice 2008;25:1215-20.
3) 上田伸男. 肥満治療の実際. New Diet Therapy 1988;4:199-204.
4) 中俣正美, 中山秀章, 佐藤 誠, ほか. 睡眠時無呼吸症候群患者における生活習慣病の合併について. 日本呼吸管理学会誌 2002;12:250-5.
5) Marin JM, Carrizo SJ, Vincente E, et al. Long-term cardiovascular outcomes in men with obstructive sleep apnoea-hypopnoea with or without treatment with continuous positive airway pressure: an observational study. Lancet 2005;365:1046-53.

〔医療法人社団恵友会霧ヶ丘つだ病院　津田　徹,
医療法人社団恵友会霧ヶ丘つだ病院(検査技師)　森槌康貴,
医療法人社団恵友会霧ヶ丘つだ病院(理学療法士)　江里口杏平,
医療法人社団恵友会霧ヶ丘つだ病院(管理栄養士)　宗まりこ
Faculty of Dentistry, The University of British Columbia　津田緩子〕

2. エビデンスの明らかでない疾患

1 COPDの慢性期

[症例] 73歳，男性，NPPV導入後，急性増悪時にステロイド吸入療法が著効を示し，在宅で長期NPPVを行ったCOPD

主 訴	発熱・呼吸困難。
既往歴	小児喘息，53歳より高血圧。
家族歴	母は59歳で脳出血により死亡，息子は気管支喘息。
喫煙歴	30本/日(20〜62歳)。
現病歴	57歳より慢性気管支炎で他院に通院し，58歳よりインタールを吸入していた。退職を境に，3月に息ぎれで当院を受診，%VC 66.3，FEV_1 0.54l，%FEV_1 21.9%，労作時Sp_{O_2} 85%，ヘリオスで在宅酸素療法(home oxygen therapy：HOT)開始，2年後の5月に急に歩けなくなり，K 1.9mEq/lとなった。入院精査で左副腎腫瘍，原発性アルドステロン症が発見され保存的治療で良好であった。同年10月，睡眠時無呼吸症候群(sleep apnea syndrome：SAS)疑いで入院するもポリソムノグラフィー(polysomnography：PSG)を施行できず，11月急性増悪で入院し，非侵襲的陽圧換気療法(noninvasive positive pressure ventilation：NPPV)を導入，翌7月機種変更，HOT＋NPPVで順調であったが，急用による長時間自動車旅行をきっかけに10月全身倦怠感・微熱を訴え入院となる。
入院時所見	入院時PS 3，H-J Ⅳ，身長167cm，体重76.5kg，体温37℃，聴診で肺に副雑音を認めず，浮腫は認めなかった。1.5l/分 O_2でSp_{O_2} 90%，C反応性蛋白(C-reactive protein：CRP) 4.17mg/ml，白血球数(white blood cell：WBC) 6,800，好酸球(eosinophil：EOS) 6%，Na 141mEq/l，K 4.1mEq/l，Cl 98mEq/l，IgE 567，Asp抗体(＋)，検痰で特記することはなかった。胸部単純X線写真と胸部コンピュータ断層撮影(computed tomography：CT)では上肺野の軽度の気腫性病変を認め，肺炎像はなかった。

■入院後の経過

酸素1.5l/分でPa_{O_2} 61.5Torr，Pa_{CO_2} 78.0Torr，pH 7.339，使用薬はアルダクトンA® 25 1T 1×，ノルバスク®5 1T 1×，クラリスロマイシン(clarithromycin：CAM) 200 1T×，テオドール® 100 2T 2×，ムコダイン® 2T 2×，アスパラK® 2T 2×，ブロチゾラン® 1T 1×，スピリバ®(チオトロピウム)朝1回吸入であった。マキシピーム®[セフェピム(cefepime：CFPM)]1g×2を開始(10月4日〜11日)，呼吸困難のためNPPV(NIPネーザル®Ⅲ，以下NIP-Ⅲ)を休止したが，同11日よりNPPVを再開したところ，翌日より37℃台の発熱を認めた。同15日よりユナシン-S®[スルバクタム(sulbactam：SBT)/アンピシリン(ampicilin：ABPC)]の投与を開始(〜同31日まで)した。同16日，BiPAP Vision®に変更したところ，酸素化不良，呼吸困難を認めほとんど装着できず，Pa_{CO_2} 80〜90Torr台であった。そこで同31日より，NPPV時の理学療法(呼吸介助法など)を開始し，11月1日薬剤師

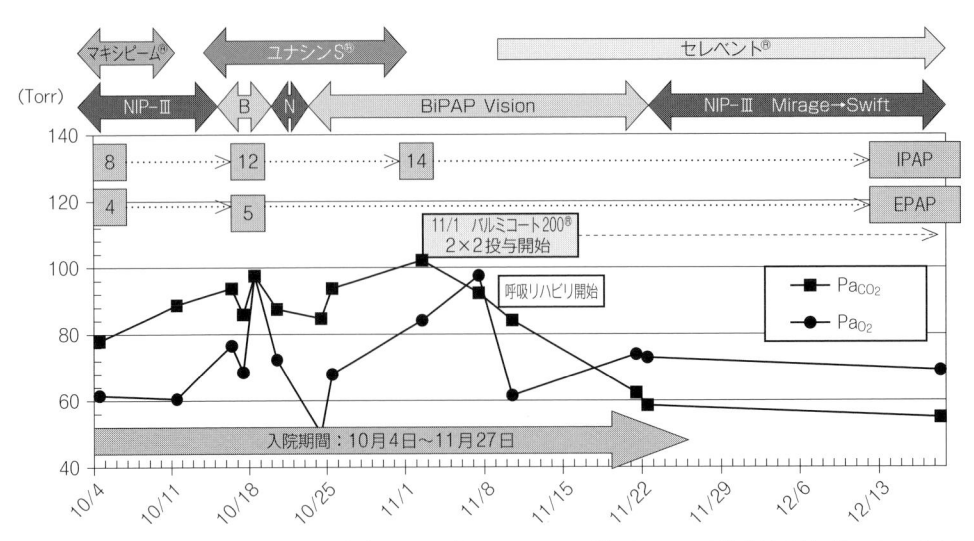

図1 COPDの急性増悪期に，ブデソニド（パルミコート®）吸入と理学療法が有効であった長期NPPV例の血液ガスデータ（症例）

に吸入指導をしてもらい，パルミコート®（ブデソニド）200を1回2吸入1日2回で開始し，翌日Pa$_{CO_2}$ 102Torrのため吸気気道腸圧（inspiratory positive airway pressure：IPAP）/呼気気道陽圧（expiratory positive airway pressure：EPAP）（cmH$_2$O）を12/4から14/4に変更した。同10日セレベント®（サロメテロール）および歩行リハビリを開始，同22日NIP-Ⅲに変更し（MirageマスクからSwiftマスクに変更），1回2時間の装着を継続したところ，Pa$_{CO_2}$ 58Torrとなり退院し通院中である。NPPV使用時は楽であるが，労作時は苦しいと訴え，自宅で自転車エルゴメータによる運動を施行中であった。2年3カ月後の現在，数時間の在宅NPPVを実施し，本人のNPPVへの満足度も高く，安定した血液ガスレベルを維持している。図1に急性増悪入院後の経過を示した。

■考察

ステロイド吸入により呼吸困難が改善したため，NPPVのIPAP圧を上げられたこと，理学療法士の呼吸介助による換気の改善が急性増悪からの回復に有効であった。

■本症例の医学的問題

COPDの急性増悪期のNPPVはエビデンスAであるのになぜ慢性期の慢性閉塞性肺疾患（chronic obstructive pulmonary disease：COPD）に対するNPPVはエビデンスが明らかでないとされるのか[1)2)]。肺結核後遺症や脊椎胸郭変形症，あるいは神経筋疾患との違いは何なのか。そのためには，COPDがどんな病気かを知る必要がある。

1）COPDは末梢気道病変（閉塞性細気管支炎）と肺胞の破壊で生じた進行性の慢性気流制限を特徴とする

The Global Initiative for Chronic Obstructive Lung Disease（GOLD）[2)]によれば，COPDは完全には可逆的でない気流制限を特徴とし，この気流制限は通常進行性で，有害な粒子（タバコなど）やガスに対する肺の異常な炎症反応と関連しているとされる。この慢性の気流制限は，末梢気道病変（閉塞性細気管支炎）と肺胞の破壊（肺気腫）が混ざり合って生じ，患者に

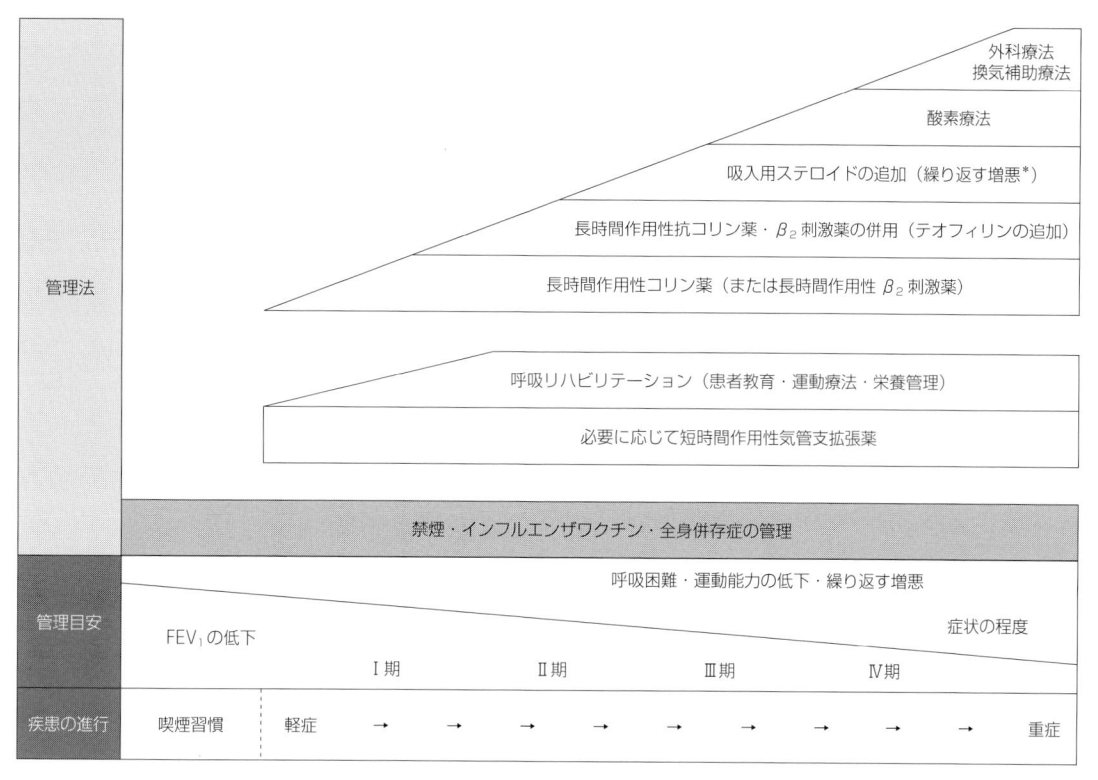

図2 安定期COPDの管理

FEV₁の低下だけでなく，症状の程度を加味し，重症度を総合的に判断したうえで治療法を決める。
増悪を繰り返す症例には，長時間作用性気管支拡張薬に加えて吸入用ステロイドや喀痰調整役の追加を考慮する。
COPDの病期分類：FEV₁/FVC＜70％は共通．A期：軽度の気流閉塞（％FEV₁％≧80％），B期：中等度の気流閉塞（50％≦FEV₁％＜80％），C期：高度の気流閉塞（30％≦FEV₁％＜50％），D期：極めて高度の気流閉塞（FEV₁％＜30％，あるいはFEV₁％＜50％かつ慢性呼吸不全合併）．
〔文献3）C．安定期の管理．日本呼吸器学会COPDガイドライン第3版作成委員会，編．COPD（慢性閉塞性肺疾患）診断と治療のためのガイドライン，第3版．東京：メディカルビュー社，2009：76より引用，改変〕

よってそのおのおのの寄与の大きさの比率は異なるとされている。

2) COPDは過膨張，ガス交換障害，肺高血圧を合併する

末梢気道の炎症と狭窄により1秒量は低下し呼気時のエアトラッピングが進行し過膨張となり，運動時の呼吸困難と運動能力の低下を来す。一方で，肺気腫による肺胞の破壊と肺血管床の減少および末梢気道の狭窄は，換気血流比の不均等，低酸素血症の原因となり，重症時には呼吸筋機能障害とともに換気を減少させ高二酸化炭素血症につながる。また，肺動脈の低酸素性血管収縮により肺高血圧症が起こり，これが進行すれば右室肥大（肺性心），右心不全に至る。

3) COPDは全身疾患である

COPDの全身的影響とは，悪液質，体重減少，骨格筋量の減少，廃用性筋萎縮，骨粗しょう症，抑うつ症，正芽球性正色素性貧血，心血管疾病の危険度増加などである。

COPDの，個々の患者に対する影響の大きさは，気流制限の程度のみでなく，息ぎれや運動能力低下などの重症度，全身症状，併存症などに左右される。したがって，COPDの治療は多様で，チーム医療で進めるべきである。

表1　COPD慢性期のNPPVの基準

1. あるいは2. に示すような自・他覚症状があり，3. の(a)〜(c)のいずれかを満たす場合。

1. 呼吸困難感，起床時の頭痛・頭重感，過度の眠気などの自覚症状がある。
2. 体重増加・頸静脈の怒張・下肢の浮腫などの肺性心の徴候。
3. (a) $Pa_{CO_2} \geq 55$ Torr
   Pa_{CO_2}の評価は，酸素吸入症例では，処方流量下の酸素吸入時のPa_{CO_2}，酸素吸入をしていない症例の場合，室内気下で評価する。
   (b) $Pa_{CO_2} < 55$ Torrであるが，夜間の低換気による低酸素血症を認める症例。夜間の酸素処方流量下に終夜PSGあるいはSp_{O_2}モニターを実施し，$Sp_{O_2} < 90\%$が5分間以上継続するか，あるいは全体の10％以上を占める症例。またはOSAS合併症例で，nCPAPのみでは夜間の無呼吸，自覚症状が改善しない症例。
   (c) 安定期で$Pa_{CO_2} < 55$Torrであるが，高二酸化炭素血症を伴う急性増悪入院を繰り返す症例。

〔文献4) 日本呼吸器学会NPPVガイドライン作成委員会，編．2. COPD (慢性期)．NPPV (非侵襲的換気療法) ガイドライン．東京：南江堂，2006：71-3より引用〕

■安定期COPDの管理

現在日本呼吸器学会[4]で推奨されている治療を下記に示す。

1) 重症度に応じて治療を追加する

安定期COPDの治療戦略は，疾患の重症度および症状の重症度に応じて治療を追加する。図2はGOLD[2]による，COPDの各病期における治療法を示したものである。

■安定期における換気サポート

1) NPPVの効果

NPPVの効果としては，自覚症状の改善（頭痛，倦怠感，息ぎれ，食欲など），運動耐容能の改善，呼吸筋力の改善，在宅率の向上（入院回数，入院日数の改善），生活の質 (quality of life：QOL) の向上，効果の持続（動脈血ガス），生存率の向上が挙げられている。

2) 安定期のNPPVの一般的な評価

急性期のCOPDに対するNPPVの有効性は確立しているが，慢性期のCOPDに対する長期NPPVの効果はまだ確立していない[1)2)]。NPPVと長期酸素療法 (long term oxygen therapy：LTOT) を組み合わせることにより予後が改善するとの報告があるが，まだこの組み合わせが推奨レベルには達していない。しかし一方では，LTOTにNPPVを併用するとLTOT単独より高二酸化炭素血症を改善したり息ぎれが楽になる患者がいるとされており[5)6)]，一部の患者特に日中の二酸化炭素血症の高度な患者においてある程度の有用性があるとされている[2)〜4)]。在宅NPPVを実施したCOPD例の予後は結核後遺症より悪く，NPPVの5年継続率は43％[7)]，37％[8)]，26.4％[9)]等である。

3) 在宅への移行期

COPD患者の呼吸ケアは，薬物療法，酸素療法，栄養療法，呼吸リハビリテーションなど包括的に実施する。これらの包括的内科治療を最大限に行っても睡眠時呼吸障害の症状や肺性心の症状があり，高二酸化炭素血症や，夜間の低酸素血症，急性増悪を繰り返す時は，慢性期のNPPVの適応となる。呼吸器学会[3]のNPPVガイドラインの慢性期COPDにおけるNPPVの導入基準は表1に示す。日本におけるNPPVの基礎疾患としてのCOPD比率は，31％[10)]，29％[11)]との報告がある。また在宅NPPVを実施している全国の一般病院および国立病院機構政策医療ネットワークの病院 (2001年，2004年および2007年に施設数 41/64/70施設；HOT患者数 5,061/6,003/6,203名；NPPV患者数 614/1,164/1,290名) に対するアンケート（以下，上記アンケート）で，COPDによるHOT患者でNPPVを開始する予測比率は17〜18％であった。一方，慢性期COPDのNPPV導入優先項目 (2007年) は，Pa_{CO_2}値，頻回の入院，自覚症状，夜間低酸素血症，肺性心の順であった。NPPVの患者教育は，医師および看

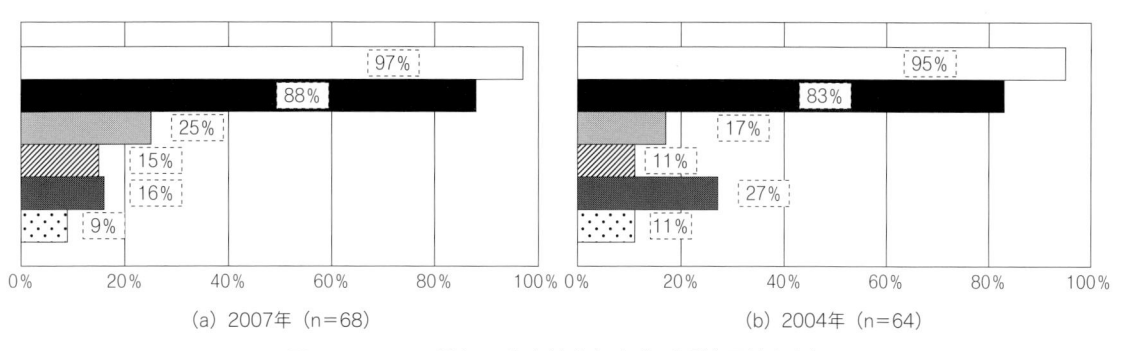

図3　NPPVに関わる患者教育担当者（重複回答あり）
(a) 2007年（n=68）　(b) 2004年（n=64）
□医師，■看護士，▨理学療法士，▨臨床工学技士，▨呼吸療法認定士，⋯その他。

護師が主な担い手であったが，理学療法士，呼吸療法認定士，臨床工学技士の比重も増してきた（図3）。

各職種の役割分担

1 医師の役割

　医師の役割は，総括的な患者評価と方針決定である。患者の評価は，肺機能，動脈血ガス，運動耐容能，栄養評価などを含む。教育内容としては，禁煙，呼吸リハビリテーション，薬物療法，栄養療法，感染予防，急性増悪予防と増悪時対策は基本的な項目として必要である。NPPVそのものに関わる役割としてはNPPV適応の決定，患者および家族への説明，マスク選択，NPPV条件の設定，在宅移行にあたっては在宅酸素処方，在宅NPPV処方，必要な患者には在宅医への診療情報提供，訪問看護ステーションへの訪問看護の指示を行う。

1）導入期
①患者への説明
　治療を始める前に，現在の病状，睡眠時の低換気，換気補助の必要性，期待される効果，副作用などを医師から患者と家族に説明する。これは治療に対する不安感を取り除いて治療へのやる気を高めるために不可欠である。
②日中の使用と初期条件設定
　マスクを顔に軽く当て，十分な酸素投与（5～10 l/分）を行いつつ，低いIPAP（6～8cmH$_2$O），EPAP（2～4cmH$_2$O），Sモードで呼吸練習を行う。パルスオキシメータによるモニターでSp$_{O_2}$ 95％以上となるように酸素流量を調節する。慣れたらマスクを固定する。エアリークをチェックし，20～30分継続できたら動脈血ガス分析を行う。うまくできそうなら，ヘッドギアを固定して治療を続ける。数日かけて日中2～3時間連続して使用できるよう練習し，この間に胸郭の動きや呼吸数，Sp$_{O_2}$や動脈血ガスを見ながら装置の条件設定を調整する。装置の操作，マスクの着脱と手入れを患者一人で行えるよう指導する。

　最初の条件設定はSTモード，EPAP 4cmH$_2$O，IPAPは6～8cmH$_2$Oから始めることが多い。STモードでのバックアップの呼吸数は，安静時の呼吸数より2～4回少なく設定する。患者の呼吸と人工呼吸器が同調しているか，胸郭の動き，人工呼吸器の作動音，患者の自発呼吸をよく観察して判断する。STモードで自発呼吸と装置の圧力が同調しない場合はTモードに変更する。その場合，呼吸数は自発呼

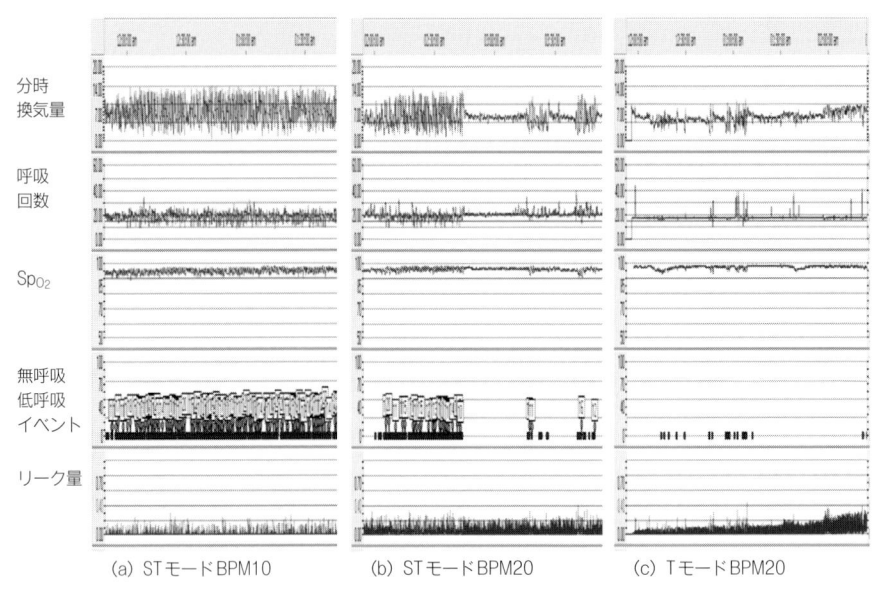

図4 NPPV導入以後再調整

(a) STモードBPM10　(b) STモードBPM20　(c) TモードBPM20

呼吸数ごとのモードの変更により，酸素化が改善した。

表2 COPDにおける代表的な設定条件

	方法1 ($Pa_{CO_2} \geq 55$ Torr症例のPa_{CO_2}の目標値)	方法2 (夜間低換気・OSAHS合併を認める症例)
モード	ST	ST
EPAP	4 cmH_2O	8〜10 cmH_2O
IPAP	8〜12 cmH_2O	12〜18 cmH_2O
呼吸回数	12回/分ないし安静時の呼吸数より2〜4少なく	12回/分ないし安静時の呼吸数より2〜4少なく
% IPAP	30〜40	25〜40
吸気酸素量	Sp_{O_2} 95%以上を維持できる流量で，フルフェイスマスクでは増量	
マスク	鼻マスク，開口著しい時フルフェイス	
ライズタイム	0.05〜0.1秒	

〔文献1）Mehta S, Hill NS. State of the art : Noninvasive ventilation. Am J Respir Crit Care Med 2001 ; 163 : 540-77より引用，一部改変〕

吸と同じか数回多めにし，圧力も高めに設定して，自発呼吸を止めて呼吸器のフローに乗って呼吸するよう説明する．呼吸器の作動状況とSp_{O_2}が同時にモニターできる機器は有用である（図4）．Sp_{O_2}は95%を目標に酸素流量を調節する．なお，気腫性肺嚢胞や気胸の既往がある場合には，気胸の発現に注意して慎重に調整する．代表的な設定とされるのは，表2に挙げた2つの条件である．呼吸数については，12回にこだわらずに本人の安静時の呼吸数より2〜3回低く設定する方法でもよい．吸気・呼気感度や，ライズタイムなども実際に装着してもらって，快適に感じる条件に設定していく．一般にCOPDでは，呼気感度は鋭敏に，ライズタイムは0.05〜0.1秒に設定することが多い．

③夜間就寝時の使用

日中数時間できるようになったら，夜間就寝時の使用を試す．終夜Sp_{O_2}が90%以上になるように酸素投与量を調節する．夜間に著しい開口や口呼吸が続く場合には，チンストラップや

フェイスマスクの使用を検討する。NPPVの有効性を，睡眠中のSp_{O_2}モニター（$Sp_{O_2} \geq 90\%$に保つ），起床時の頭痛，倦怠感など患者の自覚症状の改善度，動脈血ガスなどから確認する。

2 看護師の役割

1) 導入期

酸素流量計，パルスオキシメータを準備する。安静時の呼吸パターンをよく観察する。装置を組み立ててベッドサイドに運ぶ。マスクを顔に当てて，患者の顔や鼻の形状に適したマスクを選択する。正しいフィッティングは，治療を継続するために非常に大切である（コラム1）。

2) 在宅への移行期

さらに，患者は自分の病気を理解しているか，どういう時に息切れが増悪し，どうすれば楽になるか，酸素処方は守られているか，歩行入浴の指導に及ぶ。薬の作用を理解し，処方通りに服薬できているか，食事は偏りなくできているか，など。NPPVについては，導入初期から，維持期，在宅移行まで全面的に具体的，かつ詳細に関わる（コラム2）。

3 理学療法士の役割

NPPV患者にとっても，呼吸訓練，運動療法は重要である。呼吸訓練，パニック指導を行った後運動療法を行う。運動療法の生理学的原則は，①運動様式（下肢訓練，上肢訓練等）により効果に特異性がある，②ある程度の運動強度が必要である，③中断すると効果は消失する，であり，継続のための意欲，習慣の維持が重要である。当院では病院全体の行事として，1995年からHOT患者を対象に年2回在宅酸素の会を開き，常に理学療法士による呼吸理学療

コラム1 導入時のポイント

①回路は正しく接続されているか，②マスクは正しく装着されているか，マスクの大きさや位置は患者に合っているか，③酸素流量の確認，④加湿器の水および電源の確認，⑤Sp_{O_2}確認（開始数分後，開始30分後，終了直前，息苦しさを訴えた時，マスクからのもれのある時）。

コラム2 NPPV成功のポイント

①主治医から操作方法の説明を受けているかを確認，②NPPVパンフレットを渡し，NPPV操作が手順通りにできているかを確認（NPPV開始時および終了時），③開始から4日間くらいは夜間Sp_{O_2}をモニターする（開始時，24時，3時など），④マスクのずれや開口確認（必要ならSp_{O_2}測定），開口によるSp_{O_2}低下があればチンストラップやフルフェイスマスクを使用，⑤開口による口渇があれば加湿を確認，⑥消灯時に加湿器の水補充を確認，⑥人工呼吸器と患者呼吸が著しく合わない時は設定条件変更を要する。

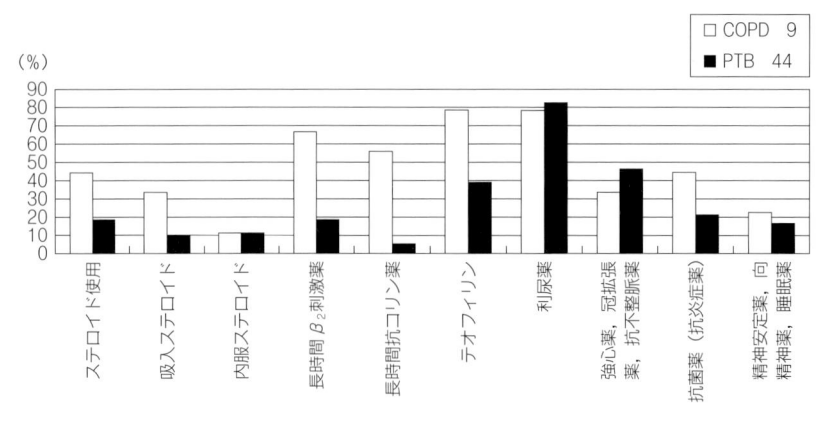

図5　NPPV例における疾患別にみた薬物療法

法の実技指導を20～30分実施している。長期NPPV患者の短期呼吸教育入院プログラムでは，理学療法士による実地歩行訓練が最も好評であった。

NPPVの導入時にあたっても，呼吸介助法を実施できれば，機械への同調が良くなり導入がスムーズである。急性増悪時の介助呼吸も有用で，さらにBiPAP Vision®などモニター画面を見ながら実施できればより有効である（コラム3）。

上記アンケートでも過半数が導入時の工夫として呼吸パターンのモニター，呼吸介助を挙げている。歩行中の酸素とNPPVの併用が，酸素単独に比べて酸素化と6分歩行距離を改善しBorgスケールによる呼吸困難感を軽減したとの報告がある。

4 臨床工学技士の役割

医療の安全の観点からも臨床工学技士がNPPVに関わる病院が増えている。国立病院機構東京病院でも医療安全委員会の下に人工呼吸器部会を設け，医師，看護師長，医療安全室長，臨床工学技士，事務が参加し，病院スタッフ教育（医師，看護師，理学療法士など）と呼吸器の整備，その他人工呼吸に関わる問題に対処している。臨床工学技士は，要望に応じてNPPV機器を常に使えるよう整備し，機器のトラブルに対応する。

コラム3　導入時，急性増悪時の一工夫

①パルスオキシメータを患者につける。②マスクをうまく装着できているかどうか確認する。③器械と呼吸が同調しているか観察する。④うまくいっていない時は介助呼吸法を行う（力を抜いて，私の指示に従って）。苦しくないか呼吸が楽になったか聞きながら実施する。⑤BiPAP Vision®等モニターを活用し，リークなく，換気の増大していることを確かめる。⑥酸素化の改善をパルスオキシメータで確認する（少なくともSp_{O_2} 90％以上，できれば95％以上）。⑦患者にも換気の増加と酸素化の改善を確認してもらう。

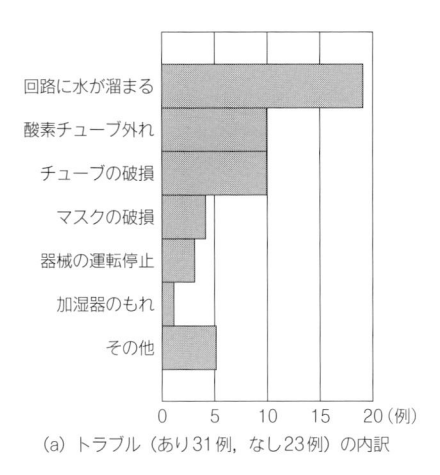

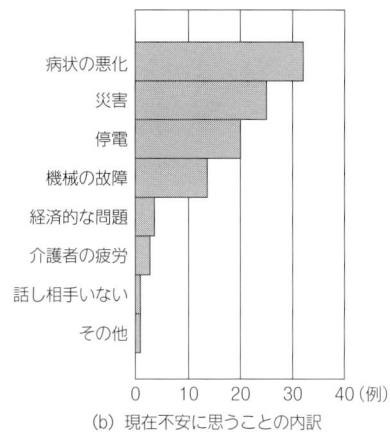

図6 在宅でのNPPV療法患者のトラブル，不安に思うことの内訳（複数回あり，n＝54）（筆者らのアンケート調査より）

5 薬剤師の役割

　薬物療法はCOPD治療の中心である。薬剤師は服薬指導を受けもつ。特に吸入療法は，やり方次第で有効性が異なるので具体的な指導が重要である。図5は当院における，疾患別にみたNPPV患者の薬物療法を示したものである。肺結核後遺症と比べて，COPD患者では気管支拡張薬とステロイドの使用率が高い傾向にあるが，利尿薬は同程度であった。

6 栄養士の役割

　COPDは全身疾患であり，栄養状態は症状，障害，予後の重要な決定因子で，肥満指数(body mass index：BMI)の低下はCOPDの死亡率に対する独立した予後因子である。栄養指導は患者教育の重要な一環である。食事摂取量の低下や栄養バランスの乱れの是正が必要である。なぜ食事摂取量が低下しているのか，細かく検討する。歯科治療，合併症の治療，量を減らして回数を多く，調理方法など栄養士に相談，その指導を受ける。栄養補助療法のみでは十分でなく運動療法との組み合わせが重要とされ，またNPPVにより栄養状態が改善したとの報告もある。

7 医療社会事業士の役割

　医療社会事業士(medical social worker：MSW)の役割は，社会資源の活用である。医療費は常に問題であり，HOTとの併用が必要であればNPPVは大きな医療負担を課すので（巻末の付表参照），可能ならば身体障害者手帳の申請手続きをした方がよい。

8 酸素業者，人工呼吸器業者の役割

　在宅における酸素療法機器および人工呼吸器を提供し，維持管理にあたる。こうした機器のトラブルは避けられないし，患者の不安感も非常に強い。当院のNPPV患者54例のアンケートでは，不安項目として，停電，機器の故障，病状の悪化が高率であった（図6）。呼吸器業者は24時間対応を必要とするが，NPPV業者アンケートでは，トラブルの約半数はマスク関連（破損，フィッティング不良など）で，結露によるトラブル，同調不良，NPPV機器の故障がこれに次いだという。

9 在宅医の役割

　在宅移行にあたっては，在宅医や訪問看護ステーションとの連携も必要になる。上記アンケ

ートでは，在宅移行にあたり工夫していることは，病診連携，訪問看護が，半数以上を占め，次いで往診，在宅モニターであった。在宅医から依頼を受けて病院がNPPVの導入指導を行い，日常は在宅医の診療を受け，急性増悪時に病院に入院するという連携ができれば，患者，病院，診療所の3者にとって好都合である。

10 訪問看護ステーションの役割

訪問看護ステーションとは早期から連絡をとり，退院前共同指導を実施しておくと在宅移行が円滑である。また訪問看護師によるバイタルサイン，聴診所見，パルスオキシメータによるチェックなどが在宅での病状評価に役立つ。高齢者ではNPPV機器回路の洗浄，回路交換を行っているところもある。増悪時にも患者が相談しやすく，増悪状況がより詳細に把握され対応がすみやかである。

解 説

1. 導入の実際

導入は最も重要である。治療の成功は，導入がうまくいくかどうかで決まる。上記アンケートでは，NPPV導入時困ったこととして，同調不良，マスクの問題，痰量が多い，酸素化不良の4つが大きい要因として挙げられた。主なトラブルと対策については表4に示した。

2. 在宅移行についての問題点

上記アンケートでは，在宅NPPV導入困難例はほとんどすべての施設が経験し，その要因は患者本人の理解度の欠如が最も多く次いでマスクの問題，経済的な理由，家族の非協力となった。

1) NPPVに関わる教育

在宅NPPVを始めるにあたって患者および家族の意志確認は重要で，特に中心となる患者自身の意志が明確であることが条件である。またキーパーソンを把握しておく。退院前に家族にも来院してもらい，NPPVに関する教育を行う。特に，マスクの組み立て，人工呼吸器の操作，フィルターの交換，加温加湿器の水の補充，マスク・回路などの洗浄（在宅では少なくとも週1回行う）については実習を行い，マスク装着補助の練習をしてもらう。ほとんどの患者は自分自身で器械の操作および保守管理ができるようになる。器械のトラブルの対処の仕方と緊急連絡先についても指導する。家庭の寝室の条件などから人工呼吸器の配置や周りの環境（含延長コードや人工呼吸器を置く台など）を整える。人工呼吸器の業者と連絡をとり，患者の不安をなくすようにする。停電，器械の故障への不安は大きいので患者が業者から納得のいく説明を受けておくことは非常に重要である。在宅が困難な症例については施設入所も考える。

表4　NPPVにおける主なトラブルと対策

トラブルの内容	頻度（%）	対策
マスクの不快感，圧迫感	30～50	マスクの装着状態の点検，固定紐を緩める，マスクのサイズや種類の変更
皮膚の発赤/鼻柱のびらんや潰瘍など	20～34/5～10	固定紐を緩める，マスクのサイズや種類の変更，皮膚保護材の貼付，皮膚の清潔維持，褥創深度に準じた処置
口・鼻腔の乾燥	10～20	加温加湿器の設定調節，リークを減らす，鼻腔の乾燥には生理食塩水や軟膏併用，口腔ケア，可能なら飲水
目への刺激	10～20	マスクの装着状態の点検，固定紐を緩める，マスクの変更，点眼液使用
鼻づまり	20～50	ステロイド薬や抗ヒスタミン薬などの点鼻
腹部膨張，呑気	5～10	ガスコンなど消化管内ガス排除薬，便通の調整，可能なら減圧，一時的な胃管の挿入，回路に穴がないか確認
エアリーク	80～100	口を閉じるよう指示，チンストラップの使用，口・鼻マスクの使用，少し減圧
自然気胸	＜5；重要，緊急事態	可能ならNPPV中止，困難なら減圧，適応があれば胸腔ドレーン挿入

2）呼吸リハビリテーション

気道の浄化，薬物療法，栄養，酸素療法，運動療法など日常生活の管理は基本である。理学療法士による呼吸法と運動療法の指導は非常に有効である。

3）地域医療協力

訪問看護ステーション，在宅医療医との連携も重要である（コラム4）。

3．在宅移行後のトラブルと対策

在宅移行後に起こる問題点は多彩である。

1）呼吸器に関連したもの

主なトラブルと対策を表4に示した。エアリーク，マスクの不快感や圧迫感，皮膚の発赤，口・鼻腔の乾燥，目への刺激，鼻づまり，腹部膨張，騒音，同調不良，鼻柱のびらんや潰瘍が主であるが[1]，トラブル予防には，NPPV導入時の患者教育が最も重要である。

2）NPPV開始後の合併症

NPPV開始後の合併症としては，非人工呼吸時（自発呼吸時）の息ぎれや倦怠感の訴え，NPPV施行時の不整脈など循環器合併症，喀血，血痰，自然気胸などがあり，その都度対処する。非人工呼吸時の息ぎれ対策としては，日中における呼吸リハビリ，特に運動療法の指示，NPPV時間の短縮，吸気圧の減少などにより対処する。自然気胸は緊急を要する重要な合併症であり，急に呼吸困難や胸痛が出現した時はただちに病院に連絡をとるよう常々注意しておく。

3）急性増悪時の対応

COPDの増悪は，呼吸困難，咳，痰などの症状が急性に悪化したもので，気道感染と大気汚染が主な原因であるが約1/3は原因不明とされる。NPPVによる平時の酸素化が良好でも

急性増悪は起こりうる。急性増悪の原因に対する，抗菌薬，補液，気道攣縮に対するステロイド使用，気管支拡張薬の吸入療法は有効であり，NPPVを継続することにより病状が回復することが多い。しかし意識障害のある例，非常に分泌物が多い例，酸素化の非常に悪い例では侵襲的陽圧換気療法(invasive positive pressure ventilation：IPPV)にを早期に変更する。ただし，この場合もIPPVを望むか否かの患者および家族の意志確認は必要であり，NPPVのまま経過をみる場合もある。増悪はQOLおよび予後を悪化させるため，急性増悪予防と早期治療は重要な患者教育の一環で，家族を含めて行う。

4) 急性増悪によらない動脈血ガスの悪化と終末期の選択

基礎疾患の悪化による動脈血ガスの悪化は避けられない。設定変更による一時的な改善はあっても，NPPVにも限界はある。この時，気管切開下陽圧換気療法(tracheostomy positive pressure ventilation：TPPV)を選択するか，NPPVのままでいくのか，患者の意志を事前に確認しておくことも必要である。しかし医師，患者，家族ともそれぞれ考えは変動するので，その場での話し合いが必要となる。また終末期を在宅で迎えるか，入院するかは常に問題になる。訪問診療を行っていない施設では，平素からの在宅医との密接な連携が必要となる。

コラム4　在宅移行時の患者指導のポイント

①パンフレットを用いた患者および家族の指導は，マスクおよび回路の洗浄方法・手入れ方法，マスクの空気排出口の開存の確認，加湿器の洗浄方法，フィルターの点検と交換方法，人工呼吸器台など購入や準備の必要なものを揃える，②業者による患者と家族の指導(緊急時連絡方法の確認)，③退院前日に取り扱い方法について再確認をする

引用文献

1) Mehta S, Hill NS. State of the art：noninvasive ventilation. Am J Respir Crit Care Med 2001；163：540-77.
2) Global Initiative for Chronic Obstructive Lung Disease Updated 2007. Global strategy for the diagnosis, management and prevention of chronic obstructive pulmonary disease.
3) C．安定期の管理．日本呼吸器学会COPDガイドライン第3版作成委員会，編．COPD(慢性閉塞性肺疾患)診断と治療のためのガイドライン，第3版，東京：メディカルビュー社，2009：76．
4) 日本呼吸器学会NPPVガイドライン作成委員会，編．2．COPD(慢性期)．NPPV(非侵襲的換気療法)ガイドライン．東京：南江堂，2006：71-3．
5) Clini E, Sturani C, Rossi A, et al; Rehabilitation and Chronic Care Study Group, Italian Association of Hospital Pulmonologists (AIPO). The Italian multicentre study on noninvasive ventilation in chronic obstructive pulmonary disease patients. Eur Respir J 2002；20：529-38.

6) Struik FM, Duiverman ML, Bladder G, et al. Effect of non-invasive positive pressure ventilation (NIPPV) in stable chronic obstructive pulmonary disease (COPD) Respiratory Medicine：COPD Update. 2008；4：94-100.
7) Simmonds AK, Elliot MW. Outcome of domiciliary nasal intermittent positive pressure ventilation in restrictive and obstructive disorder. Thorax 1995；50：604-9.
8) 坪井知正, 大井元晴. 長期NPPV症例の長期予後調査（約17年間のまとめ）. 厚生労働省難治性疾患　呼吸不全に関する調査研究. 平成19年度研究報告書, 2008：64-7.
9) Budweiser S, Jorres RA, Riedl T, et al. Predictors of survival with chronic hypercapnic respiratory failure receiving noninvasive home ventilation. Chest 2007；131：1650-8.
10) 日本呼吸器学会在宅呼吸ケア作成委員会, 編. 在宅呼吸ケア白書. 東京：日本呼吸器学会, 2005.
11) 石原英樹, 坂谷光則, 井上義一, ほか. 在宅呼吸ケアの現状と課題—平成19年度全国アンケート調査結果—厚生労働省難治性疾患　呼吸不全に関する調査研究. 平成19年度研究報告書, 2008：60-3.

〔独立行政法人国立病院機構東京病院呼吸器内科（現：公害健康被害補償不服審査会）　町田和子〕

2. エビデンスの明らかでない疾患

2 終末期の呼吸器疾患

[症例1]　52歳，女性，膵臓癌，肺結核後遺症による慢性呼吸不全

特　徴	長期の非侵襲的陽圧換気療法(noninvasive positive pressure ventilation：NPPV)患者であったが膵臓癌になり，終末期に間歇的にNPPVを続け，死亡24時間前よりNPPVがかえって苦痛となり，経鼻カヌラ0.5l/分で管理した症例。
主　訴	腹痛，タール便，全身衰弱。
既往歴	4歳時，脊椎カリエス(肺結核後遺症)。28歳時，胃癌。38歳時，右乳癌。
臨床経過	近医で1996年9月より在宅酸素療法(home oxygen therapy：HOT)を開始したが，夜間不眠・起床時の激しい頭痛・全身の疲労感が増強し，入退院を繰り返すようになり当院を紹介された。2001年9月より，HOTに加えて長期NPPVを開始した。
現病歴	2003年11月頃より腹痛を訴えるようになり，精査をすすめたが，仕事が忙しく延ばし延ばしになっていた。2004年1月に，大量のタール便で緊急入院となった。

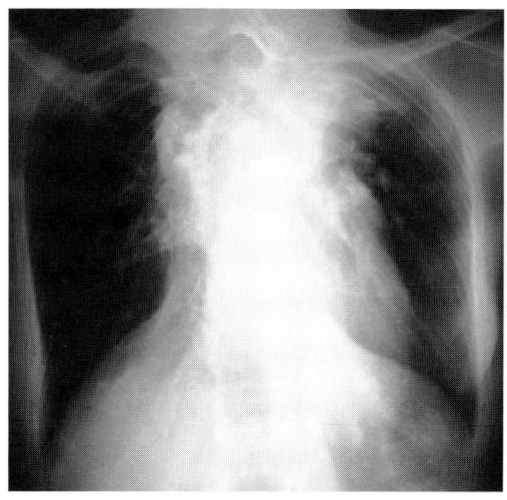

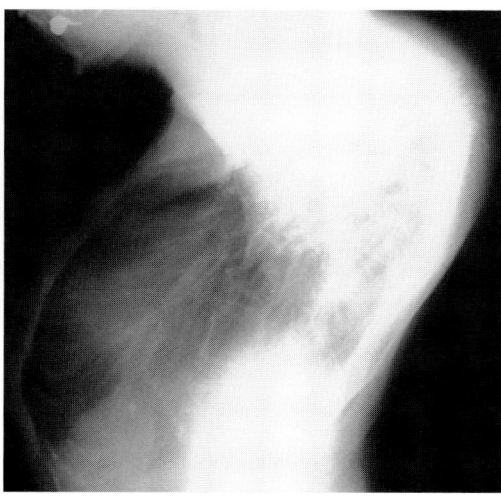

図1　脊椎カリエスによる胸郭の変形(症例1)

■入院までの経緯

　幼少時の脊椎カリエスによる胸郭や気道の変形はあるが，肺実質は比較的保たれていた(図1)。2001年9月より以下の設定で長期NPPVを行ってきた。

　NIPネーザルA®を使用，Tモード，吸気気道陽圧(inspiratory positive airway pressure：IPAP)18cmH$_2$O，呼気気道陽圧(expiratory positive airway pressure：EPAP)4cmH$_2$O，RR 22/分，IPAP$_{max}$ 1.1秒，rise time 75ミリ秒，O$_2$ 0.25l/分であった。

　長期NPPV導入後，呼吸状態が改善し，事務職をフルタイムで再就業できていた。2002

年6月にはHOTも中止でき，夜間のNPPVのみになっていた。

2002年11月に左乳癌が発見され，当院で切除術を行うことになった。乳癌切除術の麻酔導入時に気管の変形が強度で，挿管困難と判明し，手術中止となった。その後，某大学病院で局所麻酔下に左乳癌の切除に成功した。ホルモン療法で軽度の消化器症状を訴えることもあったが，比較的呼吸状態は安定していた。

上記のように，2003年11月頃より腹痛を訴えるようになったため，同大学病院での精査を勧めたが，仕事が忙しく延び延びとなっていた。

■入院後の経過

2004年1月の入院当日の胃ファイバー検査で胃・十二指腸に潰瘍形成は認めなかった。腫瘍マーカーは，CEA 135.1，CA19-9 362,155と上昇しており，腹部コンピュータ断層撮影（computed tomography：CT）で，膵臓癌，多発性肝転移と判明した（図2）。家人と入院翌日に面談し，家人の強い希望があり本人に告知しないことになった。治療方針は，疼痛コントロール，出血コントロール，呼吸管理などを行うターミナルケアとした。

疼痛コントロールは，胃・十二指腸に潰瘍病

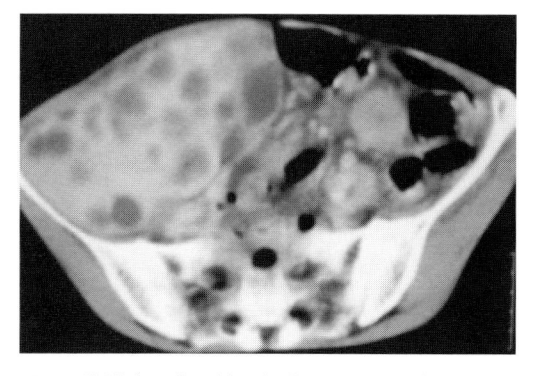

図2 膵臓癌，多発性肝転移，出血傾向（ストレス潰瘍）と判明（症例1）

変がなかったことから入院翌日から非ステロイド性鎮痛薬を用い，その後ペンタジン®内服からレペタン®坐薬の定期的使用を経てモルヒネ内服と坐薬に変更され，最終的には塩酸モルヒネの持続静注となった。

呼吸管理としては，本人に告知できなかったため，家人と相談し，NPPVを可能な範囲で継続し侵襲的人工呼吸は行わないことを確認した。経過中に腰痛のため，夜間睡眠時のNPPVが長時間連続でできなくなったので，本人に無理のないように，夜間および希望時には昼間も間歇的に2～3時間ずつ行った。死亡1日前から全身倦怠感が強くNPPVを行うことがかえって苦痛となった。最終的には経鼻カヌラ0.5 l/分とし眠るように死亡した。

症例1における各職種の役割分担

1 医師の役割

入院時に，家族との相談を通して，延命より緩和を目的とした治療に切り替えた。この方針を，医療スタッフに徹底することが最も大きな役割であった。本症例では，基礎に慢性呼吸不全がありNPPVでの呼吸管理が不可欠であったため，疼痛緩和のための麻薬の使用量に細心の注意を要した。麻薬はできるだけ十分量を使用する方針であったが，使用量が増えると換気不全が進行し高炭酸ガス血症による耐えがたい頭痛を生じるため，使用量の増加が不十分で疼痛を完全にはコントロールできず後手後手に回ったのが実際であったように思う。

2 看護師の役割

家族の希望もあり本人に告知できなかったため，看護師には患者への対応が難しかった面が多々あった．患者の不安の軽減，呼吸困難感・疼痛の変化に対しての早期の把握と対応が求められた．家族の付き添い時間の延長や患者の好物の持ち込みの許可を主治医に依頼し実現した．

[症例2] 86歳，男性，肺結核後遺症によるⅡ型慢性呼吸不全，喀血

特　徴	赤芽球ろう（ネオーラル®内服中）と下大動脈閉塞（プレタール®内服中）のため易感染性と出血傾向（喀血）のため，Ⅱ型慢性呼吸不全に対して長期NPPVが導入できないでいた状況下に急性増悪し，IPAP$_{min}$の設定できないBiPAP Vision®が無効でNIPネーザル®に機種を変更して救命できた．挿管は希望されずNPPVが最大限の呼吸管理手段であった症例．
主　訴	CO_2ナルコーシス．
既往歴	肺結核後遺症・Ⅱ型慢性呼吸不全，閉塞型睡眠時無呼吸症候群，赤芽球ろう（ネオーラル®内服中），虫垂癌術後（上行結腸半切除），下大動脈閉塞（プレタール®内服中）
臨床経過	近医でHOTを開始されていたが，夜間の低換気と睡眠時無呼吸の合併が疑われ，2006年8月長期NPPV導入を試みるも，大量の膿性痰と中等量の喀血が続き断念した．その後，再び近医でHOTを継続していた．
現病歴	HOT継続中，2008年1月，急性増悪でかすかにうなずく程度のほぼCO_2ナルコーシスレベルで紹介・救急入院となる．

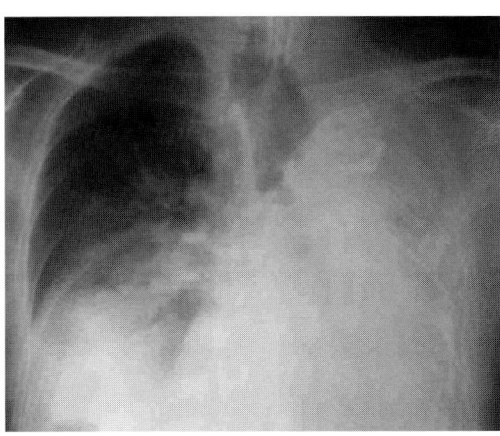

両下肢の著しい浮腫

pH　　　7.167
Pa$_{CO2}$　97.8Torr
Pa$_{O2}$　41.9Torr
HCO$_3^-$　34.5mEq
(0.5 l nasal prongs)

鼻より気道内の痰吸引
大量の痰黄色痰，血痰（－）

意識は徐々に低下

図3　入院時の胸部単純X線写真と呼吸・意識状態（症例2）

■入院までの経緯

近医でHOTを開始されていたが，2006年8月に，昼間の眠気とやや清明さを欠く意識レベルになったため，近医で経鼻カヌラ0.75 l/分酸素吸入下で夜間Sp$_{O2}$モニターを施行され，睡眠時間を通しての低換気と睡眠時無呼吸の合併が疑われ，同量の酸素吸入下での血液ガス所見がpH 7.357，Pa$_{CO2}$ 57.8Torr，Pa$_{O2}$ 73.8Torrであったため，長期NPPV導入の目的で当院を紹介される．数日間，昼間のNPPV訓練を試みるも，大量の膿性痰と中等量の喀血が続き

断念した。長期NPPV断念後は近医でHOTを継続していたが，2008年1月，近医が往診した時点で問いかけにやっとうなずく程度のCO_2ナルコーシスに近いレベルであったため，当院に救急搬送された。

■入院後の経過

入院時の状態は，かすかに頷く程度であり，両下肢の浮腫が著明で，Sp_{O_2}が50％近くまで低下していた。酸素カヌラ0.5l/分の酸素吸入下に病室に搬入された。血液ガスをすぐに採ったところ，pH 7.167，Pa_{CO_2} 97.8 Torr，Pa_{O_2} 41.9 Torr，HCO_3^- 34.5 mEqであった。ただちに経鼻的に気道内から大量の黄色痰を吸引した。なお，血痰ではなかった。胸部単純X線写真上は心陰影の拡大と大量痰の貯留が考えられた（図3）。病室に搬入後，BiPAP Vision®を用意しているうちに意識はさらに低下しCO_2ナルコーシスとなった。

BiPAP Vision®を用い2時間呼吸管理したが，吸気トリガーはかかるが吸気時間が短い頻呼吸を続け，意識状態も戻らないため血液ガスを再検したところ高炭酸ガス血症はNPPV導入前よりも悪化していたため，人工呼吸器をNIPネーザルA®に変更した。その後，ぐっすり寝込むのでCO_2ナルコーシスの進行も疑われたが，循環動態が安定していたため同様の設定で呼吸管理を続け，約4時間後に血液ガスを再検したところ，pH 7.388，Pa_{CO_2} 55.2 Torr，Pa_{O_2} 79.7 Torrと改善していた（図4）。

28％ベンチュリーマスクとNPPVを交互に使用しながら，2日後にNPPVから離脱できた。同時に，再び喀血を生じてきたので長期NPPVは困難と判断した。

栄養士の指導により，第2病日からゼリーなどの摂取を開始し，第3病日には一般食に戻した。後述のリハビリテーション開始後は

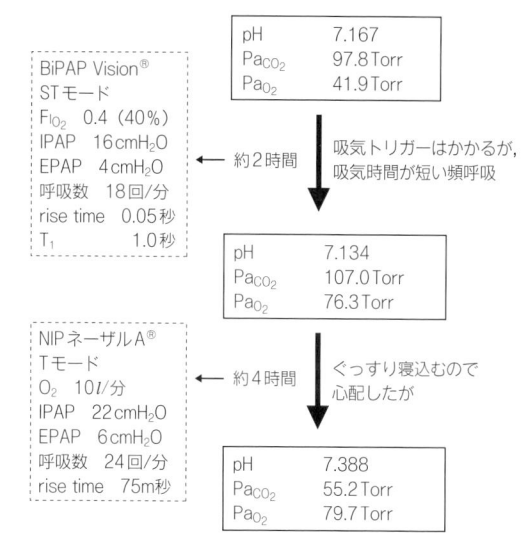

図4 入院後の呼吸管理（症例2）

200 kcalの補助栄養食も追加された。作業療法士と栄養士により，水分摂取時のとろみの量の調整などが行われた。

平行して，作業療法士により嚥下評価と嚥下訓練が行われ，嚥下機能の障害が指摘された。実際の作業療法士による医師や看護師へのコメントや患者本人への指導内容を紹介する（表1，2）。

第14病日より呼吸リハビリテーションプログラムに参加した。最初は，起居動作は全面介助，座位保持不能の状態であった。ベッド上での筋力強化訓練・座位保持訓練から開始し，1週間後より立位保持訓練に移行し，2週間後に平行棒内歩行が可能となった。手すりがあれば立ち上がりと車椅子への移動が可能となり，つたい歩きもできるようになったため，約1カ月後に退院となった。

退院時に，医師同士はもちろんのこと，在宅でのリハビリテーションの継続が必要と思われたため，当院の理学療法士から元の近医所属の理学療法士への具体的な情報の提供がなされた（表3）。

近医でHOTを継続したが，ベンチュリーマ

表1 医師や看護師へのコメント

「本日，昼食時に嚥下機能評価を実施しました。構音障害が強く口腔運動不良です。ただし，指示した運動は行え，運動後に構音障害の改善が若干認められました。本日夕食時は，ギャッジアップでの介助で食事摂取状況の評価を行います。明日は車椅子に座っての自立摂取評価をします。また，食事や飲水前の準備運動の指導を行っていく予定です。」

「本日夕食時，摂取機能評価を実施しました。咀嚼・嚥下反射は良好ですが，ギャッジアップ45度での自力摂取では息切れが強いため，ギャッジアップ30度で食器を胸の前に持たせたところ呼吸困難も少なく自力摂取可能となりました。しかし，時々食べるペースが速くなり，口腔内に食物が残っていたり咳き込みそうになっているのに食べ続ける行動が見えました。軽度の理解力低下もあるため，食事ペースが速くなりすぎないよう，看護スタッフによるみ守りが重要と考えます。咳き込んだり，鼻水が多く出る時は，食べ物を口に入れるのをやめるよう声かけしてください」

表2 患者への指示カード（A4版の厚紙に大きな字で書いて食事の時使用）

1. 食事の前に，準備運動をしましょう
    *ほっぺたをふくらませる──ひっこめる
    *舌をだす──ひっこめる
2. ゆっくり食べましょう
3. 水分は必ずとろみをつけて，飲み込む時にあごをひいてください

表3 理学療法士間の具体的な情報の提供（一部のみ紹介）

当院での理学療法の経過，および退院時の状況を報告いたします。
〈退院時のADL評価〉
 端坐位保持：可能
 立位：手すり把持で可能（1分間程度）
 移動：寝返り，側臥位までは可能
 起き上がり：可能
 立ち上がり：手すり把持で可能
 トランスファー：手すり把持で可能
〈PTプログラム〉
 O_2 1l/分（鼻カニューラ）使用
  ・仰臥位での上下肢の筋力強化訓練（重錘バンド使用）
  ・平行棒内歩行訓練（介助で）
  ・立位保持訓練（両手すり把持で）
訓練中Sp_{O_2}は98〜90％に保たれています。

スクは在宅では使用しにくいため，以下のような設定とした。

安静時：経鼻カヌラ0.75l/分，労作時：経鼻カヌラ1.0l/分，就寝中：経鼻カヌラ0.75l/分。

症例2における各職種の役割分担

1 医師の役割

重症の呼吸不全状態にあり，挿管を希望しないためNPPVが最大の呼吸管理方法であった症例に対して，人工呼吸器の変更や設定の変更で，なんとか救命できた。回復後，看護スタッフを含む呼吸リハビリテーションチームのおかげで，入院前の状態に戻すことができ前医でHOTが再開できた（コラム）。

2 看護師の役割

多くの既往症をもっている患者であったため，また，高齢であっても自分の意見をしっかりもって明確な主張のある患者であったため，主治医の指示通りの治療を完遂させるために多大な患者説得努力が必要であった。ていねいに説明し，主治医の方針と患者の受容できる治療の接点を探り，主治医に進言した。呼吸管理に関しては，NPPV中の排痰（今回は最も重要であった），適切なマスクフィッティングに努め，有効な人工呼吸を維持した。回復後のリハビリテーションに関しても，他の職種とよく協力した。

3 栄養士・作業療法士・理学療法士

経過のなかで記載した通り，十分な役割を果たした。

コラム　呼吸リハビリテーションとは

　紹介した症例のなかで記載されている呼吸リハビリテーションに関して少し触れておく。リハビリテーションとは人間の生活や人生に深く関わる権利の回復（復権）を本義とする。したがって，呼吸リハビリテーションは，患者を単に機能回復させるだけでなく社会生活に復帰させることを目的としている。そのため，入院中に在宅に向けて行うリハビリテーションの内容は，退院後も継続でき，患者一人ひとりの日常生活に直接応用できるものが中心となる。

　NPPVの呼吸リハビリテーションへの応用には，①運動中の換気補助，②夜間のNPPVによる呼吸筋の休息と昼間の運動リハビリテーションの組み合わせ，が試みられている。NPPVによる運動中の換気補助で呼吸困難感の軽減と運動持続時間の延長が得られる。夜間のNPPVを3カ月施行しただけで自然に昼間の活動度が増加し，吸気筋耐容能や自転車エルゴメータおよびshuttle walk testで評価した運動耐容能が著しく改善する。これらは，呼吸筋を休ませながら下肢筋を鍛えるといった呼吸リハビリテーションでの戦略の有効性を示唆している。また，筆者らは，重症の慢性呼吸不全患者のリハビリテーションに，電気的刺激で筋肉を収縮させる，電気的筋肉刺激（electrical muscle stimulation：EMS）を用いている。さらに重症の患者には，NPPVをしながらのEMS 1日30分間を1～2セット行っている。その様子を，図5に紹介する。

　現在，当院で行っているリハビリテーションの内容を以下に示す。慢性呼吸不全で入院中の患者を対象に，主治医，看護スタッフ，理学療法士，作業療法士，栄養士，検査技師が中心となり，週1回，約1時間弱，10名前後の患者についてカンファレンス（図6）を行っている。看護スタッフは，体重，Sp_{O_2}，心拍数（heart rate：HR）の測定・病棟での歩行距離（万歩計2,000～8,000歩）・EMSによる大腿四頭筋の筋トレ（30分×2回）・呼吸体操（ながいき体操；食堂で15分くらい）（図7）を担当し，理学療法士・作業療法士は，リハビリ室での呼吸法指導（安静・歩行時等）・呼吸体操の個別指導・リハビリ室での器具を使用した筋トレ・室内でできる歩行に匹敵する運動の指導・理解度，認知度，性格などの評価・日常生活動作（activity of daily living：ADL）の評価と改善指導を行っている。栄養士は，日常での摂取カロリーの評価・理想とする摂取カロリーと内容・補助食品等の工夫を担当している（図8）。

　最終的におのおのの患者に，実際の在宅でのリハビリ内容を指示する。1例を示すと，①少しだけ息の上がる程度の速度で平地を散歩する（休み休み1日20分間以上歩けるようになる），②毎日ながいき体操1～2回する，③翌朝に疲れが残っているようなら，その日は距離を減らすか休息日にする，④寒い日や暑い日，雨が降っている日には室内でできる体操や足踏みにする，⑤食べられる範囲でしっかり食べる，⑥笑って暮らす，⑦急性増悪時にはできるだけ早く医療機関を受診する，などである。

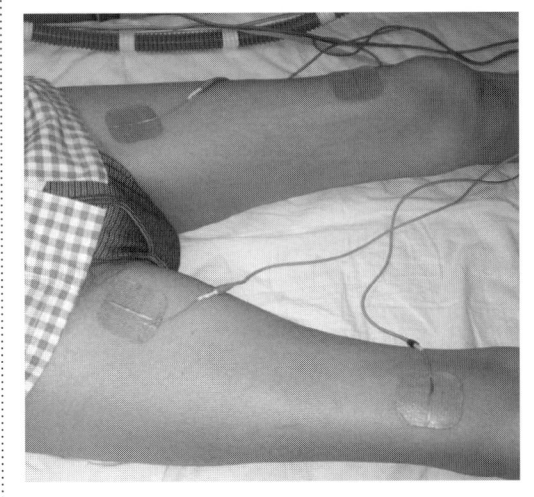

図5　重症の慢性呼吸不全患者のリハビリテーションに，EMSを用いているところ
急性増悪時にも早期に導入している。

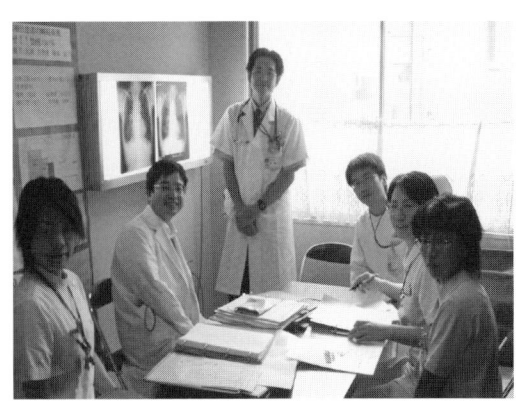

図6　当院で行っている呼吸リハビリテーションカンファレンスのひとコマ

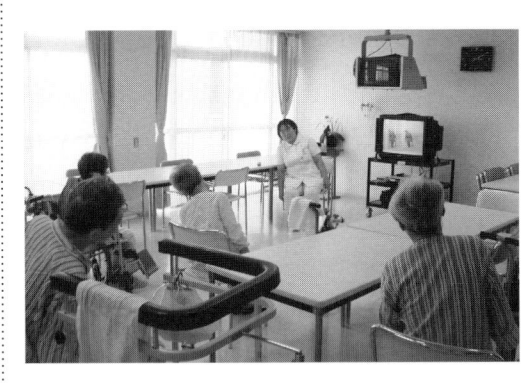

図7　当院で行っている「ながいき体操」のひとコマ

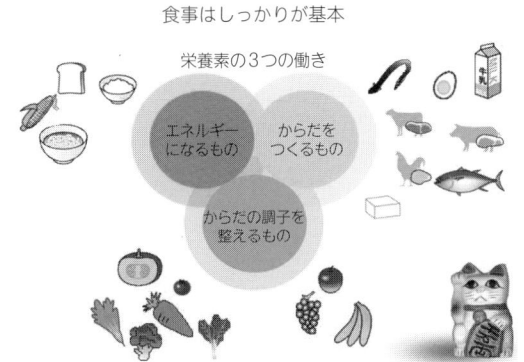

図8　当院の栄養士の患者教育用資料の一部

| 解　説 |

1. Critical Care Medicine学会のタスクフォースの見解

　2007年にCritical Care Medicine学会のタスクフォースが集中治療室（intensive care unit：ICU）における終末期にある患者に対するNPPVの目的と成功・失敗の判断および具体的な対処方法に関する提言を行っているので紹介する。宗教観や法的整備の相違があり，米国の見解がわが国に直接当てはまるわけではないが，十分に参考になるものと思う。

1) 本人・家族の希望による群分け（重症度での群分けの側面もあり）

　急性呼吸不全にNPPVを使用する患者を3群に分けて，各群に対する対処方法を述べている。第1群は呼吸管理に上限を設けない（いざとなったら侵襲的人工呼吸に移行する）患者群，第2群は侵襲的人工呼吸を希望しないがNPPVを最大限の呼吸管理として救命を目指す患者群，第3群は侵襲的人工呼吸を希望しないだけでなくNPPVも呼吸困難感の軽減を目的とする患者群と定義された。

　第1群は，COPDの急性増悪などでICUにおいて呼吸管理する一般の症例と同様であり，いわゆる終末期の患者に特有の呼吸管理とはいえない。第2群は，呼吸不全としてはかなり進行した終末期に近い患者群であるが治療が奏効すれば在宅での生活に戻れる可能性のある慢性呼吸不全レベルで，挿管しないこと（"Do Not Intubate"：DNI）を表明しているとはいえ助かる可能性があるならNPPVでの救命を希望している患者群である。第3群には，急性期に侵襲的人工呼吸あるいはNPPVで救命できる見込みのほとんどない，室内を数m移動できる程度の終末期の慢性呼吸不全患者や末期の癌患者がその範疇に入り，いかなる延命的治療も欲せず，症状（呼吸困難など）が緩和される治療のみを希望されている患者群である。

2) NPPV治療の目的と成功・失敗の判断

　第1群の治療の目的は，挿管下人工呼吸に伴う合併症を避けるべくNPPVで可能な範囲で呼吸管理し，NPPVで呼吸状態が改善しなければ挿管下人工呼吸に移行する。NPPVが，十分に受容でき，換気と酸素化が改善し（血液ガスの改善），急性増悪の原因が除去されるまで継続できた時，NPPVはこの第1群で成功したといえる。

　第2群の治療の目的は，NPPVで可能な範囲で救命を目指して呼吸管理することにある。血液ガスが改善し，急性増悪の原因が除去されるまで継続できた時，NPPVはこの第2群で成功したといえる。この群の患者は，NPPVに伴うある程度の不快感は我慢するよう励まされることになる。NPPVで呼吸状態が改善しないか，患者がNPPVに完全に耐えられなくなった時には，患者，家族，医療スタッフで再協議し，緩和的医療を受け入れることになる。

　第3群の治療の目的は，できるだけ患者の苦痛を減らすことにある。NPPVは患者の苦痛（呼吸困難など）を軽減するために使用される。NPPVを行うことでかえって苦痛が増強する場合，NPPVは中止されることになる。ただし，厄介なことは，このように進行した呼吸不全患者の場合でも，患者本人や家族が，現在の急性呼吸不全状態が改善するかもしれないという一縷の望みをもっていることである。そのため，患者・家族の希望する呼吸管理の範囲が変更されることはよくあるので十分に注意する必要がある。また，癌終末などで，遠方の家族が到着するまでの期間を限った延命を希望する場合もある（このケースは家族が到着するまでは実質的には第2群に相当する）。

3) NPPV治療の成績

　第1群における治療成績は従来のCOPD急性増悪，急性心原性肺水腫，肺炎などで報告されている通りである。第2群における治療成績は，DNI症例で検討されており，COPD急性

増悪や急性心原性肺水腫による急性呼吸不全の生存率は60％前後と高く，進行癌の患者では15％と低いことが報告されている．また，第2群のCOPD患者は第1群に比べ急性呼吸不全を呈してから1年後の生存率が30％ v.s. 65％と低いことも報告されている（侵襲的呼吸管理を望まない患者はもともと呼吸不全の進行した状態の方が多いことを示している）．第3群における治療成績は，信頼性のある報告はないが，COPD急性増悪や進行癌の急性呼吸不全において，呼吸困難を軽減したとする報告は数多くある．また，モルヒネ使用時の呼吸抑制時にNPPVが有用となる可能性がある．いずれにしても，NPPVが呼吸困難を強める場合には使用すべきではないし，患者が嫌がればすぐにNPPVを中止することになる．

2. 悪性腫瘍患者の終末期呼吸管理

担癌患者が呼吸不全に陥る場合，大きく2つの場合が想定される．第一は，すべての可能な治療が行われた後，あるいは最初から本人の希望で，最終的に緩和医療が行われている場合の慢性呼吸不全状態（最終的な急変も含む）である．第二は，悪性腫瘍に対する化学療法・放射線療法・骨髄移植後・幹細胞移植後などの積極的治療に伴って生じた直接的肺損傷や骨髄抑制による免疫不全下の感染症に起因する急性呼吸不全状態である．

第一の場合では，Critical Care Medicine学会のタスクフォースの見解による第3群に相当する．つまり，いかなる延命的治療も欲せず，症状（呼吸困難など）が緩和される治療のみを希望している患者群と同等といえる．したがって，呼吸管理の目標は，患者の呼吸困難の軽減でありNPPVを行うことでかえって苦痛が増強する場合は即刻中止となる．また，患者が希望する場合には，遠方の家族が到着するまでの期間を限った延命目的で使用することも許されると考える．実際，そうしたNPPVの使用が患者・家族に感謝されたとする報告も散見される．また，NPPVとモルヒネ等との併用でより安楽な終末期が得られるかどうかを今後検証していく必要がある．

第二の場合は，近年の悪性腫瘍に対する治療の多様化とともに増加している．この急性呼吸不全状態を切り抜ければ十数年という長期生存が得られるケースもあるし，切り抜けても1年以上の生命予後が期待できないケースもある．最近の報告では，急性呼吸不全でICUに搬入された担癌患者の救命率が50％近くにまで上昇しており，人工呼吸を必要とした患者に限っても10数年前は10％にすぎなかった救命率が30％までに改善している．この人工呼吸管理の成績の向上には，NPPVが大きく寄与している．担癌患者の急性呼吸不全の背景には免疫抑制状態での易感染性が関与しており，NPPVで呼吸管理することにより人工呼吸器関連肺炎や急性副鼻腔炎などの重篤な感染症の発症を減少できるためと思われる．こうして救命できた症例で，悪性腫瘍そのものに対する有効な治療法のある血液癌などでは長期の生命予後が期待できる．一方で，固形癌などの放射線療法や化学療法の成績の良くない悪性腫瘍の場合には1年生存率が10％程度との報告もある．悪性腫瘍の種類や放射線療法・化学療法などの治療に対する反応性，患者の病期や全身状態を考慮して，症例ごとに，呼吸管

理方法が選択されるものと思われる。

3. 長期NPPV症例を対象とした場合

慢性呼吸不全の終末期には，NPPVの使用時間が延長し，特に神経筋疾患などでは，ほぼ24時間のNPPVを必要とする症例も増えてきている。こうした症例で，マスクの外れなどは，気管切開患者の気切部コネクタの外れ同様に医療事故とみなされていく可能性がある。

また，そうした長時間のNPPVを必要とする症例で，気管切開等の侵襲的人工呼吸はしないことになっている患者本人や家族がNPPVを中止したいと訴えた時に，医療者サイドとしてはいかなる対応が，特に法的に，許されるのかという問題は，今のところ十分な議論がなされていないように思われる。数年前，誤嚥性肺炎のために挿管人工呼吸中の患者で，家族の要請により人工呼吸を中止し，15分後に死亡した案件で，主治医が殺人の疑いで書類送検されるとの報道がなされた。生命維持装置である人工呼吸器を外すこと，特に，治療の見込みのない終末期症例で外すことに関しては，患者本人と家族の意向だけで決めることは困難な状況で，国民全体のコンセンサスを必要としている。

筆者自身，長期NPPVを導入した症例のうち気管切開下人工呼吸に移行した症例あるいは死亡した症例を調査したことがある。

長期NPPV死亡・中断症例は，全例で55例あった。挿管や気管切開などで侵襲的人工呼吸となった症例は11例あった。終末期に侵襲的人工呼吸を選択しなかった44症例（全例死亡）の具体的な呼吸管理方法は，NPPVを装着したまま死亡15例，NPPVからO_2に変更後死亡24例，突然死で心肺蘇生せず（NPPVもO_2もせず）1例，不明（在宅死のため）4例であった。

終末期にNPPVからO_2に変更後に病院内で死亡した24症例中，何らかの要因でO_2に変更となった症例が19例あった。この19症例のNPPVからO_2への変更理由は，苦しくてできず8例，痰づまりや開口で無効5例，不穏で継続不能4例，喀血で継続不能1例，医師の判断（NPPVでかえって肺炎が悪化している）1例であった。終末期に問題となる死亡を前提としたNPPVの中止はなかった。なお，O_2に変更後，平均2.6日後に死亡していた。

NPPVを装着したまま死亡した15例中，14例はCO_2ナルコーシスによる昏睡状態で死亡し，1例は早朝にマスクをつけてNPPVをしている状態で死亡しているのが確認された。

今回の調査では，終末期にNPPVが継続できにくくなった症例で特に法的に問題となる症例は少なかった。

終末期にNPPVからO_2に変更後に病院内で死亡した症例が多く，その変更の判断は，医師が単独で行うことが多かった。ただし，さまざまな要因で，実質的にNPPVが継続不能なケースがほとんどで，やむをえないものと考えられる。終末期にNPPVを継続しながら死亡していく症例では，マスク外れの問題が重要と考えられる。

長期NPPV患者の最終的呼吸管理には，①急性期あるいは慢性増悪期に侵襲的人工呼吸に踏み切るかどうか，②NPPVを中止する手順をどうするか，③在宅死や院内突然死の対応を

どうするか，などの難しい問題がある．多くの患者・家族・医師や倫理問題の専門家などから広く意見を聞いていく必要がある．今後，本邦でも，慢性呼吸不全の患者本人および家族に，あらかじめ事前指示（advanced directive）などをとっていくことが一般的になっていくことが望まれる．

4. 事前指示（advanced directive）について

　事前指示（advanced directive）とは，将来重篤な状態となり自身で治療方針を選択できなくなった場合を想定して，あらかじめ治療に関わる指示を表明し文書化しておくことである．ただし，この文書が効力を発揮するのは，患者本人が意思決定できない状態に陥った状況に限られている．つまり，患者の意思決定能力のあるうちはいつでも変更可能というわけである．

　米国では，医療機関が患者の入院時にadvanced directiveをとることを法律で定めている．ただし，実際には米国人の25％程度しかadvanced directiveを取れていないのが実情のようである．

　筆者らが1999年から2001年にアンケートの形で聴取した呼吸管理の希望（advanced directive）の結果を紹介する．患者・家族・主治医に対して行ったアンケート内容は以下のようなものであった．

　1．安定していた状態から急に呼吸状態が悪化した場合，あなたは次のどの治療を望まれますか？

　①鼻マスク人工呼吸と点滴など可能なかぎりの治療をしても改善しない時は，一時的に，喉にチューブを入れたり（気管挿管下人工呼吸），喉を切開して（気管切開下人工呼吸）の人工呼吸をして欲しい．

　②点滴など可能なかぎりの治療をして，鼻マスク人工呼吸以上の侵襲的な人工呼吸は望まない．

　③分からない．

　急性増悪時や慢性衰弱時に希望する呼吸管理方法は，患者・家族・主治医で異なっており（図9），しかも，その希望が経過中に変遷することから（図10），患者や家族の意向：advanced directive（事前指示）は安定期に繰り返し聴取しておく必要があることが判明した．

　Advanced directiveの得られていないケースでも，NPPVをしなければ気管内挿管に至る危険性が高いこと，NPPVをしてもうまくいかなければ本人・家族の希望があれば気管内挿管をすることになることを説明した後，患者・家族にどこまでの治療を望むかを聴取し，決定した治療法の承認を得ることが必要となる．ただし，急性期にある患者本人からの聴取に関しては，その時には判断力を有しているように見えても急性期を脱して意識状態が完全に清明となった時点で質問すると大半の患者が入院日前後数日間の記憶をほとんど有していないという事実から，急性期の患者本人に対するいわゆる「informed consent（インフォーム

ド・コンセント）」は実際的には意味をなさないことが多いことも知っておく必要がある。

今後，日本においても，呼吸管理に関する advanced directive が，患者，家族によりなされるような環境を作っていく必要がある。患者・家族が十分納得して呼吸管理方法を選択できるよう，さまざまな症例の生命予後を含めた転帰・ADL・QOL を詳細に把握する必要があるものと考える。

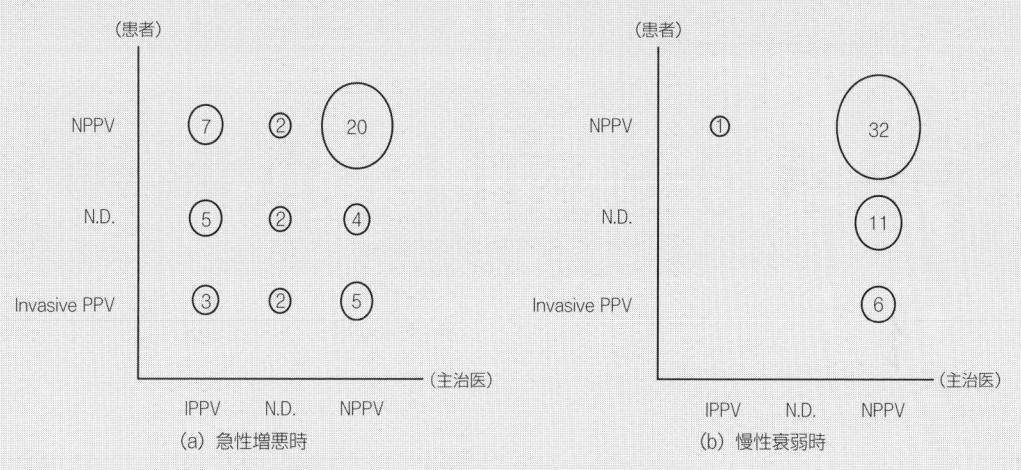

図9 肺結核後遺症の急性憎悪時と慢性衰弱時に希望する呼吸管理方法（患者と主治医の比較）

N.D.：not determined。

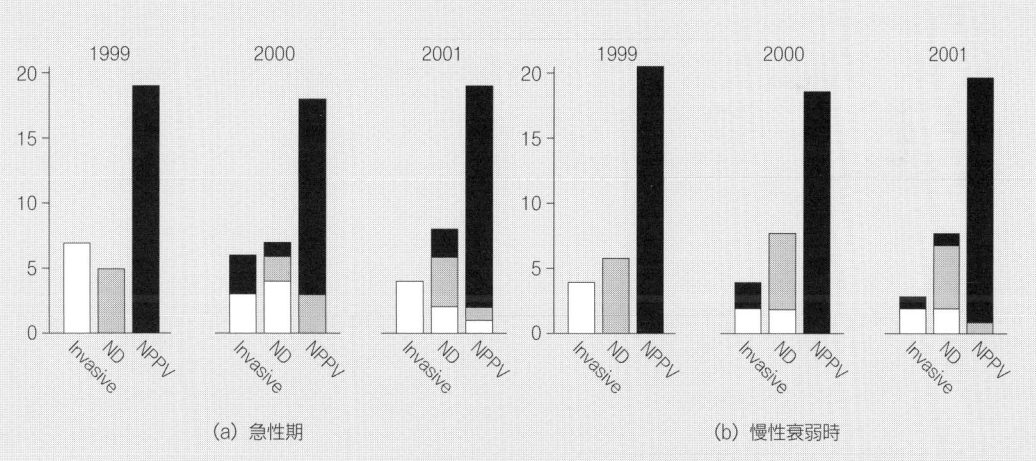

図10 肺結核後遺症の急性期と慢性衰弱時に希望する呼吸管理方法の変遷（患者本人）

□：1999年に侵襲的人工呼吸を希望，▨：1999年に分からない，■：1999年にNPPVまでを希望。

（京都大学大学院医学研究科呼吸管理睡眠制御学　坪井知正）

1. 人工呼吸からの離脱支援

A 離脱におけるエビデンス

人工呼吸管理において，離脱は最も困難な過程の一つであることは，全人工呼吸時間の41％を離脱に費やしている[1]ことからも明らかである。不要な挿管を続けることは合併症である気道損傷や人工呼吸器関連肺炎（ventilator-associated pneumonia：VAP）の発生率を増し集中治療室（intensive care unit：ICU）滞在期間や入院期間を延長させ医療費の増大を招く[2]ことから早期の離脱が要求されるが，早すぎる抜管は再挿管リスクを増やすだけではなく重大な結果を招く。たとえば，無事抜管できた症例に比べ再挿管例では人工呼吸期間は12日も増加し，院内死亡率は12％から43％に増加し，抜管後ICU滞在期間が14日以上になるリスクは31倍にもなるとの報告がある[3,4]。

人工呼吸からの離脱におけるエビデンスとしては，2001年に発表されたevidence-based weaning guidelines（以下，ガイドライン）が知られる[5]。要約すれば，表1の条件を満たせば自発呼吸テスト（spontaneous breathing trial：SBT）を行い，30分～2時間患者が許容できれば人工呼吸器を外してよい（気管挿管患者では抜管してもよい）というものである。SBTは1日1回だけ行い，複数回施行しても離脱成績は向上しない。SBTの方法としては，T-piece法でも呼気終末陽圧換気（positive end-expiratory pressure ventilation：PEEP）≦ 5 cmH$_2$Oの持続陽圧気道圧（continuous positive airway pressure：CPAP）でも5～7 cmH$_2$Oの圧支持換気（pressure support ventilation：PSV）でも成績は変わらないが，同期式間歇的強制換気（synchronized intermittent mandatory ventilation：SIMV）のような強制換気を併用した方法で評価してはならない。

ガイドラインは離脱に関する基準や手順についてエビデンスに基づき示された唯一のものであり，受け入れられつつある。しかし2000年以前の学術論文のメタ解析であるために，現状と一致しない点がみられる。非侵襲的陽圧換気療法（noninvasive positive pressure ventilation：NPPV）による離脱支援はガイドラインではいわば想定外の処置である。

B 離脱支援とは

ガイドラインに従い離脱を進めた場合，PEEPが下げられずSBTを開始できない症例や，SBTまではこぎつけたがSBT中に表2の条件を満たさずSBTに合格しない症例を経験する。ガイドラインではSBTに合格しなければ，いったん離脱を中断しSBT開始前の人工呼吸を続け，原因を究明したうえで翌日再度試行することを推奨している。しかし，離脱困難となる大きな原因が見当たらず，以前の人工呼吸設定〔圧支持換気（PSV）やSIMV〕などに戻すと患者はなにごともなかったように安定した呼吸となるが，翌日再度チャレンジすると失敗し，連日にわたるSBT失敗で離脱が進まない症例を経験する。このような患者に対し，独自の抜管基準を定め，SBT合格を待たずに早期抜管する代わりにNPPVによる補助を行うことで人工呼吸期間短縮や合併症の減少が得られ，結果として生存率向上につながったという報告がみられるようになってきた。

本稿では，SBTに合格せず再チャレンジを

表1　自発呼吸テストを始める条件

1. 呼吸不全の原因疾患がいくらかでも改善したという証拠
2. 十分な酸素化とpHが得られること
3. 血行動態が安定していること
4. 十分な吸気努力があること

〔文献5〕MacIntyre NR, Cook DJ, Ely EW, Jr. et al. Evidence-based guidelines for weaning and discontinuing ventilatory support：a collective task force facilitated by the American College of Chest Physicians；the American Association for Respiratory Care；and the American College of Critical Care Medicine. Chest 2001；120：375-95S より引用〕

表2　十分な酸素化の基準例

1. $Pa_{O_2}/F_{I_{O_2}}$ ratio ＞ 150～200
2. PEEP ≦ 5～8 cmH₂O
3. $F_{I_{O_2}}$ ≦ 0.4～0.5

〔文献5〕MacIntyre NR, Cook DJ, Ely EW, Jr. et al. Evidence-based guidelines for weaning and discontinuing ventilatory support：a collective task force facilitated by the American College of Chest Physicians；the American Association for Respiratory Care；and the American College of Critical Care Medicine. Chest 2001；120：375-95S より引用〕

推奨された症例に対し，独自の抜管基準に基づきただちに抜管し引き続きNPPVで補助する試みを「NPPVによる離脱支援」と定義した。SBTに合格し抜管した後，再挿管回避の目的でNPPVを使用した研究とは区別していることをあらかじめご理解いただきたい。

NPPVによる離脱支援と聞いて「何もそこまでして早く抜かなくても」と思われる読者も多いであろう。「そこまでする」理由を理解していただくために理論的背景を紹介する。

C　離脱失敗の病態生理

離脱失敗例では大きく分けて2つの病態生理学的機序が認められる。第一にはSIMVなどの強制換気モードから自発呼吸中心の換気モードに移行する過程で，コンプライアンス低下や換気抵抗の増加などから呼吸仕事量の増大を生じ，患者自身の呼吸筋の許容仕事量を超えてしまい呼吸不全を生じるパターンである。典型例では浅く速い呼吸が出現し，呼吸困難を訴え，高二酸化炭素血症を呈する。機械換気に依存した慢性閉塞性肺疾患（chronic obstructive pulmonary disease：COPD）に多くみられる。第二には，離脱過程で気道内の陽圧を失うことにより，心機能の悪化を引き起こすパターンである。陽圧の減少は右心室の前負荷や左心室の後負荷を増加させる（次項参照）。この結果，心臓のポンプ機能不全を起こし，さらなる機能不全をもたらす悪循環が繰り返され呼吸不全が発症する。

そこで，これらの病態を補助する人工呼吸が必要となるが，問題はそのために気道確保を要するかどうか，である。気道確保が不要であれば，NPPVによる離脱支援が奏効する可能性がある。

D　離脱失敗例へのNPPVの役割

NPPVの役割にはPSVとPEEPの2つがある。

PSVは2相性CPAPモードを用い吸気に高PEEP相を同期させることで，吸気運動を補助し呼吸仕事量を減少させる効果がある。

PEEPは呼気終末に一定の陽圧を付加することで機能的残気量を維持し，酸素化改善をもたらすと考えられる。図1に同一患者でNPPVにより3つのPEEPレベルを設定した場合の胸部単純X線像と酸素化の変化を示した。胸部単純X線像には肺尖部と右横隔膜の最高部の位置をそれぞれ直線で示している。50％酸素マスク下（図1a）ではPa_{O_2}は71 Torr，すなわち$Pa_{O_2}/F_{I_{O_2}}$（P/F）比は142であったが，NPPVによりPEEPを4 cmH₂O付加したところ，胸腔内容量が増加して横隔膜が低位となりP/Fが237に上昇した（図1b）。さらにPEEPを12 cmH₂Oとしたところ，P/Fは249まで上昇し横隔膜はさらに低位となった（図1c）。そこで$F_{I_{O_2}}$を0.35に低下させることが可能であった。この患者で図1aの状態は圧容量曲線（図2）のAに位置すると考えられる。すなわち圧変化Pに対し肺容

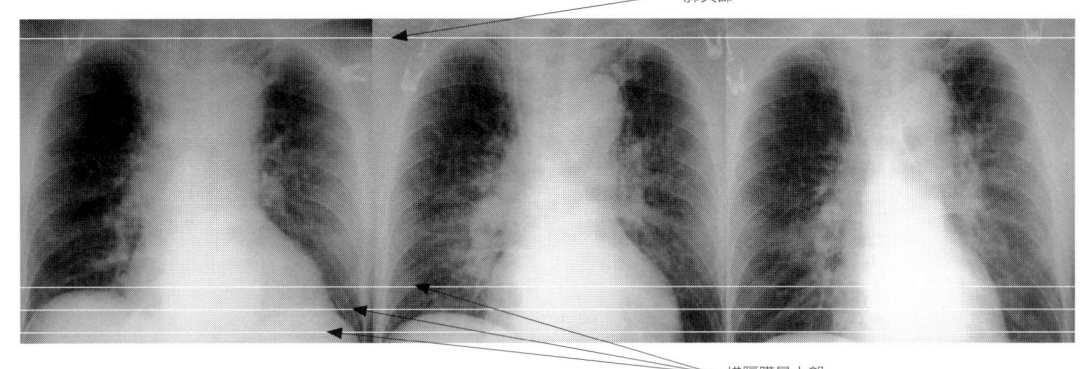

(a) 50%酸素マスク下　　　　　(b) NPPV (IPAP/EPAP 8/4cmH$_2$O)　　(c) NPPV (IPAP/EPAP 16/12cmH$_2$O)
Pa$_{O_2}$ 71 Torr, Pa$_{O_2}$/Fi$_{O_2}$ (P/F) 172。　　施行中　　　　　　　　　　　　　施行中
　　　　　　　　　　　　　　　Pa$_{O_2}$ 71 Torr, P/F 237。　　　　　Pa$_{O_2}$ 82.8, P/F 249。

図1　PEEPによる横隔膜位置と酸素化の変化
PEEP増加により横隔膜の低下と酸素化の改善がみられた。

量の増加V1は小さく，コンプライアンス（＝V/P）も小さい。逆にいえば，ある容量変化を得るために必要な圧変化が大きく，呼吸仕事量もより多く必要となる。適切なPEEPにより肺気量は右に移動し（図2B），同じ圧変化Pでも得られる換気量V2は大きく，コンプライアンスV2/Pも大きい。すなわち，PEEPにはコンプライアンスを改善させ，弾性仕事量を減少させる効果もある。

もう一つのPEEPの見逃せない役割は心機能改善作用である。左心室のポンプ機能低下により生じる肺うっ血は，肺毛細血管静水圧の上昇をもたらし，血管外への水分移動につながる。これが，いわゆる心原性肺水腫である。心原性肺水腫の治療は前負荷の減少と心ポンプ機能の改善である。PEEPは胸腔内圧上昇により静脈還流を減少させ，前負荷を低下させるのでうっ血性心不全治療の第一選択にNPPVによる管理が含まれている。さらにPEEPによる胸腔内圧上昇により大血管の内圧も増加した結果，胸腔内にある大血管と胸腔外にある大血管に内圧の格差が生じ，左室の後負荷が減少するといわれる。また，強い吸気努力は胸腔内圧の陰圧変

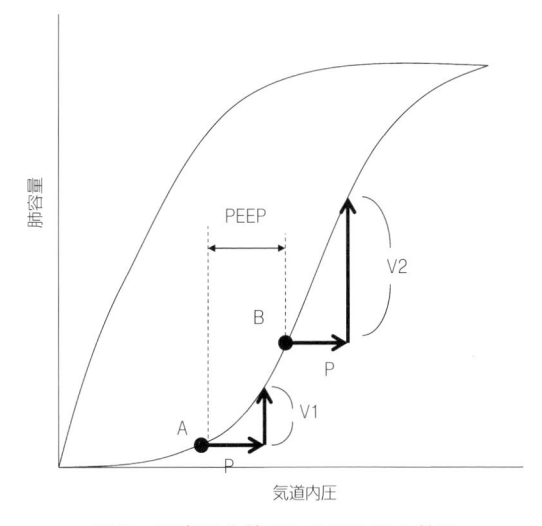

図2　圧容量曲線でみるPEEPの効果

肺気量が少ないAでは，圧変化PによりV1の容量変化が生じる。適切なPEEPにより肺気量が増加すると（A→B），同じ圧変化Pでもより大きなV2の容量変化を作ることができる。コンプライアンスはV/Pで表されるので，容量変化の大きいB点の方がA点よりもコンプライアンスは大きい（良い）。

動を大きくし，左室の後負荷を増加させる。PEEPは，収縮時に心筋が発生させる収縮力のベクトルと同じ方向に作用するため，特に過敏状態にある心不全心では収縮を補助する効果が強く表れるといわれる[6]。

以上より，NPPVは前項で示した離脱困難時の病態生理を改善させる生理学的作用を有する。

E NPPVによる離脱支援に関する報告

初めてのNPPVによる抜管支援の試みは50例のCOPD急性増悪患者を対象に検討された[7]。50例はいずれもTピースによる自発呼吸テストに失敗しており，その時点で早期抜管しNPPVに移行した群（25名）と挿管のままSBT合格まで従来どおりの管理をした群（25名）に分けられた。SBT開始基準は神経学的に十分な意識レベルにあり，体温≦37℃，循環動態の安定，短時間人工呼吸を中断した場合F_{IO_2}が0.4でSa_{O_2}≧88％を維持できることである。SBT失敗の判定基準は，呼吸数＞35回/分，F_{IO_2}が0.4でPa_{O_2}＜50Torr，心拍数＞145回/分かあるいは20％以上の増加，あるいは減少が継続する場合，重篤な不整脈，血圧＞180あるいは＜70mmHg，不穏や不安の出現とした。NPPV群は食事などマスクを外す必要がある場合を除き1日20〜22時間マスクを装着し，抜管後48時間観察した。NPPVの条件として，PSVは呼吸数＜25となり動脈血液ガスが安定すること（結果的に19±2cmH$_2$O）とし，PEEPは臨床的に推定した内因性PEEPと同じレベルに設定した。結果は60日後の離脱成功率は88％対68％で早期抜管/NPPV使用群の方が優れていた。また，総人工呼吸期間（10.2対16.6日，p＝0.021）やICU滞在期間（15.1対24.0日，p＝0.005）もNPPV群の方が短かった。

Burnsら[8]は，Cochraneデータベースを用い，2003年までのNPPVによる離脱支援に関する学術論文を総括した。NPPVによる離脱支援に関する文献は全部で5件あり，間歇的陽圧換気療法（intermittent positive pressure ventilation：IPPV）による離脱に比べ，死亡率（リスク比0.41）とVAP（リスク比0.28）を減少させ，ICU滞在期間，入院期間，器械補助を受けた期間，気管挿管下に受けた人工呼吸期間のいずれも短縮した。そのうえ，NPPVが離脱を失敗させたり離脱に関する器械的補助期間を延長させたりすることもなかった。これらの研究ではCOPDを対象としたものが多い。

Burnsの総括の対象から外れたが，Kilgerら[9]はCOPDでない患者でNPPVによる離脱支援を検討している。対象のほとんどが肺移植患者であったためか生存率には差が認められなかったものの，血液ガス，呼吸パターンや肺内シャント率の改善と呼吸仕事量の低下を報告している。

Trevisanら[10]はさまざまな背景疾患を有する65名のSBT失敗患者を対象に研究し，生存率には影響しないものの，低い合併症発生率と気管切開施行率を報告している。VAP発生は通常の管理に比べ1/10未満であった。

これまでの臨床研究からは，NPPVによる離脱支援はCOPDなど限られた対象において，良好な成績を収めている。どのような患者においても，少なくとも治療期間短縮効果は期待できそうである。NPPVによる離脱支援のためにはSBTを施行し，失敗後早期に離脱を試みることが重要といわれる。

F 低酸素症例に対する離脱支援

当施設でよくみられるCOPD以外の離脱困難のタイプは，人工心肺後や敗血症性ショック治療後で比較的高いPEEPを用いていた急性低酸素血症例である。ガイドラインではSBTを開始してよい「十分な酸素化」についての具体的数値をPa_{O_2}/F_{IO_2}比，PEEP，F_{IO_2}について示している（表2）。しかし，これらの数値は臨床

研究を行った施設で経験的に決められた基準値であり，あくまで参考にすぎない。しかも参照した文献はいずれも1990年代前半の研究でPEEPに関する考え方が現在とは必ずしも一致していなかったことから，酸素化の基準にPEEPを含めたものは少ない。酸素化をPEEPに依存しておりPEEPを低下させるにはF_{IO_2}を上昇させなければならず，SBTにすら移行できず離脱が進まなくなってしまう症例を想定していたとは考えにくい。

重症低酸素血症に対する当施設の人工呼吸戦略は，積極的な肺胞リクルートメント，高PEEPによる肺胞虚脱防止，自発呼吸の温存である。換気モードにはairway pressure release ventilation（APRV）を用い，経過中の最大PEEPは通常25～32cmH$_2$Oとなる。離脱直前は15～18cmH$_2$OのCPAPで管理していることが多いことから，5～8cmH$_2$OまでPEEPを下げるのにさらに数日を要することが問題であった。特にAPRVでは，人工呼吸の早期からより高いPEEPレベルの中で自発呼吸を出現させているため，PEEPが下がった離脱期において換気不全が問題となることはほとんどない。そこで抜管のためのPEEPの目標値を高く設定するために，NPPVによる離脱支援が可能かどうか検討した。

当ICUで48時間以上の人工呼吸を行い，PEEPを除く人工呼吸条件はガイドラインの離脱開始基準を満たしていた9症例〔身長，体重，肥満指数（body mass index：BMI）のmean±SDは，それぞれ159±9cm，64±16kg，26±7〕を対象とした。PEEPは平均6.9cmH$_2$Oで，PEEPを低下させると$F_{IO_2}>0.6$あるいはP/F≦150となりガイドラインを遵守すれば離脱を中断せざるをえない。そこでF_{IO_2}を上限なく一時的に上昇させPa$_{O_2}$を維持したうえでPEEPを5cmH$_2$Oまで下げSBTを行った。SBTには人工呼吸器Evita-XLの自動離脱機能（SmartCare®）を用いた。抜管可能と評価された時点で抜管し，NPPVで補助した。NPPVには専用機（BiPAP Vision®，Respironics社）を使用し，SBT開始直前のPEEP，F_{IO_2}と7～10ml/kg程度の1回換気量が得られるPS（＝IPAP－EPAP）を設定した。抜管前後の各時点での動脈血液ガス分析を行い比較検討した。全例安全に抜管でき再挿管はなかった。SBTの施行時間は平均105分であった。抜管後P/Fは図3のように経時的に改善した。NPPV開始3時間以内に離脱したものもみられ，NPPV平均施行時間は17.5時間であった。NPPV支援により抜管後24時間以内に人工呼吸を離脱したことから，全人工呼吸時間はガイドラインに沿って抜管した場合より短縮できたと考えられる。

CO$_2$上昇のない低酸素症例にもNPPVによる離脱支援の適応が広がる可能性が示された。

以上をまとめると，現時点ではNPPVによる離脱支援の目的として，疾患別には表3のように理解できる。

G NPPVによる離脱支援策の現状と限界

前項の結果とこれまでの当施設の経験から低酸素症例の離脱目標をNPPVによる離脱支援を前提にCPAP 15cmH$_2$Oに設定した。以下に筆者のICUでの離脱法を紹介する（図4）。

担当医師は，CPAP移行後PEEPを15cmH$_2$Oまで低下させる過程で離脱時期の予想を看護チームに知らせる。離脱時期を知らせる理由は，経腸栄養を含めさまざまなケアや喀痰量，気道クリアランスの能力評価，また輸液・鎮静などについて重点的な観察の指導，また検査の時間調整を行うためである。ICUであるので夕方や夜間の抜管も行っており，抜管を日中に行うた

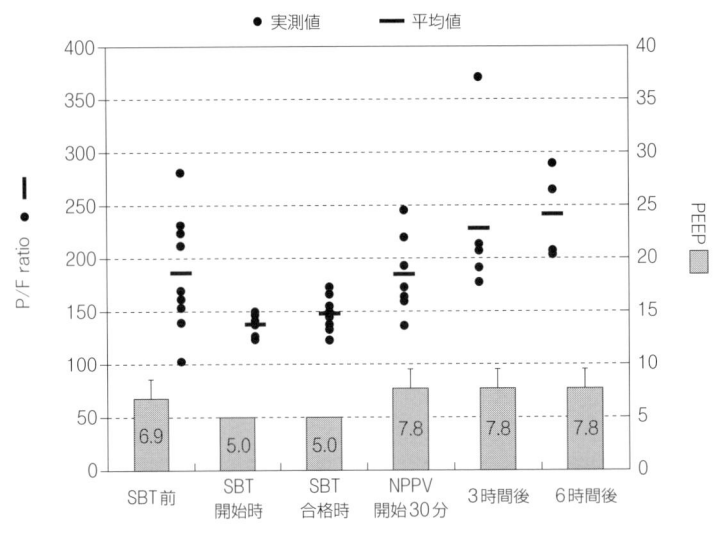

図3 PEEPに依存する低酸素血症のため離脱が進まない症例でのNPPVによる離脱支援例

開始時は9例であったが，抜管後NPPVからも離脱した時点で血液ガス測定は行っていない．

表3 離脱支援の対象疾患によるNPPV介入の違い

対象疾患	NPPVの目的
COPDなど慢性疾患	auto PEEPに対する呼吸仕事量減少効果および挿管期間の短縮ならびに再挿管回避
手術後	再挿管回避と心不全による肺水腫治療
ALI/ARDS	低酸素評価，PEEPによる早期からの肺気量維持，抜管後支援

めの調整ではない．同時にPEEP 15 cmH₂Oとなった時点で抜管するかどうかを決定しておく．

離脱決定では，主として看護師の観察項目が重要視される．これは，ある短い期間の呼吸状態で自発呼吸を評価するのは困難であり，むしろ危険と考えるからである．CPAPで観察する期間は通常24～48時間で，tube compensationという換気補助以外は一切補助換気を行わない．このため，SBTをあらためて行うことは少ない．観察期間中に自発呼吸の不安定性が見つかった場合は，12 cmH₂OまでPEEPを下げて抜管している．自発呼吸の観察項目は，呼吸回数，1回換気量，分時換気量，rapid shallow breathing index (RSBI)，呼気終末二酸化炭素濃度，Sp_{O_2}，呼吸パターンならびにバイタルサインと意識レベル (Richmond agitation-sedation scale：RASS) である．看護師は看護記録にこれらを記載し，離脱方針決定に反映させている．当ICUでは，鎮静薬の組成はほぼ固定しており，投与量指示はRASSの数値で行っている（通常は－2～0）ので，看護師は普段から鎮静効果を判定し投与量を調整することに慣れている．抜管時期が近づくと，いつ投与を中断・終了するか，投与を続行したまま抜管するか，薬剤を変更するかにつき決定しておく．具体的には，RASSは人工呼吸開始から24時間は－4，24～48時間は－2～3を目指し，その後，酸素化が改善するまでは－2を維持する．離脱が開始されると，－2～0を目指す．不穏がなければ，鎮静はミダゾラム50 mgとフェンタニル500 μgの混合液を生理食塩水で全量50 mlに希釈し1日量としている．この混合液の投与速度を，RASS値を下げる（マイナスを大きくする）時は0.5～1 ml/時単位で増量し，鎮静を浅くするには減量する．投与速度の最大

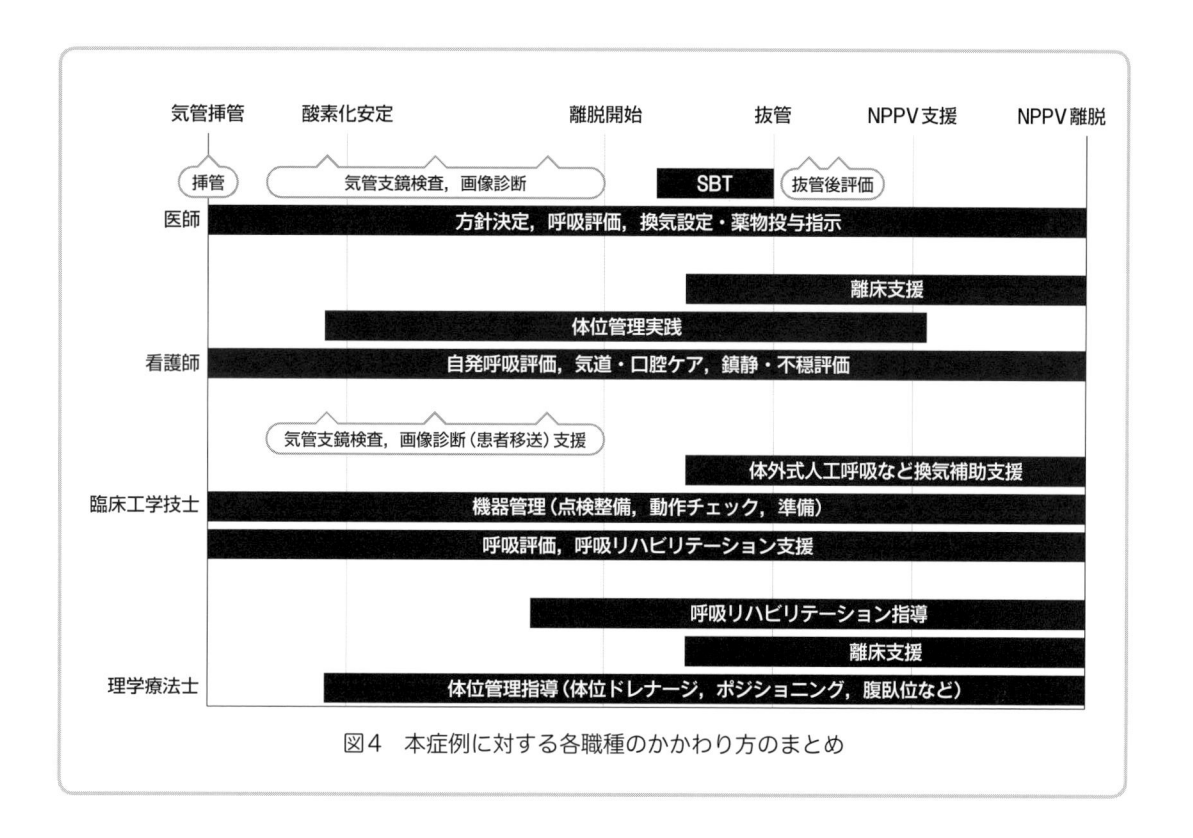

図4 本症例に対する各職種のかかわり方のまとめ

値は3ml/時で，それでも鎮静が足りない場合は，プロポフォール20～200mg/時を追加投与してRASS値を維持する。CPAP 12以下になればSBTを行い，検査をパスすれば抜管する。SBTを行う場合は鎮静薬を完全に切る。その際，自発呼吸も観察し，呼吸抑制がないことを確認する。不穏がある場合は，ハロペリドール5～10mg/日かデクスメデトミジン0.2～0.7μg/kg/時を症状に応じて投与する。

抜管の方針が決定されると各職種がそれぞれの準備に入る。当院ICUでは医師，看護師，臨床工学技士，理学療法士，薬剤師がチーム医療に参加しているが，離脱の場面では薬剤師を除くすべての職種が関わる。たとえば臨床工学技士はNPPV専用機や気管支鏡の準備にかかる。理学療法士はAPRVからCPAPへの移行が開始された時点から質の良い自発呼吸が行えるよう積極的に介入しているため，抜管の時期にあらためて行う処置は少ないが，呼吸運動が有効に行える体位につき看護チームを指導する。患者は日中意識がありコンタクトをとれるので，正しい腹式呼吸法や咳のしかたを理学療法士が教育している。

抜管前に看護師から患者にNPPVの説明を行い，医師による抜管後，説明した看護師が手際よくNPPVを装着する。当ICUでは年間の総人工呼吸症例200余例中，NPPV使用件数は70件を超えており，訓練を受けた看護師が主体となり日常的にNPPVの開始や中断・離脱を行っている。マスク装着の際には，スタンバイモードを用い，顔面に高流量のガスを吹き付けないよう注意している。マスクが左右均等にフィットしているか患者に確認しながらベルトを調整する。低酸素症例の離脱支援ではNPPVは原則としてCPAPモードを使用し，抜管直前のPEEPよりも2～3cmH$_2$O低い値で開始する。F$_{IO_2}$はSp$_{O_2}$が92～96を示すよう調整する。高すぎるF$_{IO_2}$ではSp$_{O_2}$は99～100を示す

ばかりでモニターとしては事実上無力化されてしまうからである。

　抜管後10分は医師，看護師はベッドサイドを離れず呼吸状態を見守る。特に呼吸数と呼吸パターン，患者からの呼吸困難の訴えの有無が重要である。30分間は厳重な監視下に置き，その後は呼吸困難の訴えがない限り，経過観察とする。NPPV失敗例の9割はこの30分間に判定できる。NPPV失敗の理由は換気不全であるが，それが換気力学の問題なのか，他の付随事項による問題かを区別することは臨床上重要である。NPPVに対し違和感や不安をもつ場合，頻呼吸や浅呼吸となり一見呼吸不全を生じているように見えることがある。このような場合は看護師がよく話を聞き，問題点を明確にし対応することで解決できることが多い。なぜNPPVを施行しているのか，今後どういう展開があるのか，自分は良くなっているのか，医療チームはこの治療法に慣れていて心配はない，など患者に知らせることが不安の除去に対し最も効果的である。自信のない振舞いが患者の不安につながることを忘れてはならないし，普段からNPPVに慣れておくことがいざという時の自信につながることも覚えておくべきである。

　NPPVからの離脱は，PS使用時はまずPS圧を下げ，4 cmH$_2$Oとなったら CPAP単独に移行する。次いで2～5時間間隔でPEEPを2～3 cmH$_2$Oごとに段階的に5 cmH$_2$Oまで低下させる。この間の観察項目は気管挿管中の離脱時と同様である。以上の過程に通常6～18時間を要する。酸素化の評価はあくまでも Sp$_{O_2}$で行い，設定変更のたびに動脈血液ガス測定を行うことはない。呼吸状態が極めて安定していれば医療チームの判断により短時間で離脱させることもある。

　いうまでもなくNPPVの禁忌症例には適応できない。COPDのような慢性気流制限のある症例や高二酸化炭素血症を呈する呼吸不全には有効性がある[11]が，その他の症例ではランダム化比較試験（randomized controlled trial：RCT）が行われておらず現時点では判断できない。喀痰が多いなど人工気道が必要な条件が存在する場合にはSBTに合格してもNPPVによる離脱支援には向かない。

　抜管基準は施設ごとの経験に基づくことが多く，科学的に証明されたものは少ない。すなわち，NPPVによる離脱支援は人工呼吸ケアに慣れたスタッフのもとで行われるべきであり，どのような施設においても標準的に施行できるわけではない。

H まとめ

　NPPVによる離脱支援につきRCTと当施設の現状を紹介した。NPPVによる離脱支援は患者背景を選択すれば有効であるとの意見が多いが，RCTが十分に行われていないことから手探りの部分も多い。抜管後，場当たり的にNPPVで再挿管を回避するのではなく，患者の呼吸状態を的確に評価し，NPPVによる支援が可能かどうか判断するチーム医療の確立が要求されている。

引用文献

1) Esteban A, Alia I, Ibanez J, et al. Modes of mechanical ventilation and weaning. A national survey of Spanish hospitals. The Spanish Lung Failure Collaborative Group. Chest 1994 ; 106 : 1188-93.
2) Fagon JY, Chastre J, Domart Y, et al. Nosocomial pneumonia in patients receiving continuous mechanical ventilation. Prospective analysis of 52 episodes with use of a protected specimen brush and quantitative culture techniques. Am Rev Respir Dis 1989 ; 139 : 877-84.
3) Epstein SK, Ciubotaru RL, Wong JB. Effect of failed extubation on the outcome of mechanical ventilation. Chest 1997 ; 112 : 186-92.
4) Esteban A, Alia I, Gordo F, et al. Extubation outcome after spontaneous breathing trials with T-tube or pressure support ventilation. The Spanish Lung Failure Collaborative Group. Am J Respir Crit Care Med 1997 ; 156 : 459-65.
5) MacIntyre NR, Cook DJ, Ely EW Jr, et al. Evidence-Based Guidelines for Weaning and Discontinuing Ventilatory Support : a collective task force facilitated by the American College of Chest Physicians ; the American Association for Respiratory Care ; and the American College of Critical Care Medicine. Chest 2001 ; 120 : 375-95S.
6) Pinsky MR. Cardiovascular issues in respiratory care. Chest 2005 ; 128 : 592-7S.
7) Nava S, Ambrosino N, Clini E, et al. Noninvasive mechanical ventilation in the weaning of patients with respiratory failure due to chronic obstructive pulmonary disease. A randomized, controlled trial. Ann Intern Med 1998 ; 128 : 721-8.
8) Burns KE, Adhikari NK, Meade MO. Noninvasive positive pressure ventilation as a weaning strategy for intubated adults with respiratory failure. Cochrane Database Syst Rev 2003 : CD004127.
9) Kilger E, Briegel J, Haller M, et al. Effects of noninvasive positive pressure ventilatory support in non-COPD patients with acute respiratory insufficiency after early extubation. Intensive Care Med 1999 ; 25 : 1374-80.
10) Trevisan CE, Vieira SR. Noninvasive mechanical ventilation may be useful in treating patients who fail weaning from invasive mechanical ventilation : a randomized clinical trial. Crit Care 2008 ; 12 : R51.
11) Ferrer M. Non-invasive ventilation as a weaning tool. Minerva Anestesiol 2005 ; 71 : 243-7.

(東京女子医科大学麻酔科学教室・集中治療室　小谷　透)

2. 術後の一時的使用

[症例] 39歳，男性，マルファン症候群，大動脈弁輪拡張，大動脈弁閉鎖不全

主訴	労作時呼吸困難．
既往歴	3歳の時に漏斗胸を指摘され，10歳の頃より側彎症が著明となった．20歳の時，マルファン症候群と診断された．漏斗胸・側彎症のため，拘束性換気障害（肺活量1,400ml）が認められたが，労作時呼吸困難はなかった．以後1回/年の頻度で外来フォローとなった．30歳の頃，胃粘膜下腫瘍を指摘されたが経過観察となった．同じ頃，拘束性換気障害による呼吸困難も進行し，在宅酸素療法（home oxygen therapy：HOT）が，37歳より夜間の鼻CPAPが，導入された．
生活歴	喫煙歴，飲酒はともになし．
現病歴	家族がマルファン症候群と指摘され，20年前に精査のため循環器内科を受診した．大動脈弁輪径は38mmとやや拡大していたが，大動脈弁閉鎖不全は認めなかった．心臓エコー所見の経年的推移を表1に示す．大動脈弁輪径は徐々に拡大し，30歳より労作時呼吸困難が増悪しNYHA Ⅱ度となった．34歳より大動脈弁閉鎖不全が出現し，39歳では大動脈弁閉鎖不全Ⅲ/Ⅳ度，大動脈弁輪径56mm，LVDd/Ds 66/41mmと大動脈弁閉鎖不全の増強，心拡大，バルサルバ洞の拡大が認められ，手術適応となった．入院時のNYHA分類はⅢ度，労作時呼吸困難が増悪しHugh-Jones分類Ⅳ度であった．

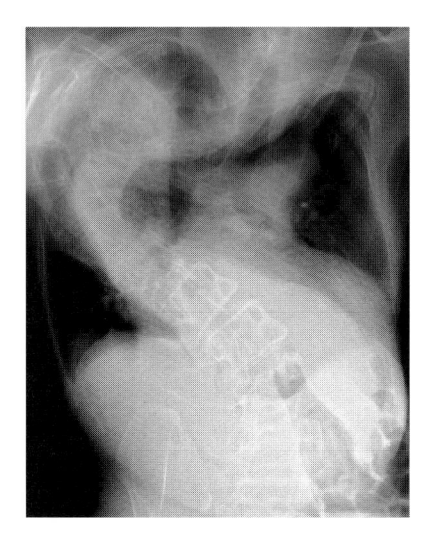

図1 術前の胸部単純X線写真

心拡大，中等度の肺うっ血，強度の側彎症が認められた．

表1 心エコー所見の経年的推移

	34歳	39歳	入院時
大動脈弁輪径 (mm)	45	56	64.5
LVDd/Ds (mm)	45/30	66/41	71/44
大動脈弁閉鎖不全	Ⅱ/Ⅳ	Ⅲ/Ⅳ	Ⅳ/Ⅳ
NYHA	Ⅱ	Ⅲ	Ⅲ

表2 入院時検査

生化学
総蛋白 6.4g/dl
アルブミン 3.9g/dl
AST 22 U/l, ALT 13 U/l
ALP 116 U/l, LDH 185 U/l
T-Bil 0.6mg/dl
BUN 20mg/dl, Cr 0.58mg/dl
Na 142mEq/l, K 4.3mEq/l
Cl 101mEq/l, Ca 8.9mg/dl
CPK 75 U/l

血算
白血球数 4.40×10³/mm³
赤血球数 3.51×10⁶/mm³
ヘモグロビン 11.1g/dl
Ht 33.5 %
血小板数 223×10³/mm³

止血機能
aPTT 40秒, Fibrinogen 219mg/dl
ATⅢ 81.0%
D-dimer 0.7μg/ml, PT-INR 0.93
動脈血液ガス（1l/分 酸素カニューラ）
pH 7.41, Pa_{O_2} 79Torr, Pa_{CO_2} 60Torr, HCO_3^- 37.3mmol/l, BE 10.9mmol/l, Sa_{O_2} 94%

肺機能検査
肺活量 1,080ml（予測値の28%）
1秒量 890ml

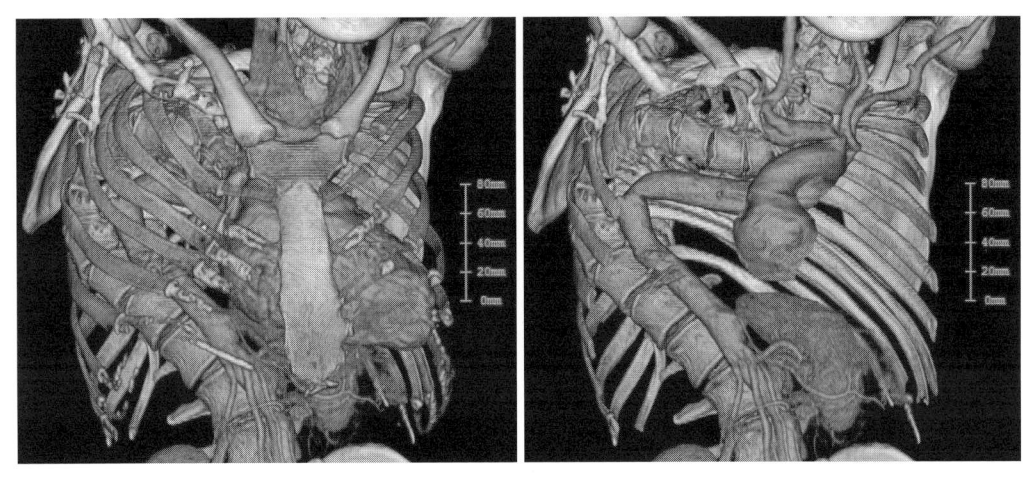

図2 術前の胸部CT画像
大動脈弁輪径は62mmに拡大していた。高度の側彎症のため，下行大動脈は椎体に沿って蛇行している。

■入院後の経過

入院時，意識レベルは正常，脈拍数70/分，整で，血圧は110/56mmHgで左右差なしであった。呼吸数は28回/分，酸素カニューラ吸入1*l*/分のもとSp$_{O_2}$ 94%であった。日中は酸素カニューラ吸入1*l*/分，夜間は鼻マスクによる持続陽圧気道圧（continuous positive airway pressure：CPAP）を使用し，動脈血ガス分析で低酸素血症，および高炭酸ガス血症と代謝性アルカローシスが認められた。入院時の主な検査を表2に示す。生化学，血算，止血機能に特に異常を認めなかった。四肢が長く蜘蛛状指を呈し，漏斗胸，側彎症が著明であった。胸部単純X線撮影では心拡大，中等度の肺うっ血とともに高度の側彎症が認められた（図1）。側彎症，漏斗胸は整形外科的に手術適応ではなかった。コンピュータ断層撮影（computed tomography：CT）で大動脈弁輪が拡張し（直径62mm），下行大動脈が椎体に沿って著明に蛇行していた（図2）。冠動脈造影検査を実施したが，大動脈の蛇行とバルサルバ洞の拡大のためにカテーテルが届かなかった。若年で，冠動脈危険因子もなく，虚血性心疾患の可能性は低い

と判断した。心臓エコー検査で大動脈弁閉鎖不全IV/IV度，LVDd/Ds 71/44mm，大動脈弁輪径64mmであった。心室造影検査での左室駆出率は45%であった。この2〜3年で急速に進行する大動脈弁閉鎖不全，心拡大，バルサルバ洞の拡大を認め手術適応ではあるものの，重度の呼吸機能低下のため周術期のリスクは高いと予測された。

■手術と麻酔

全身麻酔でBentall手術を行った。大動脈弁・上行大動脈の再建には26mm人工血管，25mmのcomposite graftを用いた。体外循環からの離脱は順調で，術中経過はおおむね安定していた。麻酔8時間5分，手術5時間50分，体外循環時間2時間27分，心停止時間1時間52分，出血量1,680ml，輸血量1,580ml，輸液量1,900ml，尿量1,300mlであった。手術終了時，ドーパミン（3.2μg/kg/分），ニトログリセリン（0.5μg/kg/分）の投与のもと，脈拍数84/分で，血圧115/60mmHg，中心静脈圧6mmHg，平均肺動脈圧18mmHg，心係数4.06*l*/分/m^{2}と血行動態は安定していた。吸入酸素濃度60%，1回換気量350ml，換気回数

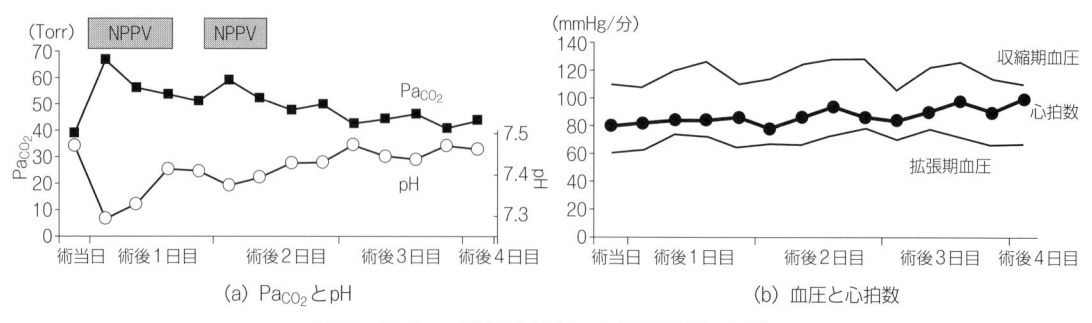

図3 ICUでの動脈血液ガスと循環動態の推移

手術当日から術後4病日までのPa$_{CO_2}$, pH, 血圧, 心拍数の推移を示す. 抜管後に呼吸性アシドーシスが進行したが, NPPV導入により改善した.

20回/分の人工呼吸のもと, pH 7.42, Pa$_{O_2}$ 204 Torr, Pa$_{CO_2}$ 43 Torrとガス交換も良好であった.

■術後経過

安定した呼吸循環動態で集中治療室(intensive care unit：ICU)に入室した. 術後4日目までのPa$_{CO_2}$, pH, 血圧, 心拍数の推移を図3に示す. ドーパミン, ニトログリセリンの投与のもと, 脈拍数82/分, 血圧110/64 mmHg, 中心静脈圧6 mmHg, 肺動脈圧24/10 mmHg, 心係数4.1 l/分/m^2, 混合静脈血酸素飽和度72%と血行動態は安定し, 尿量も2 ml/kg/時以上を維持できた. 人工呼吸器の初期設定は, 吸入酸素濃度50%, 同期式間歇的強制換気とプレッシャーサポート換気の併用, 1回換気量460 ml, 換気回数12回/分, プレッシャーサポート10 cmH$_2$O, 呼気終末陽圧(positive endexpiratory pressure：PEEP) 4 cmH$_2$Oに設定し, pH 7.38, Pa$_{O_2}$ 167 Torr, Pa$_{CO_2}$ 50 Torrとガス交換は当初は良好であった.

覚醒に伴い, 人工呼吸器からの離脱を開始した. 強制換気回数を減らし, CPAPとプレッシャーサポート換気の併用へ変更した. プレッシャーサポート10 cmH$_2$Oの下, 1回換気量310〜330 ml, 自発呼吸数25回/分, 動脈血液ガスはpH 7.33, Pa$_{O_2}$ 120 Torr, Pa$_{CO_2}$ 59 Torrであった. 呼吸性アシドーシスは認められるものの意識が清明であったため, ICU入室4時間後に抜管した. しかし, 抜管直後より呼吸努力が著明となった. 呼吸数は40回/分を超え, 浅くて速い呼吸パターンを呈した. 10 l/分の純酸素マスク吸入の下, 動脈血液ガスはpH 7.30, Pa$_{O_2}$ 131 Torr, Pa$_{CO_2}$ 57 Torrと呼吸性アシドーシスであった.

そこで非侵襲的陽性換気療法(noninvasive positive pressure ventilation：NPPV)を導入した. NPPV呼吸器としてBiPAP Vision®(フジRespironics), フルフェイスマスクを用いた. 吸入酸素濃度40%, BiPAPモード, 吸気気道陽圧(inspiratory positive airway pressure：IPAP) 10 cmH$_2$O, 呼気気道陽圧(expiratory positive airway pressure：EPAP) 4 cmH$_2$Oに設定した. NPPV導入後ただちに呼吸困難感が軽減し, 呼吸数は20回/分台へ落ち着いた. 動脈血液ガス上もNPPV開始2時間以降に呼吸性アシドーシスは改善に転じた. 翌朝, NPPV装着(吸入酸素濃度30%, IPAP 10 cmH$_2$O, EPAP 4 cmH$_2$O)の下pH 7.41, Pa$_{O_2}$ 71 Torr, Pa$_{CO_2}$ 53 Torrであり, 呼吸性アシドーシスは代謝性に代償されていた. そこでNPPVから離脱し鼻カニューラ酸素吸入3 l/分に変更した. 動脈血液ガスはpH 7.38, Pa$_{O_2}$

70Torr, Pa_{CO_2} 55Torrであり，呼吸困難も認められなかった。この後，術後1日目の夜間のみNPPVを実施し，術後2日目以降の夜間は患者所有の鼻CPAP装置を装着した。その後の経過は順調で，術後7日目に病棟に転棟となった。

■ICU退室から退院まで

夜間のみ呼吸困難感に応じ在宅用の鼻CPAP装置を装着した。鼻CPAPの条件はCPAP 4cmH₂O，酸素流量1l/分であった。心不全が改善するに伴い，睡眠時に鼻CPAPが要らない時も増えてきた。呼吸，循環動態ともに安定し，術後31日目に独歩退院した。

各職種の役割分担

1 医師の役割

本症例では，NPPV開始時に医師が主導的役割を果たした。ICU専従医師が24時間常駐し，NPPVの適応を判断し実施する体制であった。心臓血管術後のため循環動態の変動が予想され，かつNPPVの成否が短時間で決まるので，医師がベッドサイドで対応していた。抜管後に急激に呼吸状態が悪化したため，時間的余裕のなかったことも大きな理由である。

NPPVといえども人工呼吸器管理であり，呼吸を含めた全身状態を観察する必要がある(表3)。まず気道内圧や換気量，換気回数がモニターできる機種を選択することが望ましい。NPPV本体の換気モニターのほかに，パルスオキシメーター，心電図，血圧のモニターは必須である。胸郭運動と人工呼吸器が同調しているか，マスクフィッティングや皮膚障害の確認も大切である。

慢性閉塞性肺疾患(chronic obstuctive pulmonary disease：COPD)の急性増悪[1]，心原性肺水腫[2]，免疫抑制患者の急性呼吸不全[3]では，NPPVにより挿管率が低下し予後が改善する。術後患者を対象としたNPPVの報告は限られている[4]。心臓血管外科術後では体外循環，大量輸血の影響に加え，心不全，呼吸筋障害の

表3　NPPV中のモニタリングと観察

1. 中枢神経	意識レベル，精神状態，睡眠状況
2. 循環動態	心拍数，血圧，心電図，末梢循環
3. 呼吸	呼吸数，呼吸様式，呼吸音，胸郭の動き，胸部単純X線写真，喀痰の性状と喀出力，パルスオキシメータ，カプノメータ，血液ガス分析
4. NPPV機器のモニター	設定呼吸回数と実際の呼吸回数，流量，1回換気量と分時換気量 IPAP，EPAP，リーク量
5. マスクのフィッティング	
6. 口腔内や鼻の乾燥，鼻閉感	
7. 皮膚障害，マスクの不快感	

ために，抜管後に急性呼吸障害を発症する症例は少なくない。NPPVを用い始めた当初は，再挿管に陥る症例が少なくなかった。失敗の原因を反省しながら医療スタッフへの教育を続けた結果，NPPV実施症例が増え(図4)，成功率(挿管回避率)や死亡率が改善してきた(図5)。

心臓血管術後に発生した抜管後の急性呼吸障害に対しNPPVを施行した症例を後方視的に調査し，NPPVの効果について検討した[5]。2003年から2004年までの2年間にICUに入室した2,040名のうち53例が抜管後に急性呼吸不全を呈しNPPVを装着した。男性31例，女性22例で，年齢54±26歳であった。原疾患は大血管疾患17例，冠動脈疾患16例，先天性心疾患10例，後天性弁疾患9例，慢性肺血栓塞栓症6例，心筋症3例であった。NPPVを必要とした

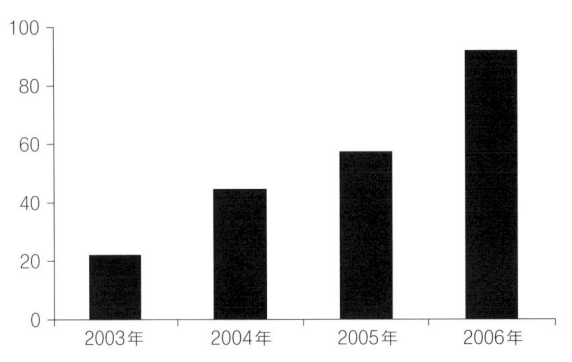

図4 国立循環器病センターICUでのNPPV症例数の推移

年々症例数が増加していった。

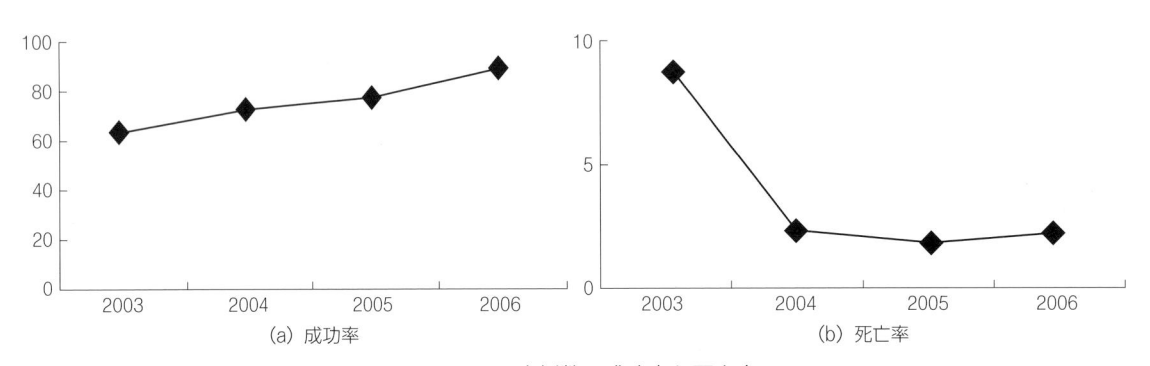

図5 NPPV症例数の成功率と死亡率
(a) 成功率
(b) 死亡率

挿管を回避できた成功率は確実に上昇し，NPPV施行例での死亡は減少していった。

病態として，横隔神経麻痺が15例と最も多く，次いで急性肺損傷9例，急性肺損傷以外の原因による低酸素血症9例，上気道狭窄7例，心不全増悪6例，中枢神経障害や覚醒遅延6例，COPD急性増悪6例の順であった。再挿管が23例（43％）に，気管切開が13例（25％）に必要となったが，死亡例はなかった。失敗群（再挿管を要した群）に比べると，成功群（再挿管を回避した群）ではNPPV開始後すぐに呼吸数が減少し（図6），酸素化や混合静脈血酸素飽和度が改善する傾向が認められた（図7）。

徳島大学でもNPPVの症例数が近年増加している。挿管人工呼吸の患者数は毎年200～250例で推移していたが，NPPV症例数は2006年頃より急速に増加していった（図8）[6]。

挿管回避と抜管後の呼吸補助が実施理由として多く（図9），成功率（再挿管を回避した群）も年々上昇していった（図10）。

振り返って，本症例はマルファン症候群に伴う強度の側彎症，漏斗胸のため，もともと重篤な拘束性換気障害を呈しており，術後の呼吸管理は長期化することが予想された。予想通り抜管直後に呼吸状態が悪化したが，NPPVを導入することで呼吸状態が安定し再挿管を避けることができた。NPPVが有用であった理由として以下のように考えた。拘束性換気障害が著明であったこと，術中に使用した麻酔薬や鎮静薬が呼吸抑制をもたらした可能性，開心術に伴う肺水腫や全身浮腫により呼吸機能が障害された可能性が考えられた。抜管直後に呼吸性アシドー

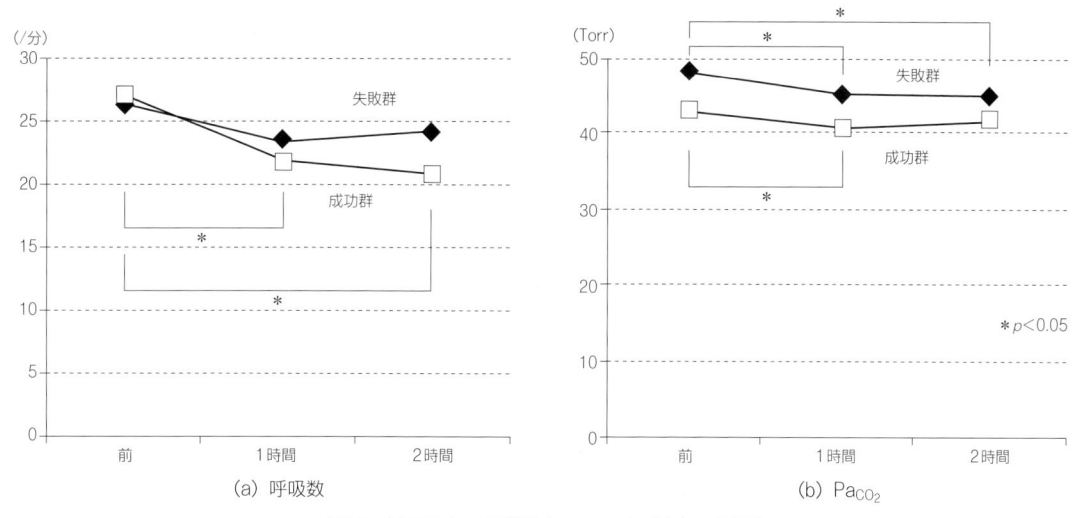

図6 NPPVの呼吸数とPa$_{CO_2}$に対する影響

心臓血管外科術後，抜管後に急性呼吸不全を発症し，NPPVを実施した患者53名を対象に，NPPVの呼吸パラメータへの影響を検討した。
再挿管を要した群（失敗群）では，再挿管を要しなかった群（成功群）に比べ，呼吸数が多くPa$_{CO_2}$が高い傾向が認められた。
前：NPPV実施前，1時間：NPPV開始1時間後，2時間：NPPV開始2時間後。

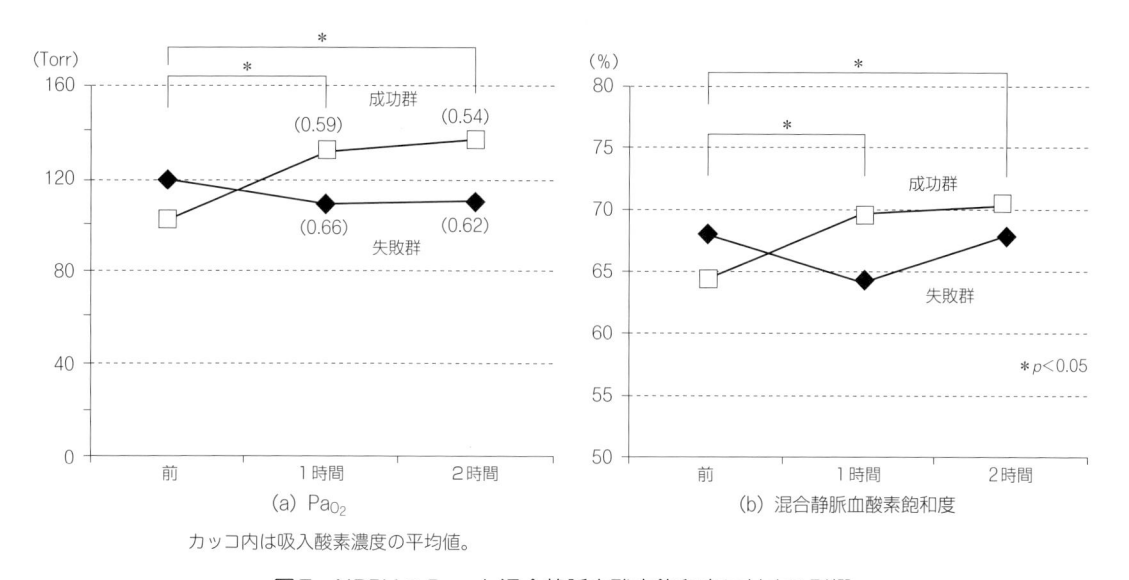

カッコ内は吸入酸素濃度の平均値。

図7 NPPVのPa$_{O_2}$と混合静脈血酸素飽和度に対する影響

成功群では失敗群に比べ，Pa$_{O_2}$と混合静脈血酸素飽和度がより改善する傾向が認められた。
前：NPPV実施前，1時間：NPPV開始1時間後，2時間：NPPV開始2時間後。

シスを伴う呼吸困難が出現したが，NPPVを用いることで呼吸困難感，呼吸パターン，血液ガス所見が改善し，翌日には離脱することができた。

NPPVが術後の低酸素血症や再挿管を予防する可能性が報告されている。Jaberら[7]は，腹部外科手術後の呼吸不全症例にNPPVを実施し，挿管回避群ではNPPV開始直後に酸素化が改善し呼吸数が減少する一方，挿管を回避できなかった群では改善が認められなかった。

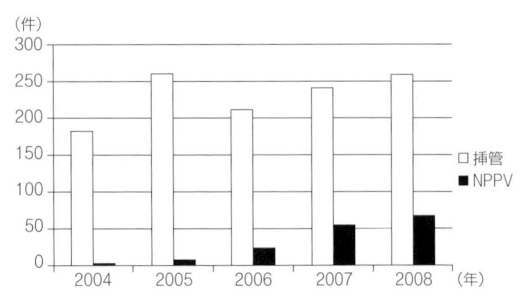

図8 徳島大学ICUでの挿管人工呼吸とNPPV症例数の変遷

挿管人工呼吸の症例数は年間ほぼ250例と安定している一方，NPPV症例数は大きく増えてきている。

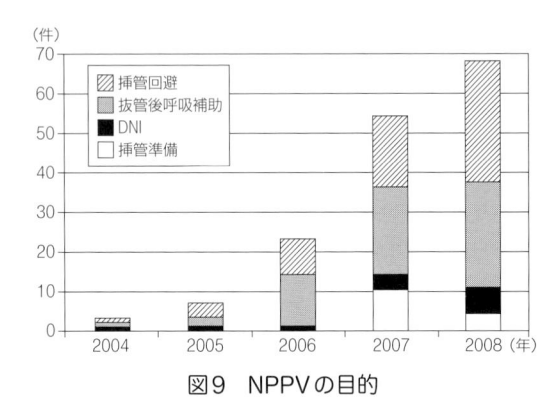

図9 NPPVの目的

挿管回避：急性あるいは慢性の呼吸不全に対して，挿管を回避するためにNPPVを実施，抜管後呼吸補助：気管挿管による人工呼吸からの離脱後の呼吸補助，DNI（Do Not Intubate）：挿管拒否の患者に対する呼吸補助，挿管準備：気管挿管するまでの呼吸循環状態の安定化のためにNPPVを実施。
〔徳島大学ICUの調査による〕

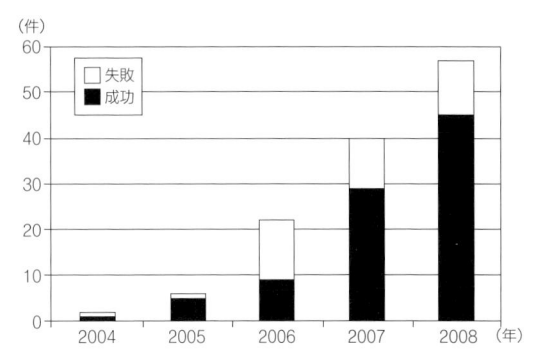

図10 NPPVの成功・失敗例の年次別推移

挿管回避と抜管後呼吸補助の患者を対象とした。成功率（挿管を回避）は年々上昇している。
〔徳島大学ICUの調査による〕

表4 NPPV開始時の注意

- 横に張り付ける医療スタッフを確保する
- 最適のマスクを選択する
- 顔にガスが噴出しないようマスクを装着，手で保持
- 低めのCPAP，低めのPSVから始める
- 安楽に同調するまで，手でマスクを保持する
- CPAP，PSVをゆっくり上げていく
  快適，1回換気量＞7 ml/kg，呼吸数＜25回／分が指標
- 1時間に勝負をかける

表5 NPPV中の看護師の役割

1. 病状，NPPVの必要性を説明し，時に励まし，コミュニケーションをとる。
2. 楽な姿勢，体位がとれるよう援助
3. 適切なマスクの選択
4. 呼吸状態や循環動態の観察
5. 排痰，呼吸理学療法
6. マスクフィッティングの調整
7. 口腔ケア
8. 皮膚障害の対策
9. 異常の早期発見

Squadroneら[8]は，待機的な腹部手術後で抜管後の患者を，予防的にNPPVを実施する群と酸素療法群に振り分けたところ，NPPV群で再挿管，肺炎が少なく，ICU滞在日数が短くなった。挿管や手術に伴う無気肺を改善し喀痰の排出を促したからであるとしている。Navaら[9]やFerrer[10]らは，抜管後に呼吸不全のリスクの高い患者をNPPV群と酸素療法群に分けたところ，NPPV群で呼吸不全の頻度が低く，ICU生存率が高くなった。肺切除後[11]や臓器移植後[12]など，気管挿管に伴う合併症リスクが高い病態では，NPPV使用がさらに有効となると予想される。

2 看護師の役割

術後の一時使用の場合，急激に呼吸状態が悪化し，十分な説明をする余裕のないこともしばしばである。NPPV開始時の注意点を表4に挙げる。マスクの選択（図11），マスクの適正な保持，装着後の看護がNPPVの成功の鍵とな

図11 NPPVのマスク

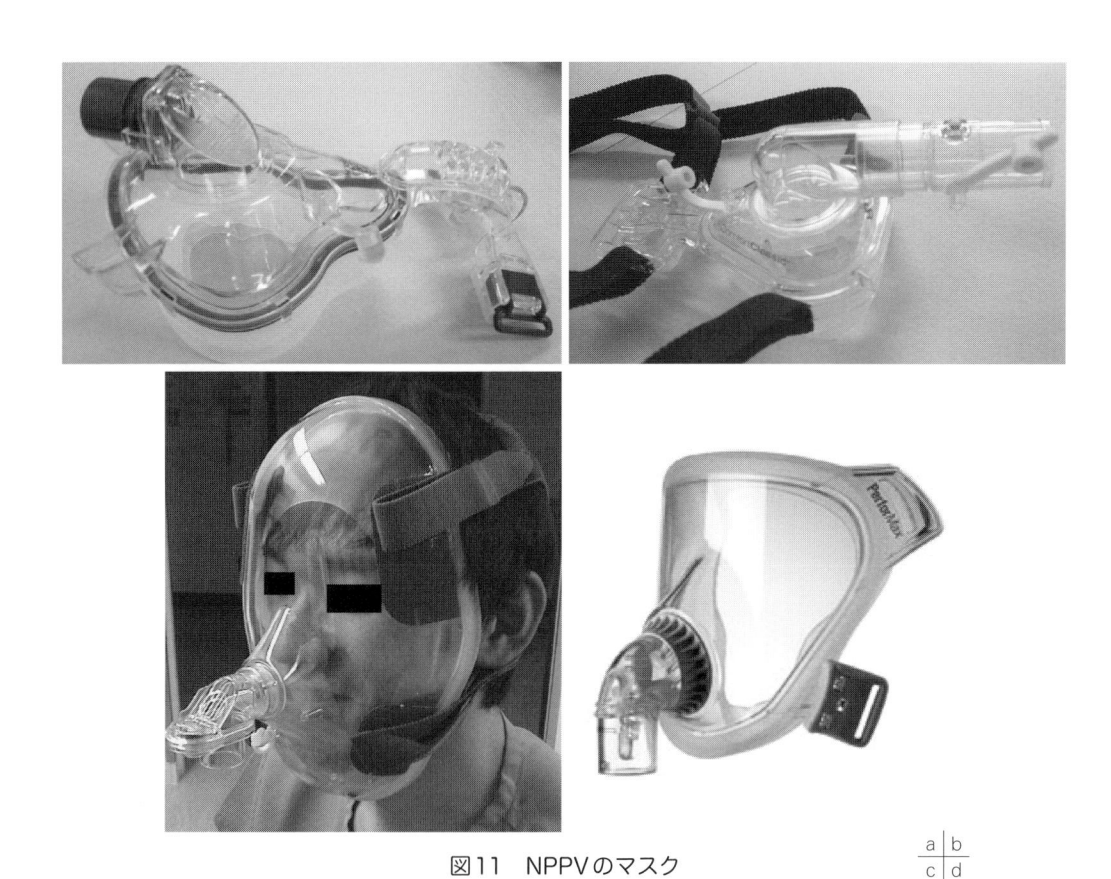

a	b
c	d

(a) 顔マスク
口呼吸ができ，より安定した酸素濃度を供給できる．術後患者でまず試してみるマスクである．
(b) 鼻マスク
死腔が少なく，圧迫感が少ない．装着のまま会話や食事ができる利点がある．慢性期に鼻マスクへの変更を考慮する．
(c) Total face mask
フィットが比較的容易で，患者の協力を要しない．顔の小さい患者ではフィッティングが難しいこともある．
(d) PerforMax
顔の小さい女性や小児でも，フィッティングが比較的良好である．

り，看護師の役割が大きい(表3，表5)．抜管後の呼吸不全では，あえぎ呼吸，口呼吸となっていることが多いので，口鼻を覆うフルフェイスマスクをまず選択する．しかしマスクが鼻根部分に当たると，びらんや褥創など皮膚障害を起こしやすい．NPPV開始前，あるいは開始直後に，皮膚保護材を貼付する．定期的にマスクを外し皮膚の観察を行い，マスク密着部の皮膚を清拭するなどして清潔保持に努める．昼間と夜間でマスクを変更するのも皮膚保護に役立つ対策である．

バイタルサインの観察はもちろん，マスクリーク，患者の精神状態，体動などを細かく観察するとともに，患者を励まし，マスク位置を微調整し，口腔内ケアを定時的に実施するなど，細かい看護が期待される．NPPVをあきらめるべき際も，中止基準(表6)に当てはまるか看護師からの情報が大切である．看護師はNPPV看護マニュアル(図12)を作成し，定期的に勉強会を開いている．

表6 NPPVを中断し，再挿管とする基準

NPPV開始後に，
(1) 呼吸状態が悪化する
　① F_{IO_2} を上げても低酸素血症が進行する
　② 高炭酸ガス血症が進行する
　③ 頻呼吸や呼吸困難が増悪する
(2) 循環動態が悪化する
　① 血圧が20％以上変化する
　② 頻脈が進行する
　③ 不整脈が増加する
　④ 心筋虚血症状が出現する
(3) 患者の意識レベルが低下したり，NPPVを拒否する
(4) 分泌物などの理由で上気道の確保が必要と判断される

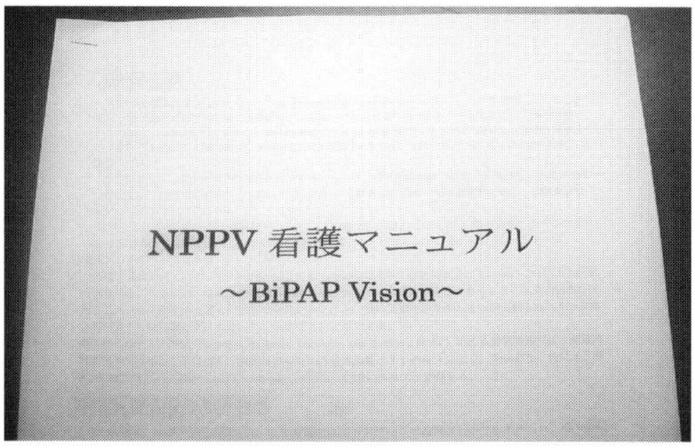

図12　NPPV用の看護マニュアル

スタッフ教育のため，看護マニュアルを作成し，勉強会を継続的に行う。

引用文献

1) Plant PK, Owen JL, Elliott MW. Early use of non-invasive ventilation for acute exacerbations of chronic obstructive pulmonary disease on general respiratory wards : a multicentre randomised controlled trial. Lancet 2000 ; 355 : 1931-5.

2) Peter JV, Moran JL, Phillips-Hughes J, et al. Effect of non-invasive positive pressure ventilation (NIPPV) on mortality in patients with acute cardiogenic pulmonary oedema : a meta-analysis. Lancet 2006 ; 367 : 1155-63.

3) Hilbert G, Gruson D, Vargas F, et al. Noninvasive ventilation in immunosuppressed patients with pulmonary infiltrates, fever, and acute respiratory failure. N Engl J Med 2001 ; 344 : 481-7.

4) Kindgen-Milles D, Müller E, Buhl R, et al. Nasal-continuous positive airway pressure reduces pulmonary morbidity and length of hospital stay following thoracoabdominal aortic surgery. Chest 2005 ; 128 : 821-8.

5) 今中秀光，竹内宗之，井口直也，ほか．抜管後の急性呼吸障害に対する非侵襲的陽圧換気の効果―心臓血管外科術後の患者での検討―．日本集中治療医学会雑誌 2007；14：585-92.

6) 山口治隆，中瀧恵実子，眞野暁子，ほか．徳島大学病院ICUにおけるNPPV使用目的の変遷．日本集中治療医学会雑誌 2009；16S：190.

7) Jaber S, Delay JM, Chanques G, et al. Outcomes of patients with acute respiratory failure after abdominal surgery treated with noninvasive positive pressure ventilation. Chest 2005 ; 128 : 2688-95.

8) Squadrone V, Coha M, Cerutti E, et al. Continuous positive airway pressure for treatment of postoperative hypoxemia : a randomized controlled trial. JAMA 2005 ; 293 : 589-95.

9) Nava S, Gregoretti C, Fanfulla F, et al. Noninvasive ventilation to prevent respiratory failure after extubation in high-risk patients. Crit Care Med 2005 ; 33 : 2465-70.

10) Ferrer M, Valencia M, Nicolas JM, et al. Early noninvasive ventilation averts extubation failure in patients at risk : a randomized trial. Am J Respir Crit Care Med 2006 ; 173 : 164-70.

11) Auriant I, Jallot A, Hervé P, et al. Noninvasive ventilation reduces mortality in acute respiratory failure following lung resection. Am J Respir Crit Care Med 2001 ; 164 : 1231-5.

12) Antonelli M, Conti G, Bufi M, et al. Noninvasive ventilation for treatment of acute respiratory failure in patients undergoing solid organ transplantation : a randomized trial. JAMA 2000 ; 283 : 235-41.

（徳島大学病院ER・災害医療診療部　今中秀光，
徳島大学医学部病態情報医学講座救急集中治療医学　山口治隆）

IV

小児の呼吸不全

1. 筋ジストロフィー—適応を含めて—

[症例] 入院時15歳，男性，デュシェンヌ型筋ジストロフィー

主 訴	体重減少，全身の筋力低下，呼吸機能の悪化。
発育歴	男性，2,665gで正常に出生した。歩行は1歳2カ月であった。
家族歴	血族結婚なし。兄弟に男子はいない。同病者なし。
既往歴	特記事項なし。
現病歴	2歳頃から階段を上る際に，手をつかないと登れず，おかしいと思われた。4歳の時に低身長の精査で，クレアチンキナーゼ (creatine kinase：CK) 8,860と高値が指摘され，左上腕二頭筋の筋生検を施行した。ジストロフィン染色所見でデュシェンヌ型筋ジストロフィー (Duchenne muscular distrophy：DMD) と確定診断された。8歳で当院に紹介され，外来診療とリハビリテーションプログラムが開始された。動揺性歩行で尖足傾向だった。9歳でつかまり歩行となり，10歳で歩行不能となった。13歳の時の心エコーで心機能は左室駆出率 (left ventricular ejection fraction：LVEF) 66％，心拍数89回/分であった。中学校の成績は中くらいと思われていたが，鈴木-ビネー式知能検査で，知能指数 (intelligence quotient：IQ) 63と低下していた。肥満であったが，14歳後半から急激に食事量が減り，1年で10kgの体重減少となり，全身の筋力低下も進行したため入院し，病棟から高校（養護学校）への通学を希望した。

■入院後の経過

4月に入院し，体重は32kgであった。努力性肺活量 (forced vital capacity：FVC) 1.19*l* (34.3％)，SpO_2の平均値は97％，就寝中の95％未満は2.1％で呼吸不全はほぼ代償されていた。すでに舌咽頭呼吸法 (glossopharyngeal breathing：GPB) を外来リハビリテーションプログラムで学習していた。呼吸理学療法が継続された（表3ステップ1，2）。上肢の筋力は徒手筋力テスト (manual muscle test：MMT) で遠位側3レベル，近位側1〜2レベル，下肢は1レベルで，尖足であったが，座位保持は可能であった。問題点は食事がほとんど食べられないか良くて3割程度であり，すぐに「お腹がいっぱいになる」とのことであった。尿中ケトン体陽性となり栄養摂取不足が明らかであった。上腸間膜動脈症候群（十二指腸水平部での通過障害）の傾向が疑われた。その後も，ポカリスエットや流動食を経口摂取していたが，急速にやせが進行し，8月に28.2kgとなった。学業は継続していたが，元気がなくなった。9月の動脈血ガス分析でPa_{CO_2} 46.3Torr，Pa_{O_2} 92.8Torr，呼吸機能検査でFVC 22.5％と低下した。

■栄養障害へのアプローチ—PEG造設—

水分摂取も十分ではなく，主治医は本人と両親に胃瘻が必要であると説明した。急速に進行する機能の喪失に対する心理的なサポートも行うなかで，患者は「僕は，まだ胃瘻で悩んでいます。気持ちは胃瘻かなと思うけどはっきりで

きない。親は僕の好きな方で良いといっています。」とのことで、表情は暗く、笑顔はなかった。父は「最初は胃瘻に反対でした。ずっと入れっぱなしになればその後、どうなるだろうかと。この間、医師から、胃瘻を作っても経口摂取もできるし、不要になったらやめて抜く人もいるということを聞いて、少しは気持ちが安心しました。正月にみんなで相談して決めます」とのことであった。年を越し、FVC 21.6％の状態で、経鼻内視鏡を用いた経皮内視鏡的胃瘻造設術 (percutaneous endoscopic gastrostomy：PEG) を行った。その後、経口で全粥三分菜を少量継続し、PEGから経管流動食を750kcal摂取し合計摂取カロリーは1,200kcal以上となった。体重は33.8kgに上昇し、この値を目標にその後の栄養量を調節した。活動性が増し、高校の生徒会長に選出された。

■呼吸・心機能低下に対するアプローチ
―呼吸理学療法の強化と薬物療法の開始―

翌年になり、呼吸機能、心機能がさらに低下してきた。FVC 15.2％, HR 111回/分, 心エコーの左室駆出率 (LVEF) は32.6％と低下していたが、脳性ナトリウム利尿ペプチド (brain natriuretic peptide：BNP) は16.7とまだ正常範囲であった。動脈血の血液ガス分析ではPa$_{CO_2}$ 52.0Torr, Pa$_{O_2}$ 82.0Torr, pH 7.39であった。心筋症の悪化予防としてアーチスト®を内服開始した。ピークフロー計による最大咳流量 (peak cough flow：PCF) 160l/分 (坐位), バッグ換気介助で350l/分であり、排痰能力はぎりぎりと考えられた。1回換気量は410mlであったが、バッグ換気介助の最大強制吸気量 (maximum insufflation capacity：MIC) は620mlであった。呼吸理学療法のなかで、練習によりバッグ換気補助で、MIC 800mlまで上昇した。また、GPBによるMICはそれより多く890mlであった。また、機械的な咳介助 (mechanical assisted coughing：MAC) を併用した (表3ステップ1, 2)。

■NPPVの導入から維持へ

NPPVのために鼻マスクの練習を開始し、BiPAP Synchrony®を鼻マスクで開始した。開始時のパラメータはSTモード, 呼気気道陽圧 (expiratory positive airway pressure：EPAP) 4cmH$_2$O, 吸気気道陽圧 (inspiratory positive airway pressure：IPAP) 8cmH$_2$O, 呼吸数10回/分で、すぐに慣れ、2時間くらいは装着可能になった。夜間に移行し、本人の努力を認め、装着した時間が延びるのを日々褒めることを繰り返し、18日後には、就寝時間帯に、約10時間装着可能となった。この時点で、在宅、外泊の指導を行った。その後、IPAPを少しずつ上昇させていったが、翌年1月に夜間のSp$_{O_2}$トレンドグラフで92％未満がみられるようになり、Sp$_{O_2}$が84％に低下することもあった。FVC 11.6％に低下し痰も多くなってきた。このため、BiPAP Synchrony®の最低換気量を保証するためにAVAPモードをオンにして、1回換気量の最低を300mlとして、IPAPの最高値を13cmH$_2$O, 最低値を8cmH$_2$O, EPAP 4cmH$_2$O, 呼吸数10回/分と設定した。本人は快適となり、夜間のSp$_{O_2}$の低下もほとんど起きなくなった。EncorePro®のモニタリングでは実際の患者の呼吸数は14.5回/分、1回換気量は300mlと保たれ、平均のIPAPは11.6cmH$_2$Oであった (表3ステップ3)。

■マウスピース型インターフェースの導入と従量式人工呼吸器の電動車椅子への装着

患者自身から、「最近、痰が喉のところに溜って気持ちが悪くなることがあり、不安で話し

たかったです」とのことで呼吸機能の低下対策として，日中の呼吸状態の低下に対して，マウスピースによる非侵襲的陽圧換気療法(noninvasive positive pressure ventilation：NPPV)を試すことにした。「今は，苦しさを感じないですが，本当はどうか分からない。新しい呼吸器の大きさってどのくらいですか？」とのことであった。マウスピースをインターフェースとして使うためにはBiPAP Synchrony®ではなく，従量式呼吸器が適するため，日中はLTV950®を使用した。Assist/controlモードとして，呼気終末陽圧換気(positive endexpiratory pressure ventilation：PEEP) 0，換気量500 ml/回，呼吸数12回/分，吸気圧上限25 cmH₂O，吸気時間1.2秒，アラームオフとした。自由に，しかし，なるべく多く使用してもらう方針とした。「BiPAPと違って一気に空気が入ってこない。マウスピースをしっかり固定してもらって良かった」と2週間くらいで慣れ，電動車椅子にとりつけた。「マウスピースを使うと痰がいっぱい出てくる」と体調の改善と日中の活動性が増した。NHKのど自慢に参加して予選で落選したが，満足して帰ってきた。マウスピースを使用しないと頭部を揺らしながら，呼吸するので使用を促した。その後，FVCは13.5％とむしろ改善した。呼吸器非装着時の動脈血ガス分析はPa$_{CO_2}$ 48.0 Torr, Pa$_{O_2}$ 80.0 Torrと改善した。PEGから流動食を1,000 kcal投与し，経口摂取との組み合わせで体重35 kgを保った。WISC IIIで言語性IQは83であり，以前のIQより改善していた。その後も，講演会活動など課外活動などを積極的に行っている(表3ステップ4)。

各職種の役割分担

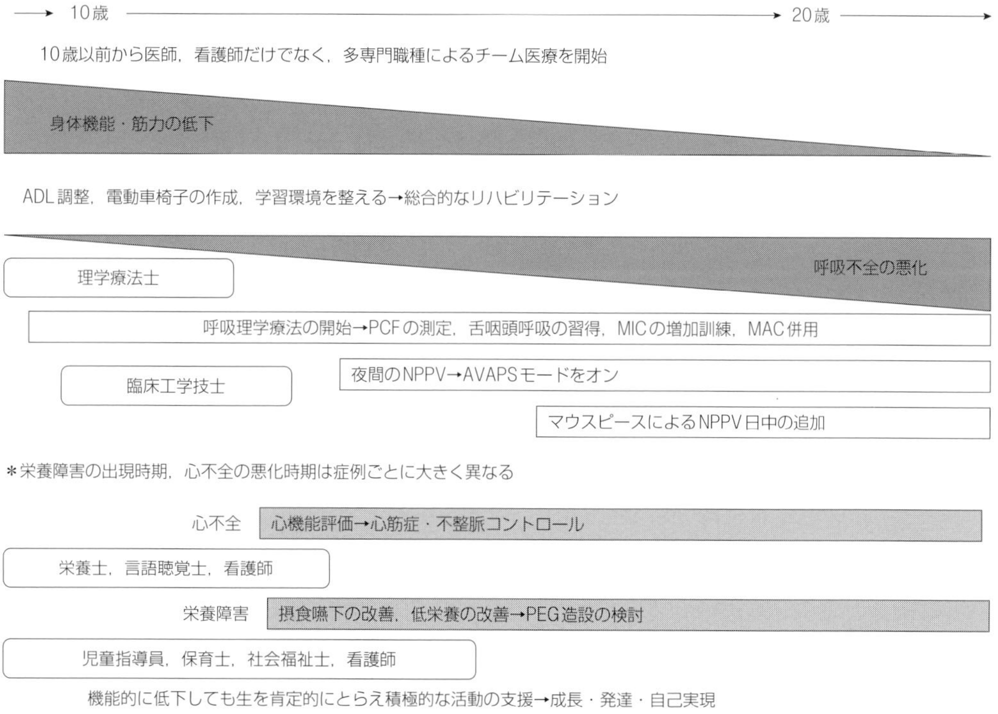

図1 本症例に対する各職種のかかわり方のまとめ

本例は外来で呼吸理学療法を開始していた（表3ステップ1，2）。入院時すでに，FVC＜40％と低下しており，さらにその後，Pa$_{CO_2}$ 46.3 Torrとなったため，本来，夜間のNPPVを行うべきと考えられた（表3ステップ3）。しかし，栄養障害の進行が深刻であり，本人との対話を進めるなかで，呼吸機能も栄養障害も心機能も予想を超えて一挙に重症化していった（図1）。

① 医師の役割

病態からくる危機的な状況を未然に回避すべく，栄養障害や呼吸不全，心不全対策を行うべきだが，本例のような栄養障害が先行する事例は経験に乏しく，各職種をコーディネートしてカンファレンスを開催して医療チームのみならず，患者・家族が前向きに事態に対処できるように試みた。さらに，呼吸不全下であっても経鼻内視鏡を使うことで，PEG造設が成功し病状が安定化した。

② 栄養士の役割

栄養状態の評価を行い，摂取エネルギーと消費エネルギーの評価を行うが，筋ジストロフィーでは病態に対応した基礎代謝のデータが乏しいことが問題となる。摂食嚥下に適した形態の調理をこまめに検討した。

③ 言語聴覚士の役割

摂食嚥下の評価を行いながら嚥下できるような形態を工夫しつつ，嚥下リハビリテーションを行った。

④ 理学療法士の役割

日常生活動作（activity of daily living：ADL）調整，車椅子などの作成から，呼吸機能評価，呼吸理学療法まで生活できるように幅広く対応した。呼吸機能を維持するために，MACも看護師と共同で行った。この役割は筋ジストロフィー医療においては大きな部分を占める。ADL調整は作業療法士と業務を分担した。

⑤ 看護師の役割

あらゆる職種のケア内容が病態や患者心理にどのような影響を与えているかを，生活のなかでとらえると同時に，すべての職種のアプローチ法を共同で行い，専門職種がいなくても看護師が継続的に提供できるようにした。患者家族の語り（ナラティブ）を聞き取り，病気や障害とともに生きていく前向きな気持ちを援助した。

解 説

1. はじめに

筋ジストロフィー（muscular dystrophy）は，進行性の筋力低下，筋萎縮を呈する遺伝性筋疾患で，筋病理的に筋線維の変性・壊死を主病変とするものの総称であり，発症年齢，筋萎縮の特徴，遺伝形式，合併症によりさまざまな疾患がある。筋ジストロフィーは，歴史的に原因不明，治療不能の難病とされ，呼吸不全や心不全が主な死因とされ，呼吸不全に対するアプローチが重点的に行われてきた。現在では，多くの原因遺伝子異常が明らかとなった

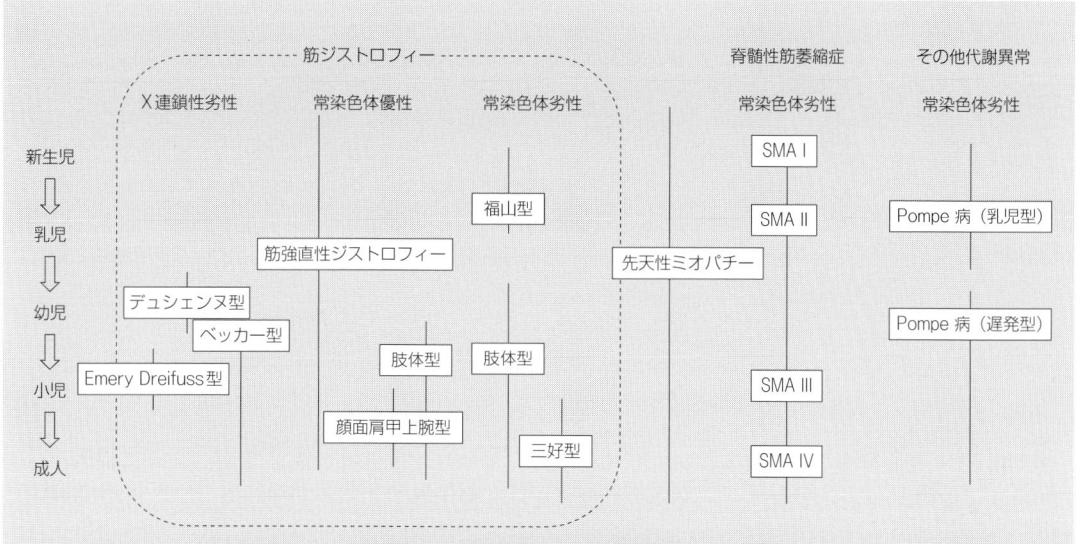

図2 発症年齢，遺伝形式からみた筋ジストロフィー

筋ジストロフィー病棟などで対応している疾患群をまとめた．筋強直性ジストロフィーは狭い意味ではミオトニア症候群に分類されるが慣例として，筋ジストロフィーに含めた．そのほかに，非福山型先天性筋ジストロフィー，眼・咽頭型筋ジストロフィーなどがある．

〔文献2）中島 孝，伊藤博明，小澤哲夫，ほか．筋ジストロフィー診療の現状―診断から治療まで，その1（症状から検査へ）．超音波検査技術 2009；34：688-98より引用〕

が，筋ジストロフィーで根本的な治療に成功した疾患はない[1]〜[6]．

　筋ジストロフィーは新生児期から小児期に発症することが多く，症状が発現した時から発達の観点を含め診療を行い，家族を支援し遺伝カウンセリングを加えた心理サポートを行う．呼吸不全や心不全などの各種の症状，各臓器の機能障害の進行を適切に緩和することにより生活の質（quality of life：QOL）を向上することを目標とする．このようなアプローチにより，この約30年間の進歩で生命予後が大きく改善された．早期から，多専門職種チーム（inter- and multi-disciplinary care team）によるチーム医療が必要であり[1]，呼吸ケアはその重要な部分を占める．

　本稿では，筋ジストロフィーと総称される代表疾患を取り上げ，疾患の特徴を述べ，対症療法と緩和療法の中でとりわけ重要な呼吸不全への対応を中心に概説する．神経原性筋萎縮症である，脊髄性筋萎縮症（spinal muscular atrophy：SMA）も筋ジストロフィーと同様の特徴から，本稿に含めた．

2．疾患の特徴と呼吸不全

　発症年齢，臨床症状と遺伝形式から代表的な疾患[2]〜[4]および類縁疾患を図2に示す．筋ジストロフィーの診療では，発症時の年齢と症状が重要で，さらに家系での発症の様式を聴取することが極めて重要である．本稿では，呼吸不全を起こしやすい疾患を特徴と呼吸不全の対応について表1にまとめ，遺伝医学的なポイントを表2にまとめた．

表1 疾患の特徴と呼吸不全の対応

疾患	疾患の特徴	呼吸不全症状とその対応法
福山型先天性筋ジストロフィー (Fukuyama congenital muscular dystrophy：FCMD)	乳児期に発症する筋ジストロフィーの代表。生下時にfloppy infantとして、または、乳児期に発達の遅れや手足の動きの少なさで気づかれる。10万人あたり2.9人とされる常染色体劣性遺伝病で、日本人の約90人に1人が保因者。海外の診断報告はごく少数。口輪筋の筋力低下により、口を軽くあけた頬が特徴的である。多小脳回(Ⅱ型滑脳症)があり、知能の発達遅滞を認め二語文を話すことができる患者は一部に限られる。けいれん発作は約7割の例に認められる。早期から関節の拘縮がおきる。頸定は遅れるが、6歳くらいまでに坐位での移動が可能な程度まで発達する場合が多い。	早期に呼吸不全を呈するかどうかで臨床的な重症度が決まる。10歳代からは呼吸不全と心筋症が問題となり、NPPVなどの呼吸ケアが必要となる。典型例では進行するまでは経口摂取は可能であるが、経口摂取が上手にできなくなると、誤嚥性肺炎と栄養障害を起こす。DMD以上にこの問題は深刻である。十分に呼吸ケアを行った場合は、予後を決めるのは嚥下障害と誤嚥性肺炎であり、PEGを検討する。
非福山型先天性筋ジストロフィー	乳児期に発症する筋ジストロフィー。メロシン(ラミニンα2鎖)はαジストログリカンと結合する蛋白である。αジストログリカンの発現により症状が左右される。メロシン欠損型先天性筋ジストロフィーの症状は、FCMDに類似するが中枢神経症状はより軽度である。欧米に多いが日本では10%程度である。メロシン陽性の非福山型先天性筋ジストロフィーは軽症型も含め多様である。	先天性筋ジストロフィーでは、αジストログリカンの発現が悪いほど筋症状、呼吸不全、心不全、中枢神経障害の程度が強く重篤になる。αジストログリカノパチーとも総称する。非福山型の重症例やFCMDではαジストログリカンは発現せず、重症となる。
先天性ミオパチー	乳児から全年齢で、発症する可能性がある。重症乳児型、良性先天型、成人発症型と分類する。発症年齢が高くなるほど、緩徐進行性であり症状が軽い。筋病理学的にネマリンミオパチー、セントラルコア病、ミオチュブラーミオパチー、中心核ミオパチー、先天性筋線維タイプ不均症に分類される。発症年齢、遺伝的特徴は単一ではなく、遺伝子レベルでの疾患単位の研究は不十分である。	重症乳児型では新生児集中治療室(NICU)で人工呼吸管理と経管栄養が必要となり、その後も多専門職種ケアが重要となる。
脊髄性筋萎縮症(spinal muscular dystrophy：SMA)	脊髄と脳幹における運動神経の変性と脱落によって、進行性の神経原性筋萎縮を示す運動ニューロン疾患。新生児期からfloppy infantとして発症するものがSMA Ⅰ型〔6カ月未満で発症の重症型、ウェルドニッヒ-ホフマン病(Werdnig-Hoffmann disease)〕であり、坐位が獲得されない。それ以降に発症するSMA Ⅱ型(6~18カ月発症の中間型)では坐位はできても立位は不能である。18カ月以降に発症し、立位や歩行が可能になってから発症するSMA Ⅲ型〔軽症型、クーゲルベルク-ヴェランダー病(Kugelberg-Welander disease)〕がある。成人になってから発症するものをSMA Ⅳ型という。	SMA Ⅰ型では呼吸筋障害のため、乳児期から人工呼吸器管理が必要になる。いずれの型も進行すると呼吸筋障害のために、人工呼吸器管理を含む呼吸ケアが必要となる。心筋障害は起きない。
デュシェンヌ型筋ジストロフィー (Duchenne muscular dystrophy：DMD) ベッカー型筋ジストロフィー (Becker muscular dystrophy：BMD)	DMDは最も数の多い筋ジストロフィーで、小児期に発症するX連鎖劣性遺伝病。人口10万人あたり3~5人発症する。運動発達の遅れ、歩行開始の遅れを2~3歳で気づき、走るのが遅い、転びやすい、階段の昇降に手すりが要るなどの症状が起きる。上肢症状としては物を棚の上に持ち上げられないなどの症状が起きる。腰帯部から大腿部の筋力低下により、蹲踞の姿勢からすっと垂直に起立できず、臀部を上げ、膝に手をついて立つが特徴的な所見(登はん性起立、Gowers徴候)が起きる。BMDは軽症型DMDといえ、16歳以降に車椅子が必要となる程度の筋力低下症状が起きることが多い。症状には幅があり運動時に筋痛を起こすものから、拡張型心筋症のみを呈するものまで。ふくらはぎの筋肥大はDMDの特徴だが、肢帯型筋ジストロフィーのサルコグリカノパチーやBMD、DMDの女性保因者でも認められる。病初期には筋の真性肥大であるが、次第に、偽性肥大(pseudohypertrophy)となる。	DMDの呼吸筋、心筋障害に対するケアを10歳代から開始し、予後とQOLを決定づける。BMDも進行すると対策が重要となる。
顔面肩甲上腕型筋ジストロフィー (facioscapulohumeral muscular dystrophy：FSHD)	翼状肩甲(winged scapula)が特徴で、肩甲帯付近の筋の萎縮により肩甲骨が突出し、翼のように見える。顔面筋の筋力低下によって表情が乏しくなり笑顔がぎこちなくなれば常染色体優性遺伝病の顔面肩甲上腕型筋ジストロフィーが疑われる。人口10万人あたり0.2~0.5人でまれである。	呼吸不全、心不全は起こしにくい。

筋強直性ジストロフィー (dystrophia myotonica 1：DM1)	性差なく全年齢で発症する常染色体優性遺伝病。発症頻度は人口10万人に対して5人程度。成人発症では遠位筋優位の筋萎縮とミオトニアが特徴である。顔貌，中枢神経症状（知能低下，性格変化，病識の欠如）に特徴があり，糖尿病（インスリン抵抗性），脂質異常症，甲状腺機能異常などの内分泌異常が起きる。心筋障害だけでなく，心伝導系障害が特徴であり，突然死の原因になる不整脈に対して定期的なホルター心電図検査を行い，心臓ペースメーカーの適応を検討する。さまざまな悪性腫瘍，胆石症の合併，女性では子宮筋腫の発症が多い。白内障，聴力障害なども起きる。鑑別診断として，ミオトニアと白内障を来すDM2/proximal myotonic dystrophy (PROMM)があり，近位筋主体の筋萎縮を呈する。本邦では一家系のみ報告。	新生児期に発症する場合は，floppy infantとなり，最初から人工呼吸器が必要でNICU管理が必要になる。成人に発症例でも進行に伴い呼吸不全が悪化し，呼吸ケアが必要となるが，特徴的な性格と認知機能障害が合併することが多く，呼吸ケアの導入に工夫が必要である。呼吸不全に加え，進行すると，全年齢で，嚥下障害を起こす。不整脈と心不全も問題となる。
肢帯型筋ジストロフィー (limb-girdle muscular dystrophy：LGMD)	LGMDはDMD，BMD，FCMDやFSHDなどの筋ジストロフィーを除外した残りの筋ジストロフィーに対して命名したもので，X連鎖の疾患は含めず，常染色体優性遺伝するLGMD1と常染色体劣性遺伝するLGMD2にわける。遺伝子変異や遺伝子座が確定した順番にアルファベットを付加し疾患単位ごとに命名されている。発症頻度はLGMD2が桁違いに多い。	LGMDでも呼吸筋障害，心筋障害，嚥下障害を起こしうるが一般的には，高度にならない。一方，サルコグリカン欠損症(sarcoglycanopathies)であるLGMD2C, 2D, 2E, 2Fは重篤で，DMD/BMDに類似しており，呼吸不全管理が重要となる。これらは重症小児筋ジストロフィー(severe childhood autosomal recessive muscular dystrophy, SCARMD)，悪性肢帯型と呼ばれてきた。

表2 一般臨床で使われている遺伝医学的検査のポイント

FCMD	フクチン(fukutin)遺伝子の異常による常染色体劣性遺伝病。この遺伝子の異常によりαジストログリカンが発現しなくなることが病態である。3'非翻訳領域の3kbのレトロトランスポゾン挿入変異が特有に認められ，日本人におけるFCMD患者の創始者変異と考えられている。日本人のFCMDの約80％はこの創始者変異をホモ接合性にもち，残りもほとんどこの創始者変異とFCMD遺伝子のミスセンス変異またはナンセンス変異のヘテロ接合である。この創始者変異をホモ接合性に有する場合の表現型は軽症または典型例であり，ナンセンス変異とのヘテロ接合の場合の表現型は重症となる。ナンセンス変異のホモ接合体は，胎児死亡になるか極めて重症となる。遺伝子診断はこの創始者変異の同定をPCR法によって，3kbの挿入変異を証明することで行う。3kbの挿入変異以外の変異は，必要時に塩基配列同定により行う。
SMA	survival motor neuron遺伝子(SMN1)の異常による常染色体劣性遺伝病であり，SMN1遺伝子の欠失や変異の特徴により臨床症状の差がでる。NAIP遺伝子の異常も重症度を修飾している。
DMD/BMD	ジストロフィン遺伝子の異常によるX連鎖性劣性遺伝病。ジストロフィンは約3,000kbの巨大遺伝子で，79個のエクソンで，mRNAも14kbに達する。変異の種類はエクソンの欠失が約60％，エクソンの重複が約10％，点変異が10〜15％，微小欠失などその他の変異と不明を合わせて約15〜20％である。重症型のDMDと軽症型のBMDの違いは「読み取り枠のずれ仮説(frame-shift hypothesis)」で説明されている。MRC-Holland社によりMLPA法(multiplex ligation-dependent probe amplification)が開発され，79個のエクソンすべてがスクリーニング可能となった。定量性に優れていてエクソンの欠失のみならず重複や保因者DMD(無症状であるがX染色体の一方にジストロフィン遺伝子の変異をもつ女性)診断にも利用できるため，急速に普及し，マルチプレックスPCR法にとってかわる状況となった。点変異や数塩基から数十塩基程度の微小な欠失や重複の遺伝子診断にはMLPA法ではできないため，スプライス部位を含む全エクソンの塩基配列を決定する必要があるが，実施施設は限られる。近い将来，DMDの遺伝子変異に対応した，リード・スルー治療やエクソン・スキッピング治療の臨床試験が予定されているので，今後，全塩基配列決定は重要な意味をもつ。
DM1	dystrophia myotonica protein kinase(DMPK)遺伝子内のCTG繰り返し配列の延長により起きる常染色体優性遺伝病。この繰り返し配列の数が多いほど，より若年発症，重症化する。

3．呼吸ケアと症状コントロール

1) 筋ジストロフィーの呼吸機能評価のポイント[1)7)〜10)]

新生児，乳児では無理であるが，筋ジストロフィー患者は呼吸筋障害の評価のため，定期

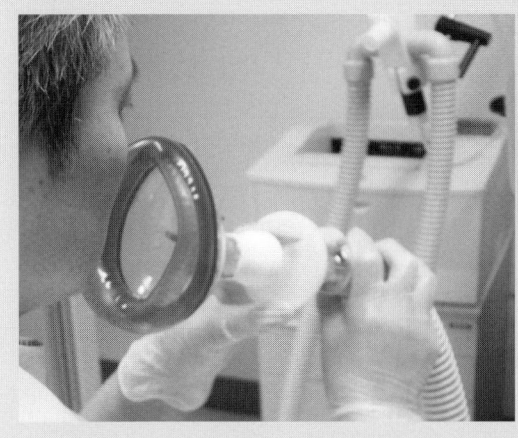

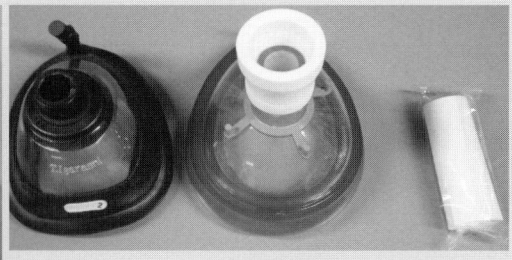

(b) 筋ジストロフィー患者の場合，マウスピース（右）は呼気が漏れやすく，口輪筋の筋力が低下する場合などは適合したマスクを選ぶ必要がある。

(a) マスクを使った呼吸機能検査

図3 筋ジストロフィー患者での呼吸機能検査の方法

的にスパイロメータにより呼吸機能を計測する必要がある（図3a）。口輪筋の筋力低下がある場合はマウスピースではなく，適合したマスクで計測する（図3b）。最大吸気位から静かに最大呼気位まで呼出した時の気量が肺活量（vital capacity：VC）であり，呼吸筋の筋力低下があると，胸郭の伸展・収縮力が低下し，最大呼気位の増大と最大吸気位の減少が起き，肺活量が低下する。最大吸気位から最大限の努力で最大呼気位まで呼出した時の気量が努力性肺活量（forced vital capacity：FVC）であり，閉塞性障害が合併しなければ両者に大きな差はない。

肺活量が低下した筋ジストロフィー患者に対して，複数回吸気してもらい，そのたびに声門を閉めることで息を止めて（air stack），最大強制吸気量（maximum insufflation capacity：MIC）を計測する。これは，呼吸に関連する喉頭・咽頭機能と胸郭の柔軟性の評価として必要である。喉頭・咽頭機能障害がないと，従量式呼吸器を使っている患者は，自分自身で，随意的にMICまで肺をふくらますことができる。

気道を清浄に保つ能力を評価するために，定期的に，最大咳流量（peak cough flow：PCF）を測定する（コラム1）。270 ml/分以下では，上気道炎の時などで排痰が不十分となり，160 ml/分以下では，常時気道からの痰の排泄が不良になる。

早期の呼吸不全を検出するためには日中だけでなく夜間にパルスオキシメータで経皮的酸素飽和度（Sp_{O_2}）測定し，トレンドグラフを作成する。呼気終末炭酸ガス濃度測定（Pet_{CO_2}）のみならず，経皮的炭酸ガス測定（P_{ETCO_2}）も高額だが普及してきておりSp_{O_2}と同時測定を行うことは臨床評価上有用である。動脈血ガス分析上，筋ジストロフィーによる呼吸不全は高炭酸ガス血症を伴うためⅡ型呼吸不全に分類される。

2) 進行性の筋疾患に対する呼吸ケアと呼吸リハビリテーションの考え方

治療困難な病態に対する症状コントロールは緩和（palliation）ということができる。進行性の難治性筋疾患に対して行う場合は，病気の進行も緩和できるかどうか，小児の場合は成

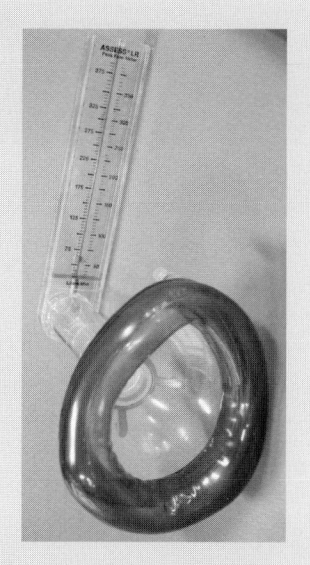

図4 PCFの測定器具

患者に適合したマスクに，喘息診療で使うピークフロー計（小児用）を接続して計測する。

長発達もサポートされているかが重要である。このような緩和によって，患者は主体的に人生を生き，成長し，自身の心の中や，家庭や社会の中で，復権（re-habilitate）し生きていける。このために複数の専門家からなるチーム医療，すなわち多専門職種によるケア（inter- and multi-disciplinary care）が必要となる。呼吸ケアは，その中で重要なウエイトを占める。NPPVを成功させるために必須な専門職種は，経験ある医師，看護師はもちろん，

コラム1 │ 最大咳流量（peak cough flow：PCF）とは

　Cough peak flow（CPF）とも呼ばれる。咳をした時に吐き出される呼気のスピードのことで，気道のクリアランス能力を示す指標として重要である。NPPVを継続できるか否かは肺活量ではなくこの値に依存する。実際には，吸気を溜めて声門を一気に開いた時，すなわち咳を行った時のピークフローを測定する。小児用のピークフロー計をマスクに付ける（図4）。健康人では360 ml/分以上である。270 ml/分以下では上気道炎の時などで排痰が不十分となり，160 ml/分以下では常時，気道からの痰の排泄が不良になる。PCFが低下してきたら，舌咽頭呼吸（GPB），従量式呼吸器の吸気を複数回溜める，バッグ換気介助などの方法で，最大強制吸気量（MIC）の吸気を溜め，一瞬で声門を開く練習し，PCFを増加できるようにする。介助者は呼気と同時に胸郭や腹部を有効に押すとさらにPCFを高めることができる。これらの手技で，気道感染や肺炎を予防したり治癒までの期間を短縮できる。

NPPVと呼吸理学療法に習熟した理学療法士とNPPV装置と患者の関係に熟練した経験をもつ臨床工学技士である。

1966年頃には筋ジストロフィーに対して限界まで装具歩行を進める訓練が行われていた[11]。現代では，科学的なリハビリテーションが行われ，過度な筋疲労による機能低下を回避すると同時に，廃用症候群も回避するようなバランスのとれた活動を目標とし，関節変形を最小にするような理学療法が行われている[12)13)]。病期に合わせて日常生活動作を円滑にして主体的に生きることを支援する。DMDでは小学校後半から歩行器，手動車椅子，電動車椅子などを順次導入する。脊柱の変形を最小にし，坐位姿勢を安定化するための介入を行う。作業療法として上肢の筋力が低下しても，学習活動，芸術活動などの社会参加が可能なように，さらにインターネット技術などパソコン操作ができるような支援を行う。心不全や呼吸不全により臥床傾向が強くなっても電動車椅子やマウスピースを利用した人工呼吸を利用し，NPPVを通して日常生活の範囲が制限されないように援助する。

3) 呼吸不全に対する具体的対応─新生児から成人まで─

①疾患による違い

SMA I型では新生児期，乳児期から人工呼吸器を使った呼吸ケアが必要となる。筋強直性ジストロフィー（dystrophia myotoica：DM1）や福山型先天性筋ジストロフィー（Fukuyama type congenital muscular dystrophy：FCMD）でも乳児から対応が必要になることがある。デュシェンヌ型筋ジストロフィー（DMD）では学童期の10歳代から呼吸ケアを開始する。いずれも可能な限りNPPVから開始する。一時的に挿管することがあっても，徒手による方法やCough Assist®を使った機械的咳介助（mechanically assisted coughing：MAC）を行い，抜管とNPPVを試みる（コラム2）。

②乳児期にNPPVを要する場合

SMA I型では2歳までに全例呼吸不全で死亡するとされてきたが，家族の積極性と熟練し

コラム2 │ Cough Assist®（カフアシスト）

舌咽頭呼吸（GPB），バッグによる換気介助，胸郭の圧迫法，従量式呼吸器を使ったPCF増加法は有用だが，病気の進行とともに，十分なPCFが得られないと排痰ができなくなり，気道を清浄に保つことができず，呼吸器感染症を起こし，NPPVは継続できなくなる。Cough Assist®による機械的咳介助（MAC）はこのような事態を改善する。Cough Assist®を，マスクか気管チューブに接続して，気道に陽圧（＋40 cmH$_2$O）を2秒ほど加えた後，瞬間的に陰圧（－40 cmH$_2$O）を2秒程度加えることで咳の代わりになる強い呼気流量を発生させる。これを4回くらい繰り返すと同時に吸引を行う。痰や気道分泌物の除去効果をみながら繰り返す。NPPVを長期間継続するために必須であるし，TPPVに対しても無気肺や呼吸器感染症の予防・治療効果があり有用である。

表3 DMDの呼吸ケア介入ステップ

ステップ1：肺活量の漸増・増大のためのテクニック
　FVCが40％未満になったら，バッグで吸気介助し患者自身に息こらえをしてもらうことを数回行い，肺を膨張させる，または，カフアシストのinsufflation機能を使って同様のことを行う。

ステップ2：徒手または機械的な咳介助（mechanical assisted cough：MAC）テクニック
　以下の場合に必要となる
●呼吸器感染症があって，ベースラインPCF（peak cough flow）が270l/分未満の場合。
●ベースラインPCFが160l/分未満であるか，最大呼気圧が40cm H_2O 未満である場合。
●ベースラインのFVCが40％未満になるか，10代後半成人ではFVCが1.25l未満の場合。

ステップ3：夜間のNPPVの開始
　夜間のNPPVは以下のような場合に適応となる
●低換気症状・所見がある場合，特に，FVC30％未満の患者。
●覚醒時にベースラインSp_{O_2}が95％未満，および/または，覚醒時の血中または呼気終末CO_2が45Torrを超える場合。
●睡眠ポリグラフィーで無呼吸低呼吸指数（AHI）が10％を上回るか，Sp_{O_2} 92％未満が4回以上となるか，1時間あたり少なくともSp_{O_2}の落ち込みが4％ある場合。
　NPPVの導入に先だって，ステップ1，2を常に導入・併用しなければならない。

ステップ4：日中にNPPVを追加
　すでに，夜間にNPPVをしている患者で，以下の場合は日中にも適応となる
●夜間のNPPVを自分で日中も延長したい場合。
●NPPVで改善できるような呼吸苦による嚥下障害がある場合。
●息ぎれなしで一文章を語れない場合，および/または
●ベースラインSp_{O_2}が95％未満を伴う低換気症状がある，および/または，覚醒時の血中または呼気終末CO_2が45Torrを超える場合。
　MACを併用した24時間連続するNPPVにより，急性疾患や全身麻酔時に気管内挿管された患者の抜管を行え，夜間のみのNPPVに移れることがある。

ステップ5：気管切開による人工呼吸療法
　気管切開の適応としては以下のものがある
●患者や医療従事者の意向。
●患者がNPPVをうまく使えない場合。
●地域の医療ケア体制がNPPVをサポートできない場合。
●急性疾患で気管内挿管され，抜管に際して，NPPVと機械的咳介助を適切に行ったが，抜管に3回失敗した場合。
●気道への分泌物の誤流入を予防するための咳介助に失敗しSp_{O_2}が95％以下になるため，気管切開孔を介して頻回の分泌物の吸引が必要な場合。

〔文献1）Bushby K, Finkel R, Birnkrant D, et al. For the DMD Care Considerations Working Group, diagnosis and management of Duchenne muscular dystrophy, part 2：implementation of multidisciplinary care. Lancet Neurol 2010; 9: 77-93より引用，一部改変〕

た医療従事者がいるなかで，適切な侵襲的陽圧換気療法（tracheostomy positive pressure ventilation：TPPV）またはNPPVによる呼吸ケアが成功すると2歳を超えても生存可能である。集中治療室（intensive care unit：ICU）で気管切開の下で，TPPVを軸にした呼吸ケアを行うとほとんどの患者は終日の人工呼吸管理となり，会話は不可能になる。一方，NPPVに熟練したスタッフが，Bachらの方法を用いてNPPVを行うと，3歳までの入院回数はTPPVより多いが，5歳以降は，入院頻度はTPPVの比較では少なくなり，短時間の呼吸器離脱が可能で，多くは会話が可能になると報告されている[10]。このためには，呼吸器感染症状時に必要に応じた気管内挿管を行い，落ち着いたらMACを併用し抜管し，NPPVに戻す技術が必要である。RSウイルスなどの予防対策も必須である。乳児は本人の協力が得られにくいためマスク装着に時間がかかるだけでなく，乳児専用のマスクが限られているため，フィットが不十分で，強くしめると皮膚障害を起こしやすい問題があり，今後も，工夫と研究が必要である。まず，安定して成功している施設から指導を受ける必要がある。

③小児期から成人に向けてNPPVを行う場合

表4 神経・筋疾患のNPPVの適応

1. 慢性肺胞低換気症状
2. 頻回の上気道炎
3. 気管内挿管人工呼吸からのウィーニング困難
4. CPAPで改善しない睡眠時呼吸障害
5. 肺性心の所見
6. 睡眠時や覚醒時のPa$_{CO_2}$(Pet$_{CO_2}$またはPtc$_{CO_2}$)>45 Torr、または酸素飽和度Sp$_{O_2}$の低下(覚醒時は<95%、睡眠時は<90%)が5分以上続くか全モニター時間の10%以上

〔文献9)日本呼吸器学会NPPVガイドライン作成委員会．NPPV(非侵襲的陽圧換気療法)ガイドライン．東京：南江堂，2006，文献10)石川悠加，編．NPPVのすべて．JJN SPECIAL 2008：No83より引用〕

　SMA II型や先天性筋ジストロフィーなどでは，幼児期にNPPVの導入が必要となる場合や，予防的にNPPVを導入が必要となる場合がある。幼児期は，マスクや装置に本人が負担なく慣れるように，心理的な準備プログラム(preparation program)を組む必要がある(コラム3)。

　DMDでは学童期の10歳代から，呼吸機能を評価しながら，各種ガイドラインに沿った呼吸ケアを進める[1)8)9)]。DMD Care Considerations Working groupによる呼吸ケア介入のステップを表3に示す。**ステップ1**：肺活量の漸増テクニック，**ステップ2**：徒手または機械的咳介助(MAC)テクニック，**ステップ3**：夜間のNPPVの開始，**ステップ4**：日中にもNPPVを追加，**ステップ5**：気管切開による人工呼吸療法である。

　ステップ1，2のポイントは，咳により排痰を行わせることである。無気肺や肺炎を予防するためにはVCが40%未満となってきた頃から，呼吸理学療法を早期に導入し，MICを高め咳の練習をして，PCFの値が低下しないようにする。VCが低下してきてもPCFが低下しなければ，気道感染症，肺炎を予防することが可能である。PCFが低下すると肺炎が必発になるため，咳に合わせて胸部を圧迫したり，バッグによる吸気介助でMICを増やし，咳介助(assisted cough)を行う。さらにCough Assist®を使った機械的咳介助(MAC)を行う。機械の作り出す流速でPCFを補う[1)7)〜10)14)]。

　ステップ1，2を止めることなく，ステップ3および表4の神経・筋疾患のNPPVの適応基準を参考にして，夜間のNPPVを開始する。NPPVを開始すると呼吸筋の過労状態が休まり，同時に低酸素血症が改善することで，全身状態が良くなる。非装着時のSp$_{O_2}$値も改善し元気になる。さらに，NPPVにより呼吸筋の筋力低下の悪化スピードは緩やかになる。上気道炎やかぜ症状が起きると途端に症状が悪化する時は，MACを重点的に繰り返す。病状の進行で，NPPVの装着時間を延ばし，日中にも適時着けるようにする(ステップ4)。MACを行ってもPCFが高まらず，気道感染を繰り返す場合などは気管切開が必要となる(ステップ5)。DMDでは喉頭・咽頭機能が良く，排痰が上手で，気道感染を免れ，NPPVを上手に使いこなせている限り気管切開は不要な患者が多い。

4) インターフェース，NPPV装置および呼吸モードの選択[10)]

　筋ジストロフィー患者へのNPPV導入時に従量式呼吸器として使える呼吸器(LTV1000®，

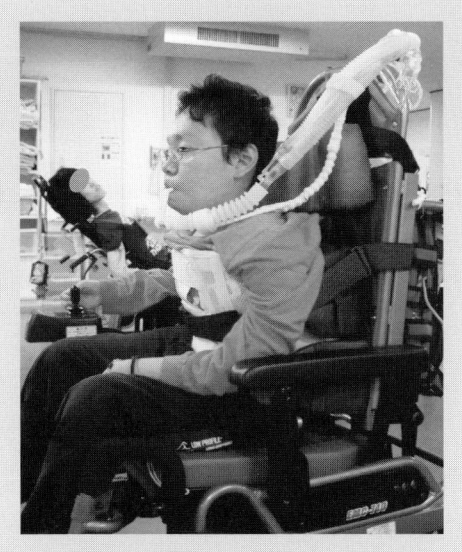

図5 電動車椅子に呼吸器を載せ，マウスピース型のインターフェースを使用中のDMD患者の例（本人の了承により掲載）

LEGENDAIR®など）で開始するのか，bilevel PAPによるNPPV装置（BiPAP Synchrony®など）で開始すべきか迷うところである。また，両者の機能を併せもつというTrilogy100®も選択候補となる。咽頭・喉頭機能が保たれる筋ジストロフィーでは声門を閉じることでエアスタックが可能で，従量式呼吸器が送り込む空気を数回分溜め込んで一気に呼出することでPCFを高め，自分で排痰できる場合が多い。また，口輪筋が障害されていなければ，マスクではなく，マウスピースをインターフェースにして，車椅子に呼吸器を載せマウスピースを口元に設置することで（図5），必要な時に，必要な換気をして呼吸不全を緩和できる。この方法を使うためにはbilevel PAPの装置では不可能であり，従量式呼吸器をNPPVに使う場合は，呼気ポートのないインターフェースを使う。

　NPPV導入時は，明らかにbilevel PAPによるNPPV装置が容易である。その後，本症例のように患者と話し合いながら，最終的には従量式の呼吸器の使用も行っていく。その場合，呼吸モードは同期式間歇的強制換気（synchronized intermittent mandatory ventilation：SIMV）モードではなく，controlモードを使用する。従量式の呼吸器は本来NPPV用に作られておらず，マスクやマウスピースインターフェースからのリークに対する補正機能がないため，患者本人と話し合いながらリーク量を含め1回換気量と呼吸数を調整する。

　Bilevel PAP専用の装置（BiPAP Synchrony 2®など）には呼気弁はなく，呼気ポートのないマスクを使ってはいけない。導入は通常，STモードだが，常時使用し，食事時間中にも装着する場合は，本人と相談してTモードに切り替える方が咀嚼と嚥下がしやすくなる。

4. 呼吸不全と栄養障害

1) 呼吸不全下の栄養評価

1日のエネルギー必要量は，一般に安静時エネルギー代謝量（resting energy expenditure：REE）×活動係数で求められる[15]。REEを測定しない場合，従来はHarris-Benedictの式で基礎代謝エネルギー量を算出していたが，この推定式は健常者での回帰式であり筋ジストロフィー患者には妥当とはいえない。呼吸筋萎縮が進行中には総エネルギー消費量はむしろ高まっている可能性が示唆されており，総エネルギー消費量に釣り合う栄養摂取が必要である。病期や状態によって大きく変化するため，その推定は個人別に，試行錯誤によって行われている[16]。今後，二重標識水を用いた総エネルギー消費量の筋ジストロフィー患者への実測データの研究成果が待たれている。

2) 呼吸不全下の摂食・嚥下における栄養サポートチームの役割

DMDでは，10歳代中頃から呼吸不全症状を呈することが多い。通常，この時期には嚥下障害は来さないが，本症例のように，体重が著しく低下する症例も経験する。呼吸不全の進行よって必要エネルギー量が増加していたにも関わらず栄養摂取量が不十分な場合は問題が深刻となる。なぜなら，呼吸不全は摂食・嚥下状態にも悪影響を及ぼすために，増加した必要エネルギー量を全量経口摂取するのは患者にとって困難であり，必要エネルギー量を摂取できないと筋力低下がさらに進行し，呼吸筋や摂食・嚥下に関係する筋群の筋力をさらに低下させ，呼吸不全，心不全が悪化する悪循環を引き起こすからである[15)16]。

筋ジストロフィーでは，やせが高度になると，さらに急性の嘔吐，胃部膨満を特徴とする上腸間膜動脈（SMA）症候群[17]を引き起こす。上腸管膜動脈と大動脈により十二指腸水平部が圧迫されることで通過障害を起こし，急性胃拡張を来すもので，通常の腸閉塞（イレウス）ではない。胃管を入れ胃内容物を除き，絶食水とする必要がある。原因は，るい瘦により脂肪組織が減少し，上腸管膜動脈が十二指腸水平部を直接圧迫することによる。DMDでは脊柱の前彎があるためさらに起こしやすい。SMA症候群の予防の原則は，るい瘦の予防であり，栄養サポートチーム（nutrition support team：NST）活動により，栄養摂取を支援する。

経鼻経管栄養ではNPPVのマスクと皮膚の間に空間ができエアリークの原因となり，締め付けを強くすることにより褥瘡が起きるため，PEGが推奨される。症例によっては，一時期に中心静脈栄養などによる高カロリー輸液を行ったり，PEGの瘻孔から空腸留置チューブ挿入したり，空腸瘻などを増設するなどの工夫が必要である。

3) 呼吸不全下の経皮内視鏡的胃瘻造設術の進歩

SMA症候群とるい瘦を予防するだけでなく，筋力低下と呼吸不全に伴う仕事量の増大に対応した総エネルギー消費量に見合ったカロリーを摂取する必要がある。当院では筋ジストロフィーに対して，体重減少傾向が認められたら，早期にPEGを造設する方針をとってい

る．経口摂取を維持しつつ，必要カロリーを推定したうえで，PEGよりカロリーを補う方法である．

　筋ジストロフィーでは，当初，口腔・舌・喉咽頭機能の障害は高度でないため，患者・家族，医療従事者もPEGを造設することに躊躇する．しかし，その間に呼吸不全が進行してしまうと通常の内視鏡操作では危険となり，PEG造設が不可能になり大きな問題であった．このような場合も安全にPEG造設するために以下の方法をとっている．細径の経鼻内視鏡を使うと，どのような肢位でも，鎮静，のど麻酔，全身麻酔を一切行わず，NPPVマスクを短時間外すことができれば，PEG造設ができる．鼻のインターフェースで24時間NPPVを使用している患者に対しては肢位を変えずに経鼻内視鏡をのど麻酔だけで経口から挿入することも容易である[18]．

5. 呼吸不全に合併する心筋症・心不全治療の重要性

　筋ジストロフィーの心筋障害は拡張型心筋症（dilated cardiomyopathy：DCM）と同様の心筋症である．DMDの死因の半数は心筋症による心不全であり，呼吸ケアと同時に心不全管理が重要である[19]．DMD/BMDだけでなく，筋ジストロフィーの心筋症に対しては，拡張型心筋症に準じて心筋保護を目的とした内科的治療を行う[1)19]．不整脈に対しては致死的な刺激伝導系異常を早期に発見して，抗不整脈薬やβ遮断薬などの治療を行う．DM1は特に，洞不全症候群，房室ブロックが高度となりやすく，ペースメーカー植え込み手術の適応を考慮する[20)21]．

　脳性ナトリウム利尿ペプチド（BNP）は心臓のストレスマーカーであり，心機能と心負荷との相対的バランスを反映する．慢性的に進行する心筋症はCKではなく，BNPの上昇で評価する．DMDでは，通常10歳前後で歩行不能となり，電動車椅子で運動負荷が少なくなるため，心負荷が軽減し，心不全症状は早期に表れずBNPも上昇しない．そのような場合でも心エコー検査では，左室駆出率（LVEF）が低下した左心不全状態が多い．このため，BNP検査だけでなく，定期的に心エコーや心筋SPECTによる心機能評価を行う必要がある．

　アンギオテンシン変換酵素阻害薬（ACE-I）のカプトプリル（カプトリル®），エナラプリル（レニベース®），ペリンドプリル（コバシル®）はすべて，DMDの心筋症に対する臨床的効果が報告されている．β遮断薬の一つであるカルベジロール（アーチスト®）が心不全治療薬としても適応追加され，筋ジストロフィーの心筋症に対してもこのβ遮断薬が頻用され，予後改善効果が期待されている．カルベジロールの心拍数抑制効果は重要であり，ホルター心電図を見ながら，過剰な頻拍を抑える程度に維持量を決定する．

6. その他の合併症と呼吸不全

　筋ジストロフィーでは，DMDに限らず，筋力低下に伴い骨格変形が起きる．脊柱変形（側彎）は呼吸機能に影響する．深部下肢静脈の血栓症は筋ジストロフィー患者で多く認めら

れ，肺塞栓症となり呼吸不全悪化の原因となる．スクリーニング検査として下肢静脈エコーや高感度Dダイマー検査を行う．

7．まとめ

筋ジストロフィーにおける呼吸ケアは多専門職種によるチームケアである．呼吸ケアの質を向上させるためには，疾患の特徴を理解し，心不全管理，栄養管理，身体障害に対する理学療法，各種合併症管理などを同時に行う必要がある．患者と家族のQOL向上を目標にケアを組み立てると患者は主体的に生きることができ，同時に生命予後が改善する．

コラム3 | 筋ジストロフィーにおける認知機能に関する問題

FCMDや，DM1[20)21)]では明らかに特徴的な認知機能障害が起きる．このため，呼吸理学療法，NPPVの導入や維持の仕方，アセントやインフォームド・コンセントには工夫が必要となる．DMDにおいても高等学校の弁論大会で優勝するような患者がいる一方で，平均IQは80〜90前後との報告がある．不十分なケアにより学習の機会が損なわれたり，低酸素血症や栄養障害が悪影響を及ぼしたりしていることがある一方で，知的障害がなくても，学習障害，広汎性発達障害，注意欠陥/多動性障害が認められることがある[22)23)]．

引用文献

1) Bushby K, Finkel R, Birnkrant D, et al. For the DMD Care Considerations Working Group, diagnosis and management of Duchenne muscular dystrophy, part 2：implementation of multidisciplinary care. Lancet Neurol 2010；9：77-93.
2) 中島 孝，伊藤博明，小澤哲夫ほか．筋ジストロフィー診療の現状―診断から治療まで，その1（症状から検査へ）．超音波検査技術 2009；34：688-98.
3) 日本神経学会．神経疾患の遺伝子診断ガイドライン2009．東京：医学書院，2009.
4) 埜中征哉，監．小牧宏文，編．小児筋疾患ハンドブック．東京：診断と治療社，2009.
5) Welch EM, Barton ER, Zhu J, et al. PTC 124 targets genetic disorders caused by nonsense mutations. Nature 2007；447：87-91.
6) 中島 孝，小澤哲夫．遺伝子診断．ポンペ病．東京：診断と治療社，2009：p.96-100.
7) 石川悠加，編．非侵襲的人工呼吸療法ケアマニュアル．千葉：日本プランニングセンター，2004.
8) American Thoracic Society Board of Directors. Respiratory care of the patient with Duchenne muscular dystrophy. ATS consensus Statement. Am J Respir Crit Care Med 2004；170：456-65.
9) 日本呼吸器学会NPPVガイドライン作成委員会．NPPV（非侵襲的陽圧換気療法）ガイドライン．東京：南江堂，2006.
10) 石川悠加，編．NPPVのすべて．JJN SPECIAL 2008：No83.
11) 多田羅勝義．筋ジストロフィーにおけるリハビリテーションの経験から．日小児呼吸器会誌 2009；20：77-81.

12) 小林庸子, 大西珠枝. 筋ジストロフィー. J Clin Rehabil 2007；16：710-6.
13) 白井幹子, 大塚友吉, 川井 充. Duchenne型筋ジストロフィーのリハビリテーション. 医学のあゆみ 2008；226：345-9.
14) 厚生労働省精神・神経疾患委託研究費 筋ジストロフィーの療養と自立支援システム構築に関する研究班, リハビリテーション分科会, 編. 筋ジストロフィーの呼吸リハビリテーション. 2008.
15) Gonzalez-Bermejo J, Lofaso F, Falaize L, et al. Resting energy expenditure in Duchenne patients using home mechanical ventilation. Eur Respir J 2005；25：682-7.
16) 宮崎とし子, 池田 薫, 北條恵美, ほか. 筋強直性ジストロフィーの安静時エネルギー代謝量の検討. 医療 2008；62：674-8.
17) 吉野 英, 桑原武夫, 山崎元義, ほか. Duchenne型筋ジストロフィーの合併症 上腸間膜動脈症候群を合併した3例について. 神経内科 1990；4：373-8.
18) 会田 泉. ALSと筋ジス患者さんのNPPV導入後のPEGの実際例. 難病と在宅ケア 2007；12：21-4.
19) 厚生労働省・神経疾患研究委託費 筋ジストロフィー治療のエビデンス構築に関する臨床研究班. 筋ジストロフィーの心不全治療マニュアル―エビデンスと戦略―. 2008.
20) 厚生省精神・神経疾患研究委託費筋ジストロフィー患者のQOL向上に関する総合研究班／川井 充, 編. 筋強直性ジストロフィーの治療とケア. 東京：医学書院, 2000.
21) 厚生労働省・神経疾患研究委託費 筋ジストロフィー治療のエビデンス構築に関する臨床研究班. 筋強直性ジストロフィーにおける診療・治療マニュアル. 2008.
22) Poysky J, Behavior in DMD Study Group. Behavior patterns in Duchenne muscular dystrophy：report on the Parent Project Muscular Dystrophy behavior workshop 8-9 of December 2006. Neuromuscul Disord 2007；17(11-12)：986-94.
23) Hendriksen JG, Vles JS. Neuropsychiatric disorders in males with Duchenne muscular dystrophy：frequency rate of attention-deficit hyperactivity disorder(ADHD), autism spectrum disorder, and obsessive—compulsive disorder. J Child Neurol 2008；23：477-81.

〔国立病院機構新潟病院神経内科　中島　孝, 会田　泉, 伊藤博明,
国立病院機構新潟病院内科(臨床遺伝)　小澤哲夫,
国立病院機構新潟病院小児科　木下　悟〕

2. その他の疾患—急性期，術後補助など—

[症　例] 2歳，女児，体重11kg，フォンタン手術後，右室型単心室症

既往歴	生後1カ月時，ブラロック・トーシッヒ短絡（Blalock-Taussig shunt）（体肺動脈短絡術）手術の既往あり。生後7カ月時，グレン手術（肺動脈-上大静脈吻合術）の既往あり。
現病歴	全身麻酔，体外循環下にフォンタン手術（肺動脈-下大静脈短絡術）が施行され，術後，小児集中治療室（pediatric intensive care unit：PICU）入室となった。

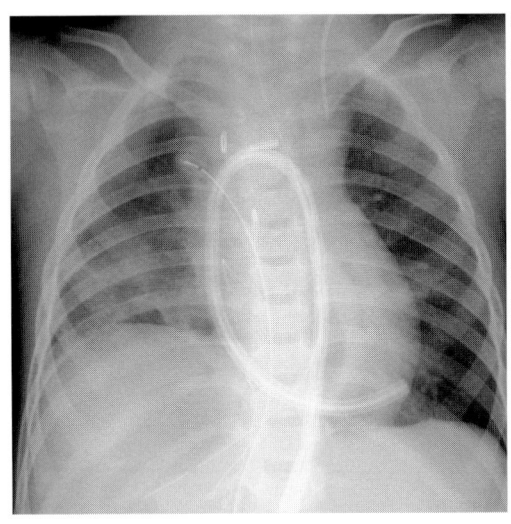

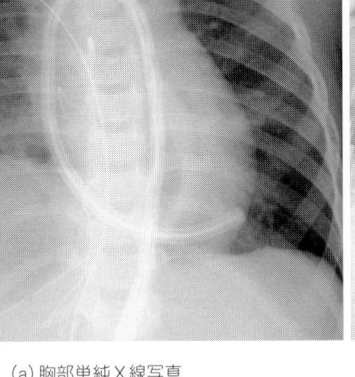

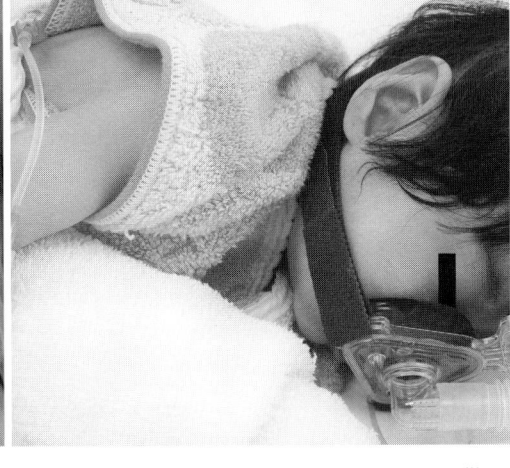

(a) 胸部単純X線写真　　　　　　　　(b) サイズP鼻マスク（Profile™ Lite）を使用している様子

図1　入室時

■PICU入室後の経過—挿管下人工呼吸離脱からBiPAP導入まで—

PICU入室時，気管挿管され全身麻酔からは未覚醒であったが，自発呼吸は存在していた。F_{IO_2} 0.5，pressure support（PS）11 cmH$_2$O＋呼気終末陽圧換気（positive endexpiratory pressure ventilation：PEEP）5 cmH$_2$O の補助換気設定で，1回換気量（tidal volume：TV）130 ml，呼吸数（respiratory rate：RR）28回/分，Sp_{O_2} 98％であった。全身麻酔からの覚醒，自発呼吸の十分な回復を待ってPICU入室2時間後に抜管したが，抜管直後より呼吸様式が不安定であり，努力呼吸，頻呼吸（RR＞50回/分）を認め，同時に頻脈〔心拍数（heart rate：HR）180回/分〕を認めた。動脈血液ガス分析は酸素投与下（経鼻カニューラ2 l/分）でpH 7.18，Pa_{O_2} 70 Torr，Pa_{CO_2} 58 Torr，Sp_{O_2} 93％と，二酸化炭素貯留と低酸素血症を呈した（表1）。胸部単純X線写真で右横隔膜挙上，右下葉無気肺，縦隔陰影の右側偏位を認めた（図1a）。また，吸気時と呼気時の撮影により吸気時の右横隔膜挙上所見，超音波検査による横隔膜運動観察によって右横隔膜の吸気時頭方への運動（奇

表1 動脈血液ガス分析値の経過

呼吸器条件 (cmH₂O)	入室時 PS11＋PEEP5	抜管前 PS11＋PEEP5	抜管後	NPPV開始1時間後 IPAP12/EPAP6	NPPV開始4時間後 IPAP12/EPAP6	NPPV開始12時間後 IPAP12/EPAP6
F$_{IO_2}$ (あるいは酸素投与量)	0.6	0.6	経鼻2l/分	0.6	0.6	0.6
Pa$_{O_2}$ (Torr)	123	118	70	90	104	117
Pa$_{CO_2}$ (Torr)	42	44	58	38	37	36
pH	7.29	7.26	7.18	7.31	7.39	7.44
Base excess (mEq/l)	－5.9	－6.5	－7.5	－5.4	－2	－0.2
Lactate (mmol/l)	3.3	3.4	4.2	4.2	3.2	1.1

異性運動)が確認された。

　右横隔神経麻痺と診断し，ただちにBiPAP Vision®による非侵襲的陽圧換気療法(noninvasive positive pressure ventilation：NPPV)を開始した。条件はSTモードとし，呼気気道陽圧(expiratory positive airway pressure：EPAP) 6 cmH₂O，吸気気道陽圧(inspiratory positive airway pressure：IPAP) 12 cmH₂O，RR 15回/分，F$_{IO_2}$ 0.6とした。Profile™ Lite (サイズP鼻マスク)を使用した(図1b)。NPPV導入後，超音波検査で右横隔膜の奇異性運動は若干改善しており，開始1時間後のRRは40回/分程度，HR 130回/分に減少し，血液ガス分析ではPa$_{O_2}$ 90 Torr，Pa$_{CO_2}$ 38 Torrと改善傾向にあった。

■PICU入室後の経過―NPPVの維持―

　覚醒により涕泣し，安静とマスクの位置が保てなくなるためデクスメデトミジン(0.4～0.7 µg/kg/時)，ミダゾラム(0.05～0.1 mg/kg/時)，フェンタニル(0.25～0.5 µg/kg/時)，クロルプロマジン(0.1 mg/kg/時)の持続静脈内投与により鎮静を行った。NPPV開始4時間後の血液ガス分析ではpH 7.39，Pa$_{O_2}$ 104 Torr，Pa$_{CO_2}$ 37 Torrと改善しており，呼吸状態および循環動態も安定していたためNPPVを同様の設定で術翌日朝まで継続した。術翌日朝，NPPVから酸素療法(経鼻カニューラ2l/分)への移行を試みるも再び呼吸状態とSp$_{O_2}$の低下＜93％を認めたため，NPPVを再開した。術後3日目に患者の体重が術前値以下に減少し，循環作動薬の投与が中止されるまで，NPPVは終日継続された。しかるのち，2日間かけて夜間のみNPPVを装着し，昼間は離脱する試みを繰り返し，呼吸状態の悪化がなく無気肺の形成がないことを確認した後，術後5日目にNPPVより完全に離脱した。

　離脱翌日，酸素療法継続のままPICUより一般病棟へ退室となった。

各職種の役割分担

1 医師の役割

1) 認識と危険因子回避

　本症例は，手術後に発生した横隔神経麻痺に伴う呼吸不全症例である。特に小児期に急性発症する横隔神経麻痺の原因として，最も考慮すべき因子は心臓手術である。心臓手術後の横隔神経麻痺は成人冠動脈バイパス手術後でも10～40％に発生するともいわれ，術中の局所冷却や内胸動脈採取，人工心肺使用が神経損傷の危険因子となる[1)2)]。小児では大血管周囲，胸腺，心膜に手術操作で接触・使用する大血管転位，ファロー四徴症の根治術，右心バイパス手

術，Blalock-Taussig短絡などで発生報告が多く[3]，本症例もこれに当てはまる。

片側横隔神経麻痺が生じると肺活量の50％以上が減少するとされており，これに伴い呼吸困難，努力呼吸，吸気時の腹壁の奇異性運動，運動低下による下葉の無気肺などの典型的な症状，所見が生じうる。成人や年長児では，片側横隔神経麻痺が生じたとしても呼吸補助筋の代償によって補われ，ほぼ無症状であるが，特に低年齢の小児では片側の麻痺でも容易に呼吸不全を起こすことに注意が必要である。小児では呼吸補助筋の発達が未熟で，肋骨が水平に近く，胸郭コンプライアンスが高いため，呼吸運動の横隔膜への依存度が大きいためである[3)4]。

人工呼吸中の患者において横隔神経麻痺を併発した場合，人工呼吸管理の長期化，反復する再挿管，無気肺・肺炎の遷延を来すほか，本症例のような右心バイパス術後患者では肺血管抵抗の上昇から循環不全，胸腹水貯留の原因ともなりえ，術後重症度を高める大きな要因となる[5]（コラム）。よって医師，特に外科医は横隔神経周囲への手術操作の際にはその損傷の危険性について注意しこれを回避するような愛護的操作を心がけるとともに，損傷の可能性について客観的に評価する。本症例のように危険性の高い手術術式で抜管後に呼吸不全を呈する症例では，その原因として横隔神経麻痺の存在を十分念頭におき，医療チーム全体にその可能性を伝達する。

2）初期診断と治療：NPPVを中心に

術後横隔神経麻痺は本症例のように人工呼吸による陽圧補助の解除により奇異性運動が顕在化することが多いので，抜管後早期に呼吸パターンの異常から呼吸不全に至る例では，上記の症状や胸部単純X線所見像に加えて，超音波検査またはX線透視による横隔膜挙上あるいは奇異性運動の証明により早期に確定診断を行い，呼吸不全の治療を開始する。

重症例では再挿管，陽圧人工呼吸の適用が必要な場合もあるが，NPPVの適用の可能性も示唆される[6)7]。しかし残念ながら，横隔神経麻痺に対してNPPVが真にその予後改善に寄与しうるかを前向きに検討した臨床報告は存在せず，その適用については注意深い配慮が必要と考える。横隔神経麻痺は自然治癒も期待できるが，特に低年齢児では人工呼吸からの離脱困難性から無気肺，肺炎を繰り返し，死亡に至る例もまれでないともいわれており，これを回避す

コラム｜フォンタン手術と早期抜管

フォンタン循環は静脈血流が心臓を介さず直接肺動脈へと流れ込むため，その循環の維持には低い肺血管抵抗を保つことが不可欠である。気管挿管下の陽圧呼吸時に比べ，陰圧自然呼吸時の方が肺血管抵抗が低いため，フォンタン手術の後には早期に陽圧人工呼吸より離脱することが一般的である。しかしながら，無気肺の形成や横隔神経麻痺，低酸素血症などが存在すると，肺胞の虚脱や低酸素性肺血管収縮が生じうるので，早期に陰圧自然呼吸に移行したからといって一概に肺血管抵抗が下がるわけでもない。抜管後の換気状態・ガス交換指標や循環動態を適切に評価し，場合によっては気管挿管あるいはNPPVを用いて適切な換気補助と行うことも必要で，これにより肺血管抵抗上昇を軽減でき循環補助となる場合もある。

るために外科的な介入が考慮される．外科的介入としては直接的な縫縮術（plication）が安全で有効な方法である．つまり横隔神経麻痺におけるNPPVは自然回復を待つ間の，あるいは外科的手術までの，つなぎの手段であり，気管挿管の回避を介して合併症を軽減できる可能性がある．換言すれば，NPPVの適用によっても呼吸状態および神経麻痺の回復がない場合には，いたずらに固執せず，気管挿管・人工呼吸を行うとともに縫縮術を考慮すべきである．

小児でのNPPVの導入に際しては，NPPVのみならず小児に対する機械的人工呼吸全般に熟知した集中治療医・小児集中治療医の存在が不可欠である．集中治療医はNPPVに関してその適用から管理，離脱に至るまで全体を通じて主体的な立場で管理する権限と義務がある．小児へのNPPVの適用に際しては，一般的なNPPVの問題点に加えて，小児特有のNPPVに関連した問題点を把握しておく．

過去の報告から，小児NPPVの対象疾患としては急性呼吸不全患者（肺炎や無気肺，上気道閉塞，喉頭/気管軟化症，喘息など下気道閉塞等）に対する治療的使用がある[8]．これら治療的適用の適用基準として，低酸素血症例においては推定F_{IO_2} 0.5の状況で，$Sp_{O_2} < 94\%$となる場合が一つの基準ともされるが，高炭酸ガスに関して定まった基準はない[8]．一方で，挿管下人工呼吸からの離脱時（抜管後）において，予防的にNPPVを適用することで，早期抜管を補助したり，あるいは再挿管の危険性を回避する意義もある．一般に小児人工呼吸症例では若年齢（3カ月未満），酸素化不良〔oxygen index（吸入気酸素濃度×平均気道内圧/Pa_{O_2}）> 5〕，長期人工呼吸（> 15日），再挿管症例などが抜管失敗の危険因子であるので[9]，これらの場合にNPPVを予防的適用とすることが多い．これらのほかにわれわれは気管・気管支狭窄例や本症例のような横隔神経麻痺症例などの人工呼吸離脱後にNPPVを積極的に使用している．

3）具体的適用と管理上の注意点

一般にNPPVを安全に施行するコツは，早期の介入あるいは撤退判断である．この点は小児において成人に増して重要とされる部分でもある．一般的にNPPV有効例では装着後に呼吸数，呼吸様式やガス交換指標（Pa_{CO_2}あるいはSp_{O_2}/F_{IO_2}）の改善など患者状態の安定がすみやかにみられる[8)10)〜12)]．これら症状の改善は1〜2時間以内に得られるので，逆にこの時間単位で改善をみない場合には**気管挿管への移行を決して躊躇しない姿勢**が重要と考える．Estebanら[13]は48時間以上の人工呼吸ののち抜管後呼吸不全に陥った成人患者を対象としたランダム化比較試験（randomized controlled trial：RCT）で，NPPVを適用された症例群では再挿管までの時間が有意に長く，結果として死亡率が有意に増加したと報告している．**NPPVに固執するあまり再挿管時期を遅らせることがかえって患者状態を悪化させ予後悪化につながる危険性**は，小児患者ではとりわけ懸念すべきである．小児では呼吸不全から心肺不全，心肺停止へと至る時系列が極めて急速なためである．また，NPPVは小児の呼吸管理に習熟したPICUあるいはこれに準じた施設で，すみやかに気管挿管対応ができる状況で施行すべき手技である．

小児を対象とした前向きの比較対照試験はYañezら[14]による小規模のRCTが唯一のものである．この検討では，主としてウイルス性の肺炎・細気管支炎による急性呼吸不全のためにPICUへ入室した乳幼児を対象として，早期にNPPVを導入することで呼吸数や心拍数などのバイタルサインの改善とともに，気管挿管の有意な回避効果（気管挿管を必要とした症例割合はNPPV群28％に対し酸素療法群で60％）を

示している．しかし一方で，特に低年齢児における抜管後呼吸不全においては，NPPVの失敗率は高いことも指摘されている[9)15)]．Yañezら[14)]も指摘しているが，呼吸筋疲労や無気肺などの合併症をひとたび生じて呼吸不全に至ってからではNPPVの効果は不十分であり，より早期の段階でのNPPV導入を考慮することが小児NPPVの成功率を高める秘訣かもしれない．

一方，小児ではNPPVのインターフェイスを適切に選択することが重要である．特に乳幼児に使用できる小さいサイズのマスク装置は限定されており，適合性が悪いとNPPVそのものの使用が難しいこともある．なお，死腔の大きさに配慮すれば，成人用鼻マスクを小児の口鼻に適用することは可能と思われる．Yañesら[14)]は，口鼻マスクを使用して良い結果を得ている．一般に小児特に乳児では鼻呼吸が主体であること，呑気の危険性があることなどから鼻マスクを用いることが多かった．しかし，患者によっては口呼吸が優位であったり，開口による陽圧のリークを認めると十分な補助圧がかかりにくいなどの問題点も存在する．胃管の挿入などで，呑気の問題を解決できれば，口鼻マスクあるいはフルフェイスマスクの適用も考慮すべきオプションといえる．

治療モードとしてはCPAPおよびBiPAP（プレッシャーサポート）が存在する．これまでいずれのモードに優位性が存在するのかを検討したRCTは存在しない．BiPAPモードはCPAPモードで得られる肺胞拡張による酸素化能改善効果のほかに換気補助効果による炭酸ガス排泄効果が理論的には期待できるとする症例集積報告もある[8)16)17)]．ただし補助換気を行う場合，小児の小さすぎる自発呼吸に対するトリガー不良などに起因する患者との同調性の悪さや，呑気など耐用性の問題が生じる可能性を考慮しなければならない．BiPAPでのサポート圧の適正値に関する報告はほとんどないが，Yañezら[14)]はEPAPの初期設定を4cmH$_2$Oとし，必要に応じて8〜12cmH$_2$Oまで増加させ，サポート圧は4〜6cmH$_2$Oで使用している．EPAP 5cmH$_2$O，IPAP 10cmH$_2$O（サポート圧5cmH$_2$O）付近を初期設定の目安として，患者年齢，呼吸状態やガス交換能に応じて調節してゆくのが妥当であろう．

小児へのNPPV導入に伴うもう一つの問題点として，同調性不良がある．一般的にNPPVを行う前提として，患者への十分な説明と同意取得による協力が必要である．しかし小児において同意や協力が得られることはまれであり，患者不快，不穏への対処が必要である．NPPVを小児でうまく適用するためには鎮静薬の併用は不可欠と考えられる．鎮静には経静脈的な持続鎮静薬を主体とし，必要に応じて経腸，あるいは坐薬での鎮静薬の補助的投与を行う．デクスメデトミジン（0.2〜0.7μg/kg/時）は，上気道閉塞や呼吸抑制を来さず鎮静効果が得られる利点があり，成人例での有用性も示唆されるなど[18)]，有用な持続鎮静薬と思われる．特に小児で注意すべきは，鎮静中に患者が不穏となった場合，装置装着を不快と感じるために追加鎮静を必要とするのか，あるいは呼吸状態の悪化のために不穏となっており気管挿管へ移行すべき状況なのかの判断が容易でないことである．この点については特に適切かつ迅速な評価が求められるが，明瞭な指標はなく，経験に頼らざるをえないのが現状である．

2 看護師の役割

NPPV施行中における看護師の役割は極めて重要である．NPPVの適切な装着や，同調をベッドサイドにおいて入念に観察する．また一方で，適切な精神的ケア（あやし）を中心とした

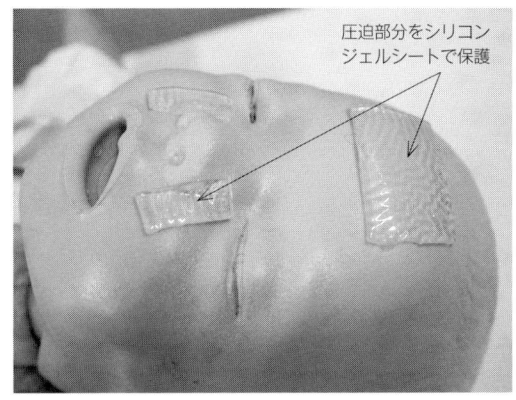

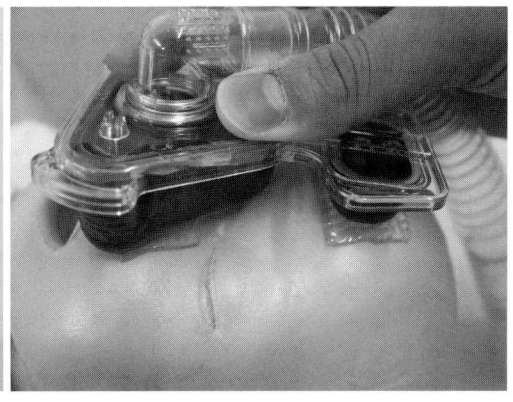

図2 マスク装着時の皮膚保護材の使用方法

看護により小児患者の安静を保持することは，薬物的な鎮静に加えて大きな鎮静手段である。

また，マスク装着に伴い，皮膚接触部が圧迫されびらん，壊死などの合併症が生じうる。一般的には約4時間ごとに中断し皮膚を観察する。皮膚保護材（シカケア®，デュオアクティブ®など）を使用したり，鼻マスクと口鼻マスクを交代で使用することを考慮するなどして，皮膚障害の発生に努める（図2）。皮膚統合性傷害は看護師による注意深い観察とケアにより回避軽減できる余地のある重要な合併症であり，美容上の問題から患者本人のみならず家族にも精神的負荷を与える可能性もあるので，個々の場面での看護師の果たす役割は大きい。

NPPV換気中，特にマスクや口からのリークが大きい場合などでは，過剰な吸気フローが流れることがあり，これにより口腔や鼻腔が過剰に乾燥することもある。当施設では小児NPPVの場合加温加湿器設定を最大とし対処しているが，それでも十分な気道加湿が得られない場合もある。保湿ジェルなどを効果的に用いた口腔管理を行い乾燥の程度を適切に評価し，良好な口腔衛生を得ることはNPPV看護ケアの重要なポイントである。

最後に，経管栄養時の呑気と逆流の危険性についても十分注意が必要である。腹部膨満などの腹部所見に注意をはらうとともに，栄養剤投与中および直後は逆流の危険性について注意をはらう。理想的にはドレナージ用の胃管と，栄養用の経十二指腸・空腸経管栄養チューブの2本が挿入されていれば逆流の危険性は軽減できるが，鼻孔の狭窄からかえって換気障害となる可能性もあり，ジレンマに陥ることも多い。

③ 臨床工学技士の役割

NPPVを施行するための人工呼吸器の保守管理，あるいは必要なインターフェイスの準備と保管は臨床工学技士あるいは"呼吸療法士*"の関与すべき領域である。しかし残念ながら当施設では，集中治療部に常駐の臨床工学技士あるいは呼吸療法士が存在しないため，これらの業務を看護師と医師とが協力して行っている。呼吸器の設置から回路の組み立て，初期テストまでを看護師が行い，具体的な動作設定と作動確認を医師が行う。初期テストを含め，患者装着前の作動に異常があった段階で，医師が点検

---

*日本では，正式には本職種は存在しないが，3学会（日本胸部外科学会，日本呼吸器学会，日本麻酔科学会）認定の「呼吸療法認定士」が相当すると考えられる。

非侵襲的陽圧換気（NPPV）チェックリスト BiPAP Vision®用		患者氏名： 様						
日時								
	単位							
換気モード設定								
酸素濃度（%O₂）	%							
換気モード	CPAP, S/T, PAV							
換気回数（Rate）	回/分							
IPAP	cmH₂O							
EPAP	cmH₂O							
吸気時間（Timeinsp）	秒							
アラーム設定								
気道内圧上限（HiP）	cmH₂O							
気道内圧下限（LoP）	cmH₂O							
分時換気量下限（MinVent）	l/分							
無呼吸時間（Apnea）	秒							
モニター								
呼吸回数（Rate）	回/分							
1回換気量（Vt）	ml							
分時換気量（Min Vent）	l/分							
最高気道内圧（PIP）	cmH₂O							
IPAP	cmH₂O							
EPAP	cmH₂O							
その他								
呼吸器回路のチェック								
加湿器	水位							
	目盛							
備考								
サイン								

使用方法：初期設定を医師が記入
　　　　　設定変更時に医師が，変更点を記入してその数字を○で囲む
　　　　　変更時は1欄使用し，変更しない部分は空欄のままとする
　　　　　看護師は勤務交代時に前勤務者と立ち会いのもと，2人でチェックし，記載する
　　　　　つまり，一人の勤務者は最低始業時と，終業時に2回チェックする
　　　　　　　　　　　京都府立医科大学附属病院　人工呼吸器サポートチーム／医療安全管理部

図3　NPPVチェックリスト

を行う。動作中は呼吸器設定に関するチェックリスト（NPPV専用のもの）（図3）を作成し，医師と看護師とが協力し，二重確認しながら異常の早期発見に努めている。しかし現状のチェックリストは最低限の安全稼働を確保するための一般的な日常使用管理，点検にとどまっており，理想的には適切な人員配置により常駐の臨床工学技士あるいは呼吸療法士が使用開始前，終了後ごとの点検や補修等を含めた，より詳細な保守管理までを担当するのが理想である。

4 家族の役割

NPPVの利点の一つは会話の保持である。小児では前述のように鎮静薬の投与が一般的に行われていて現実的には会話が容易ならざることも多いが，患者と両親が適切な会話や接触を積極的に行うことが，患者の安心・安静保持に大きく寄与することを医療従事者は留意すべきである。

解説

　小児NPPVの適用ポイントとして，①重症度や背景疾患を考慮に入れて適応症例を慎重に選択し，必要があれば可及的早期に適用すること，②適切なインターフェイスと換気様式を選択すること，③適切な鎮静，皮膚保護材の使用，看護師や両親による精神的サポートにより適合性を上げること，④非反応症例を迅速に評価抽出し，気管挿管への移行を決して遅らせないこと，などが挙げられる。残念ながら，小児急性期管理におけるNPPVの役割についてはまだまだ臨床知見の集積は少なく，RCTは1件しか存在しない。また，症例の集約化は特にわが国では進んでおらず個々の施設では経験自体が少ない，という問題もある。しかし今後，臨床治験の集積，インターフェイスの改善や，PICUあるいは小児呼吸センターなどの普及などの条件が整うことで，小児に対するNPPVはさらに普及する可能性がある[19)20)]。

引用文献

1) Puri D, Puri N, Gupta PK, et al. Prevention of post operative phrenic nerve palsy in patients undergoing cardiac surgery. Indi J Thorac Cardio Surg 2001；17：225-9.

2) Sharma AD, Parmley CL, Streeram G, et al. Peripheral nerve injuries during cardiac surgery：risk factors, diagnosis, prognosis and prevention. Anesth Analg 2000；91；1358-69.

3) Akay TK, Ozkan S, Gultekin B, et al. Diaphargmatic paralysis after cardiac surgery in children：incidence, prognosis and surgical management. Pediatr Surg Int 2006；22：341-6.

4) Lemmmer J, Stiller B, Heise G et al. Postoperative phrenic nerve palsy：early clinical implications and management. Intensive Care Med 2006；32：1227-33.

5) Ovroutski S, Alexi-Meskishvili V, Stiller B, et al. Paralysis of phrenic nerve as a risk factor for suboptimal Fontan hemodynamics. Eur J Cardio Thoracic Surg 2005；27：561-5.

6) Essouri S, Chevret L, Durand P, et al. Noninvasive positive pressure ventilation：Five years of experience in a pediatric intensive care unit. Pediatric Critical Care Medicine 2006；7；329-34.

7) Tokuda Y, Matsumoto M, Sugita T, et al. Nasal mask bilevel positive airway pressure ventilation for diaphragmatic paralysis after pediatric open-heart surgery. Pediatric Cardiology 2004；25：552-3.

8) Joho-Arreola AL, Bauersfeld U, Stauffer UG, et al. Incidence and treatment of diaphragmatic paralysis after cardiac surgery in children. Eur J Cario Throcic Surg 2005；27：53-7.

9) Fontela PS, Piva JP, Garcia PC, et al. Risk factors for extubation failure in mechanically ventilated pediatric patients. Pediatr Crit Care Med 2005；6：166-70.

10) Fortenberry JD, Del Toro J, Jefferson LS, et al. Management of pediatric acute hypoxemic respiratory insufficiency with bilevel positive pressure (BiPAP) nasal mask ventilation. Chest 1995；108：1059-64.

11) Bernet V, Hug MI, Frey B. Predictive factors for the success of noninvasive mask ventilation in infants and children with acute respiratory failure. Pediatr Crit Care Med 2005；6：660-4.

12) Teague WG. Noninvasive ventilation in the pediatric intensive care unit for children with acute respiratory failure. Pediatr Pulmonol 2003；35：418-26.

13) Esteban A, Frutos-Vivar F, Ferguson ND, et al. Noninvasive positive-pressure ventilation for respiratory failure after extubation. N Engl J Med 2004；350：2452-60.

14) Yañez LJ, Yunge M, Emilfork M, et al. A prospective, randomized, controlled trial of noninvasive ventilation in pediatric acute respiratory failure. Pediatr Crit Care Med 2008 ; 9 : 484-9.
15) Padman R, Nadkarni VM. Noninvasive nasal mask positive pressure ventilation in a pediatric patient with acute hypoxic respiratory failure. Pediatr Emerg Care 1996 ; 12 : 44-7.
16) Padman R, Lawless ST, Kettrick RG. Noninvasive ventilation via bilevel positive airway pressure support in pediatric practice. Crit Care Med 1998 ; 26 : 169-73.
17) Chin K, Uemoto S, Takahashi K, et al. Noninvasive ventilation for pediatric patients including those under 1-year-old undergoing liver transplantation. Liver Transpl 2005 ; 11 : 188-95.
18) Akada S, Takeda S, Yoshida Y, et al. The efficacy of dexmedetomidine in patients with noninvasive ventilation : a preliminary study. Anesth Analg 2008 ; 107 : 167-70.
19) 手稲渓仁会病院小児NIVセンターホームページ (http://www.keijinkai.com/teine/center/syouniniv/)
20) 土畠智幸. 小児のNPPV〜一般小児科医の立場から〜. PROGRESS IN MEDICINE 2007 ; 27 : 1038.

（京都府立医科大学附属病院集中治療部　志馬伸朗）

付録

付表1　NPPV用人工呼吸器比較表

(a) NPPV用器種の性能比較

		BiPAP			KnightStar 330®	NIP ネーザルIII	クリーンエア VS			ViVO®		BiPAP Vision®
		Synchrony®	Harmony®	Focus			SERENA	INTEGRA	ULTRA	30	40	CPAP, S/T PAV
換気設定	モード	S,ST,T,PC	S,ST	ST	I/EPAP,A/C	S,ST,T	S,ST,T	5段階	7段階	PSV,PCV	PSV,PCV	
	IPAP	4.0〜30.0	4.0〜30.0	4.0〜30.0	3.0〜30.0	2.0〜30.0	5.0〜30.0	5.0〜30.0	5.0〜30.0	4.0〜30	4.0〜40(25)	4.0〜40
	EPAP	4.0〜25.0	4.0〜25.0	4.0〜25.0	3.0〜20.0	2.0〜25.0	4.0〜20.0	4.0〜20.0	4.0〜20.0	2.0〜30	2.0〜20	4〜20
	ライズタイム	6段可変	6段可変	6段可変	5段可変	150〜900msec	4段可変	4段可変	4段可変	9段階	9段階	0.05〜0.4
	トリガー機能	オート	オート	オート	5段可変	3段可変	オート	オート/可変	オート/可変	9段可変	9段可変	デジタルオートトラック
	換気回数	0〜30	0〜30	1〜30	3〜30	5〜30	5〜50	5〜50	5〜50	4〜40	4〜40	4〜40
	吸気時間	0.5〜3.0	0.5〜3.0	0.5〜3.0	1/1〜1/4	0.1〜4.0	0.3〜3.0	0.3〜3.0	0.3〜3.0	0.3〜5.0	0.3〜5.0 (2.5)	0.5〜3.0
	ランプ機能	●	●	●	●	●	●	—	—	●	●	—
	AVAPS	●	—	—	—	—	—	—	—	—	—	—
アラーム	リーク	●	●	●	●	●	●	●	●	●	●	●
	高圧	—	—	●	●	●	●	●	●	●	●	●
	低圧	—	—	●	●	●	●	●	●	●	●	●
	Apnea	●	●	●	—	●	—	—	—	—	—	—
	低換気	●	—	—	—	●	●	●	●	●	●	●
	換気回数	—	—	—	—	—	—	—	—	●	●	●
	音量可変	2段可変	—	6段可変	3段可変	—	—	—	—	9段可変	9段可変	—
他	酸素供給	マスクorコネクタ	マスクorコネクタ	マスクorコネクタ	マスクorコネクタ	マスクorコネクタ	マスクorコネクタ	酸素インレット	酸素インレット	マスクorコネクタ	マスクorコネクタ	酸素インレット
	データ収集	●	●	—	●	●	●	●	●	●	●	—
駆動方式		ブロアー	ブロアー	ブロアー	ブロアー	ブロアー	タービン	タービン	タービン	ブロアー	ブロアー	ブロアー
電源方式		AC/DC	AC/DC	AC/内部	AC/DC	AC	AC/DC	AC/DC/内部	AC/DC/内部	AC/DC	AC/DC/内部	AC/DC
内部バッテリー作動		—	—	1時間	—	—	4時間	4時間	—	3時間	—	
外部バッテリー作動		DC12V	DC12V	—	DC12V	—	DC26V[※1]	DC26V[※1]	DC26V[※1]	DC24V[※1]	DC24V[※1]	—
外部バッテリーレンタル		—	—	—	●	—	—	—	—	—	—	—
重量(kg)		2.7kg	1.8kg	4.5kg	1.2kg	2.3kg	2.5kg	3.0kg	3.0kg	3.3kg	4.0kg	15.4kg
作動音(dB)		50dB以下[※2]	48dB以下[※2]	50dB以下	30dB	静音設計(Date無)	29dB	29dB	29dB	30dB以下	30dB以下	55dB以下
メンテナンス(交換)		2年	2年	2年	1年	1年[※3] 2年[※4]	5,000時間 or 2年	5,000時間 or 2年	5,000時間 or 2年	1年	1年	1年

[※1]：変換器必要，[※2]：CPAPでの測定，[※3]：24時間使用，[※4]：8時間以上使用．

(b) BiPAP Vision®とTrilogy 100®の比較

		BiPAP Vision®	Trilogy 100®（呼気ポート使用の際はパッシブ回路）
換気設定	モード	ST, CPAP, PAV	PCV：CPAP, S, ST, T, PC, -SIMV, VCVも可能
	IPAP	4～40	4～50
	EPAP	4～20	4～25（パッシブ回路）
	ライズタイム	50～400 msec	100～600 msec
	トリガー機能	Digital Auto-TRAK Sensitivity	Digital Auto-TRAK Sensitivity, フロートリガー
	換気回数	4～40	0～60
	吸気時間	0.5～3.0	0.3～5.0
	ランプ機能	なし	●（4～25 hPa cmH$_2$O）
	AVAPS	なし	●（パッシブ回路のみ）
アラーム	リーク	●	●
	高圧	●	●
	低圧	●	●
	Apnea	●	●
	低換気	●	●
	換気回数	●	●
	音量可変	不可	可変　大（85 dB）ソフト（45 dB）の2種類
他	酸素供給	酸素インレット（F$_{IO_2}$設定可能）	O$_2$を回路へ
	データ収集	なし	●
	駆動方式	ブロアー	ブロアー
	電源方式	AC/DC	AC/DC
	内部バッテリ作動	なし	●
	外部バッテリ作動	なし	●
	外部バッテリーレンタル	なし	未定
	重量	15.4 kg	5.0 kg
	作動音	55 dB以下	35 dB以下
	メンテナンス	1年	未定

付表2 HOT/NPPV/nCPAP の保険点数・対象患者範囲の推移

※2006年4月改定において機器加算→在宅療養指導管理材料加算へ項目名変更

(a) 在宅NPPVの保険点数，対象患者範囲の推移

改定年月	指導管理料	機器加算 陽圧式人工呼吸器	機器加算 陰圧式人工呼吸器	対象患者範囲
1990 (H2) 年4月	1,500点/月	1,000点/月		筋萎縮性側索硬化症，筋ジストロフィー，先天性ミオパチー，または多発性筋炎（膠原病または糖原病Ⅱ型によるものに限る）等の筋萎縮性疾患
1992 (H4) 年4月	1,800点/月	2,700点/月	1,200点/月	
1994 (H6) 年4月	2,000点/月	5,400点/月	2,000点/月	医師が適当と認めたもの
1996 (H8) 年4月	2,300点/月	7,000点/月	2,500点/月	
1998 (H10) 年4月	2,800点/月	陽圧式人工呼吸器 8,000点/月	鼻，顔マスクを介した人工呼吸器	医師が適当と認めたものであり，また，SASの患者は対象とはならない
2000 (H12) 年4月		7,600点/月*	6,000点/月	
2002 (H14) 年4月			3,000点/月	
2004 (H16) 年4月		6,840点/月*	5,930点/月	
2006 (H18) 年4月				
2008 (H20) 年4月				

*：気管切開下

(b) HOTの保険点数，対象患者範囲の推移

改定年月	指導管理料	酸素濃縮装置	酸素ボンベ	設置型液化酸素装置	携帯用酸素ボンベ	携帯型液化酸素装置	呼吸同調式デマンドバルブ	高度慢性呼吸不全	肺高血圧症	慢性心不全
1985 (S60) 年3月	700点/回 (月2回を限度)	2,500点/回 (月2回を限度)	使用した酸素の費用を10で除した点数					動脈血酸素分圧50Torr以下の者，および60Torr以下で肺性心を伴うもの		
1986 (S61) 年4月	1,400点/月									
1988 (S63) 年4月	1,500点/月	5,000点/月	4,000点/月					動脈血酸素分圧55Torr以下，および60Torr以下で，睡眠時または運動負荷時に著しい低酸素血症を来す者		
1990 (H2) 年4月				4,000点/月	1,200点/月					
1992 (H4) 年4月	1,800点/月			4,200点/月		1,200点/月				
1994 (H6) 年4月	2,000点/月	5,500点/月	4,200点/月	4,500点/月						
1996 (H8) 年4月	2,300点/月	5,800点/月			1,300点/月	1,300点/月				
1998 (H10) 年4月	2,500点/月		4,500点/月	4,800点/月						
2000 (H12) 年4月		5,500点/月			1,200点/月	1,200点/月				
2002 (H14) 年4月			4,320点/月		990点/月	990点/月		(Torr→mmHgに表示変更)	追加：検査値等の基準なし	
2004 (H16) 年4月		4,620点/月	3,950点/月							追加：NYHA Ⅲ度以上であると認められ，睡眠時のチェーン・ストークス呼吸がみられ，AHIが20以上
2006 (H18) 年4月				3,970点/月	880点/月	880点/月				
2008 (H20) 年4月		4,000点/月					300点/月			

(c) 在宅nCPAPの保険点数，対象患者範囲の推移

改定年月	指導管理料	機器加算	対象患者範囲
1998 (H10) 年 4月	1,300点/月	なし	対象となる患者は，以下のすべての基準に該当する患者とする。 ア．無呼吸指数（1時間あたりの無呼吸数をいう）が20以上 イ．日中の傾眠，起床時の頭痛などの自覚症状が強く，日常生活に支障を来している症例 ウ．睡眠ポリグラフィー上，頻回の睡眠時無呼吸が原因で，睡眠の分断化，深睡眠が著しく減少または欠如し，持続陽圧呼吸療法により睡眠ポリグラフィー上，睡眠の分断が消失，深睡眠が出現し，睡眠段階が正常化する症例 エ．睡眠時無呼吸が原因と考えられる合併症（高血圧，心不全，虚血性心疾患，脳血管障害等）を伴うもの
2000 (H12) 年 4月	250点/月	1,300点/月	対象となる患者は，以下のすべての基準に該当する患者とする。 ただし無呼吸低呼吸指数が40以上である患者については，イおよびエの要件を満たせば対象患者となる。 ア．無呼吸低呼吸指数（1時間あたりの無呼吸数および低呼吸数をいう）が20以上 イ．日中の傾眠，起床時の頭痛などの自覚症状が強く，日常生活に支障を来している症例 ウ．睡眠ポリグラフィー上，頻回の睡眠時無呼吸が原因で，睡眠の分断化，深睡眠が著しく減少または欠如し，持続陽圧呼吸療法により睡眠ポリグラフィー上，睡眠の分断が消失，深睡眠が出現し，睡眠段階が正常化する症例 エ．睡眠時無呼吸が原因と考えられる合併症（高血圧，心不全，虚血性心疾患，脳血管障害等）を伴うもの
2002 (H14) 年 4月 2004 (H16) 年 4月 2006 (H18) 年 4月 2008 (H20) 年 4月		1,210点/月	対象となる患者は，以下のすべての基準に該当する患者とする。 ただし無呼吸低呼吸指数が40以上である患者については，イの要件を満たせば対象患者となる。 ア．無呼吸低呼吸指数（1時間あたりの無呼吸数および低呼吸数をいう）が20以上 イ．日中の傾眠，起床時の頭痛などの自覚症状が強く，日常生活に支障を来している症例 ウ．睡眠ポリグラフィー上，頻回の睡眠時無呼吸が原因で，睡眠の分断化，深睡眠が著しく減少または欠如し，持続陽圧呼吸療法により睡眠ポリグラフィー上，睡眠の分断が消失，深睡眠が出現し，睡眠段階が正常化する症例 （エが削除）

索　引

欧文索引

A

A-DROPシステム 8
acquired immunodeficiency
　　syndrome 36
activity of daily living 41, 90
acute lung injury 96
acute respiratory distress
　　syndrome 84, 96
adaptive/auto servo-ventilation
　　.. 23
adaptive servo-ventilation ... 123
ADL 41, 90
advanced directive 156
AHI 120
AIDS 36
air stack 188
ALI 96
ALS 105
amyotrophic lateral sclerosis
　　...................................... 105
apnea-hypopnea index 120
ARDS 84, 96
Assist/controlモード 183
ASV 23, 123
auto CPAP 18
auto-PEEP 12
auto PEEP 42
AVAPモード 182
average volume assured
　　pressure support 65

B

BAL 84
BCV 108
Becker muscular dystrophy
　　...................................... 186
Bentall手術 171
bilevel PAP 193
BiPAP Harmony® 107, 111,
　　114, 117
BiPAP Synchrony® 182, 193
BiPAP Vision® 5, 28, 40, 52,
　　73, 149, 172, 199
biphasic cuirass ventilation
　　...................................... 108
BMD 186
BNP 83, 182, 195
BO 100
brain natriuretic peptide 83,
　　182
bronchiolitis obliterans 100
bronchoalveolar lavage 84

C

Cheyne-Stokes respiration ... 18,
　　22
CHF 15
chronic obstructive pulmonary
　　disease 39, 173
CO₂ナルコーシス 12, 19, 41,
　　148, 149
computed tomography 171
congestive heart failure 16
continuous positive airway
　　pressure 28, 74, 84

controlモード 193
COP 100
COPD 3, 39, 133, 173
――急性増悪 153, 164
Cough Assist® 190
CPAP 28, 74, 84, 119
――タイトレーション 120
――の健康保険適応 121
――のトラブル 127
cryptogenic organizing
　　pneumonia 100
CSR 18, 22
CT 171
CYA 84
cyclosporin 84

D

DAD 100
diffuse alveolar damage 100
DM1 187
DMD 181, 186
――の呼吸ケア介入 191
DNACPR 7
DNAR 7
DNI 153
――オーダー 5
DNPCM 7
DNV 7
Do not attempt CPR 7
Do not attempt resuscitation .. 7
do not intubate 5, 153
――(DNI)オーダー 10
Do not perform cardiac
　　massage 7
Do not ventilate 7

Duchenne muscular distrophy 181, 186
dystrophia myotonica 1 187

E

emergency medical support 100
EMS 100, 151
endurance time 90
EPAP 17, 172
expiratory positive airway pressure 17, 172
extravasation 72

F

facioscapulohumeral muscular dystrophy 186
FAST 71
FCMD 186
FIM 67
F_{IO_2} 48
focused assessment with sonography for trauma 71
FSHD 186
Fukuyama congenital muscular dystrophy 186
functional independent measure 67

G

GAD 127
GCS 5, 16, 71
generalized anxiety disorder 127
Glasgow coma scale ... 5, 16, 71
glossopharyngeal breathing 181
GPB 181

H

hematopetic stem cell transplantation 29
high-resolution computed tomography 82
home oxygen therapy 62
HOT 62
HRCT 82
HSCT 26, 29

I

IC 43, 62
ICU 152
──滞在日数 176
idiopathic pulmonary fibrosis 84, 88
idiopathic pulmonary syndrome 29
informed consent ... 43, 62, 156
inspiratory positive airway pressure 17, 172
inter- and multi-disciplinary care team 185
invasive positive pressure ventilation 41
IPAP 17, 172
IPF 84, 88
IPPV 41
IPS 29

J

Japan Advanced Trauma Evaluation and Care 74
Japan coma scale 16, 71
JATEC™ 74
JCS 16, 71

K

KnightStar 330® 108, 111

L

late-onset noninfectious pulmonary complication ... 100
LBM 126
lean body mass 126
LEGENDAIR® 111, 193
LGMD 187
limb-girdle muscular dystrophy 187
LIP 100
long term oxygen therapy ... 136
LONIPCs 100
LTOT 136
LTV950® 183
LTV1000® 192
LVEF 182, 195
lymphocytic interstitial pneumonia 100

M

MAC 182, 190
major depressive disorder ... 127
manual muscle test 181
maximum insufflations capacity 182
MDD 127
mechanical assisted coughing 182
medical social worker 34, 68, 91, 106
MIC 182
MMT 181
MSLT 121
MSW ... 34, 68, 91, 106, 112, 117
multiple sleep latency test 121
muscular dystrophy 184

N

NIP-Ⅲ® 133, 134
NIPネーザルⅢ® 108, 111
NIPネーザルA® 146, 149
noninvasive positive airway pressure ventilation 96
noninvasive positive pressure ventilation 17, 133, 172
NPPV 17, 96, 133, 172
──開始の基準 7
──クリニカルパス 10
──装置 193

214

──── チェックリスト 204
──── 導入困難例 142
──── と鎮静 45
──── の禁忌 20
──── の効果 136
──── の適応 136
──── の適応禁忌・除外症例
　　　................................76
──── の導入基準 136
──── の導入について検討する
　　　................................75
──── の評価ポイント 21
──── プロトコル 10, 14
──── 予防的適用 201
──── 離脱 8
NST 194
nutrition support team 194

O

obesity hypoventilation
　syndrome 18
obstructive sleep apnea
　syndrome 18
OHVS 18
OSAS 18, 119
oxygen apnea 12
oxygen index 201
oxygenation index 95

P

palliation 188
$Pa_{O_2}/F_{I_{O_2}}$ 比 164
Parkland 方式 4
patient leak 31
PBI 4
PCF 182, 188, 189
──── の測定器具 189
peak cough flow
　　　.................... 182, 188, 189
pediatric intensive care unit
　　　................................198
PEEP 163, 165

PEG 107, 182, 195
percutaneous endoscopic
　gastrostomy 107, 182
PerforMax 177
PICU 198
polysomnography 120
PONR 12
primary survey 71
problem oriented nursing
　record 12
prognostic burn index 4
PSG 120
──── 検査 120

Q

QOL 90, 122, 185
quality of life 90, 185

R

rapid shallow breathing index
　　　..............................8, 166
RASS 166
REE 11, 127, 194
respiratory support team 92
resting energy expenditure
　　　...................... 11, 127, 194
Richmond agitation-sedation
　scale 166
RSBI 8, 166
RST 92
RTX® 108, 111

S

SAS 121
SBT 161
secondary survey 72
shuttle walk test 151
silent aspiration 11
SIRS 7, 10
sleep apnea syndrome 121
slow wave sleep 120
SMA 186

──── Ⅰ型 190
spinal muscular dystrophy
　　　................................186
Sp_{O_2} 167
spontaneous breathing trial
　　　................................161
ST モード 7
SWS 120, 123
systemic inflammatory response
　syndrome 6, 10

T

T モード 146
TAE 76
total face mask 177
total leak 31
TPPV 105, 144, 191
tracheostomy positive pressure
　ventilation 105, 144, 191
transarterial embolism 76
Trilogy® 193

U

UPPP 128
uvulopalatopharyngoplasty
　　　................................128

V

VAP 12, 75, 98, 164
VAS 値 74
$\dot{V}_{CO_2}$ 11
ventilator-associated
　pneumonia 12, 75, 98
ventilator-induced lung injury
　　　..................................98
venturi mask 60, 62
very-low calorie diet 126
VILI 98
Vivo® 40
VLCD 126
$\dot{V}_{O_2}$ 11
──── peak 126

和文索引

あ

悪性腫瘍患者 154
アセント 196
圧外傷 11
圧ライン 91
アラームテスト 91
アンケート 141
安静時エネルギー消費量 11
安静時エネルギー代謝量 194
安定期COPD 136
安定期のNPPVの評価 136
アンビューバッグ 72

い

意識障害 16
医師の役割 137
Ⅰ型呼吸不全 32, 35
遺伝カウンセリング 185
医療社会事業士
　　　　 .... 34, 68, 91, 141
医療社会福祉士 106
医療ソーシャルワーカー
　　　　 .... 127, 129
胃瘻 182
　　──造設 111
インターフェイス 45
インフォームドコンセント
　　　　 .... 34, 43, 87, 156, 196

う

ウィーニング 24
うっ血性心不全 15
運動持続時間 90
運動習慣 126
運動耐用能 90, 126, 151
運動療法 126, 139

え

エアフローリミテーション ... 123
栄養サポートチーム 13, 194
栄養士 67, 91, 141, 151, 184
エクスハレーションポート 91
エコーフリースペース 71

お

横隔神経麻痺 174, 199
オキシマイザー® 84
オートCPAP 123

か

介護保険 92
外傷初期診療ガイドライン 74
外部バッテリー 117
開放性気胸 75
顔マスク 177
加温加湿 42
覚醒遅延 174
拡張型心筋症 195
ガス交換障害 135
喀血 148
合併症 143
カフアシスト
　　　　 .... 105, 108, 110, 190
過膨張 135
換気回数 173
換気の改善 134
換気量 173
看護師の役割 139
間質性肺炎 82
患者評価 137
患者への説明 137
肝損傷 74
顔面肩甲上腕型筋ジストロフィー
　　　　 186
顔面損傷 76
管理栄養士 107, 123

き

緩和 188
　　──医療 154
　　──的医療 153

奇異性運動 199
機械的咳介助 182, 190
気管・気管支狭窄 201
気管支喘息 51
気管支肺胞洗浄 84
気管切開下人工呼吸 155
気管切開下陽圧換気療法 ... 144
機器のトラブル 140
基礎代謝エネルギー量 194
気道加湿 203
気道内圧 173
機能的残気量 162
逆流 203
吸引歯ブラシ 112
吸気筋耐用能 151
吸気トリガー 149
急性呼吸窮迫症候群 84
急性呼吸促迫症候群 96
急性心原性肺水腫 153
急性増悪 3, 60, 82, 133
　　──時の対応 143
急性肺損傷 96
吸入療法 55
球麻痺 105
教育 142
胸郭損傷 71, 76
胸郭動揺 71
胸郭の動き 56
胸郭変形 79
胸腔ドレーン 72
胸部外傷後呼吸困難症候群 79
胸部外傷におけるNPPV導入
　　　　 77
筋委縮性側索硬化症 105
緊急時医療サポート 99

筋強直性ジストロフィー
　　　　　　　　　　　187, 190
筋ジストロフィー 184
緊張性気胸 71, 75, 76
筋力トレーニング 126, 127

く

グラスゴー昏睡尺度 5, 16

け

ケアマネージャー 13
経管栄養 111
軽症の発作 59
経皮的炭酸ガス測定 188
経皮的内視鏡下胃瘻造設術 ...107
経皮内視鏡的胃瘻造設術 182
血液透析 96
血管内止血法 76
血気胸 72
血胸 75
言語聴覚士 184
言語聴覚療法士 13
言語療法士 107

こ

口蓋垂口蓋咽頭形成術 128
口腔ケア 112
口腔内ケア 177
口腔内洗浄 12
口腔内装置 128
口腔内保湿ゲル 89
拘束性換気障害 170
高炭酸ガス血症 147
後天性免疫不全症候群 36
喉頭／気管軟化症 201
喉頭損傷 76
高二酸化炭素血症 39
高分解能コンピュータ断層撮影
　　　　　　　　　　　　..82
硬膜外カテーテル 79
硬膜外チュービング 73
硬膜外膿瘍 79
誤嚥性肺炎 11

呼気介助 48
呼気終末炭酸ガス濃度測定 ...188
呼気ポートテスト 31
呼吸介助 51
——手技 53
——法 133, 140
呼吸器 143
呼吸筋鍛錬 13
呼吸筋麻痺 105
呼吸困難 133
——度感 90
呼吸サポートチーム 30
呼吸仕事量 21
呼吸性アシドーシス 39
呼吸体操 151
呼吸停止 56
呼吸不全下の栄養評価 194
呼吸不全下の経皮内視鏡的胃瘻造
　設術 194
呼吸モード 192
呼吸リハビリテーション
　　　　　　　　　　143, 151
——プログラム 149
呼吸療法サポートチーム 92
呼吸療法認定士 9
混合静脈血酸素飽和度 175
コンピュータ断層撮影 171

さ

サイズP鼻マスク 199
再挿管 174
——リスク 161
最大強制吸気量 ... 182, 188, 189
最大咳流量 182, 188, 189
在宅CPAPタイトレーション
　　　　　　　　　　　　..18
在宅医 141
在宅移行 142
在宅医療 121
在宅酸素療法 62, 146, 170
在宅死 155
在宅長期酸素療法 86
在宅への移行期 139

在宅看取り 115
在宅用NPPV装置 17
サイトメガロウイルス
　(cytomegalovirus：CMV)ア
　ンチゲネミア 89
作業療法士 107
左室駆出率 182, 195
左室後負荷 163
産業医 124
酸素業者，人工呼吸器業者の役割
　　　　　　　　　　　　.141
酸素消費量 11

し

歯科医 129
歯科衛生士 107
歯科栄養士 112
シガーライターケーブル 117
自己効力感 56
自然気胸 143
事前指示 156
持続陽圧気道圧 28, 84
肢帯型筋ジストロフィー 187
市中肺炎 41
自転車エルゴメータ 126, 151
自発呼吸テスト 161
シャトルウォークテスト 126
周期性呼吸 22
周期性四肢運動障害 127
重症度 136
——分類 7
重症熱傷 3
集中治療室 172
終末期 144, 146
終夜睡眠PSG 121
終夜ポリグラフ 19
従量式呼吸器 192
出血性ショック 72
主導権 52
準備プログラム 192
上腸間膜動脈(SMA)症候群ン...194
小児BiPAP初期設定 202
小児NPPV対象疾患 201

小児NPPV適用基準 201
小児インターフェイス 202
初期条件設定 137
食行動質問表 125
食事時間はリザーバー付き鼻カニューラ 85
褥瘡 177
除脂肪体重 126
徐波睡眠 120
シリコンコネクター 91
心筋症 195
神経・筋疾患のNPPVの適応 192
心原性肺水腫 15, 24, 163
人工呼吸器関連肺炎 12, 36, 75, 86, 98, 154
人工呼吸器誘発肺損傷 98
進行性の慢性気流制限 134
侵襲的人工呼吸 155
侵襲的陽圧換気 41
心臓血管外科術後 175
身体障害者 91
　――手帳 141
心肺蘇生 155
心拍出係数 84
心不全治療 195

す

睡眠医療ネットワーク 131
睡眠外来 121
睡眠検査技師 123
睡眠潜時反復検査 121
睡眠相後退症候群 121
睡眠ポリグラフィー 122
スキンケア 110
スクィージング 79
ステロイド吸入 134
　――療法 133
ステロイドパルス療法 84
スワンガンツカテーテル 83

せ

生活行動調査表 125

生活の質 185
精神看護 13
成人用鼻マスク 202
脊髄性筋委縮症 186
舌咽頭呼吸 189
　――法 181
セファログラム 119, 120
全身疾患 135
全身性炎症反応症候群 6, 10
漸増運動負荷テスト 126
先天性ミオパチー 186
全般性不安障害 127
せん妄 13

そ

挿管回避 174, 176
　――率 173
挿管準備 176
臓器移植後 176
造血幹細胞移植 26, 29
創傷・オストミー・失禁(WOC)看護認定看護師 117
装着成功率 52
側彎症 171
蘇生バッグ 19

た

体位ドレナージ 79
体位変換 12
大うつ病 127
ダイエット入院 124
体外循環 173
大動脈・気管支損傷 74
大動脈弁閉鎖不全 170
大量輸血 173
多専門職種チーム 185
タッチング 56
多発肋骨骨折 72, 74

ち

地域医療協力 143
地域医療連携室 129
チェーン・ストークス呼吸

 ....18, 22, 123
チーム医療 9, 167
中止基準 177
中枢型無呼吸 123
長期酸素療法 136
超低カロリー療法 126
チンストラップ 45, 139
鎮静 166
　――薬 12

て

定常運動負荷試験 90
低分子ヘパリン 88, 89
デュシェンヌ型筋ジストロフィー 181, 186
電動車椅子 182

と

頭蓋底骨折 76
同期式間欠的強制換気 193
同調不良 44
導入 142
　――期 137, 139
特発性過眠症 127
特発性間質性肺炎の重症度分類 92
特発性器質化肺炎 100
特発性肺炎症候群 29
特発性肺線維症 82, 84, 88
徒手筋力テスト 181
トータルフェイスマスク 46
ドーパミン 26
トラブルと対策 143
トリガー 108
トレッドミル歩行運動 127
呑気 203

な

内因性PEEP 42
ナラティブ 184
ナルコレプシー 121, 127

に

- II型呼吸不全 35
- 二酸化炭素排出量 11
- 二重標識水 194
- 日常生活活動評価 67
- 日常生活動作 41
- 日本式昏睡尺度 16
- ニューモシスチス肺炎 36
- 認知機能 196
- ──障害 196

ね

- ネーザルプロング 46
- 熱傷 3
- ──深度 3, 4
- ──予後指数 3, 4

の

- 脳性ナトリウム利尿ペプチド
  ....83, 182, 195

は

- 肺炎 39, 153
- 肺結核後遺症 60, 146
- 肺血管抵抗 200
- 肺高血圧 135
- 肺挫傷 73, 76
- 肺切除後 176
- 排痰ケア 110
- 肺動脈圧 84
- 肺動脈楔入圧 83
- 肺リクルートメント 98
- 抜管後呼吸不全 201, 202
- 抜管後呼吸補助 176
- 抜管後の急性呼吸障害 173
- 抜管後の呼吸補助 174
- 抜管失敗の危険因子 201
- バッグバルブマスク 117
- 鼻CPAP装置 173
- 鼻マスク 45, 52, 177
- パニック発作 48
- 歯磨き 12
- ハリス・ベネディクト 99
- 半座位 12

ひ

- 皮下気腫 57, 71
- ピークフロー 51
- ──計 182
- 非侵襲的陽圧換気療法 17, 96, 133, 172
- 脾損傷 72, 74
- ビバジェル 112
- 非福山型先天性筋ジストロフィー
 186
- 皮膚欠損用創傷被覆材 78
- 皮膚統合傷害 203
- 皮膚保護剤 22, 49
- 皮膚保護材 203
- びまん性肺胞傷害 100
- 肥満低換気症候群 18
- 病診連携 142
- 病棟薬剤師 57, 67
- びらん 177

ふ

- フィルター 91
- フェイスマスク 46
- フェンタニル 72, 199
- 不穏 44, 167
- フォンタン手術 200
- ──後 198
- 腹腔内出血 72, 73
- 腹部外科手術後 175
- 福山型先天性筋ジストロフィー
  ....186, 190
- フルフェイスマスク
  ....52, 172, 176
- フレイルチェスト 74, 75
- プレッシャーサポート圧 42
- プレッシャーサポート換気 ...172
- フレンタシステム® 114
- プロトコル（手順書）に基づく
  NPPV 5

へ

- 閉塞型睡眠時無呼吸症候群
  ....18, 119
- 閉塞性細気管支炎 100
- 閉塞性ショック 71
- ペースメーカー植え込み手術
 195
- β-Dグルカン 89
- β刺激薬の吸入 54
- β刺激薬の貼付薬 54
- ベッカー型筋ジストロフィー
 186
- ヘルメット型マスク 109
- ベンチュリーマスク 149

ほ

- 方針決定 137
- 訪問看護 142
- ──師 91
- ──ステーション 115, 137, 142
- ボルグスケール 89, 90

ま

- マウスピースによる侵襲的陽圧換気療法 183
- マスクフィッティング
  ....35, 52, 150
- マスクリーク 177
- マスクを使った呼吸機能検査
 188
- 麻薬 147
- マルファン症候群 170
- 慢性II型呼吸不全 16
- 慢性閉塞性肺疾患 39, 173

む

- 無気肺 176, 199, 200
- 無呼吸低呼吸指数 120
- むずむず脚症候群 127

め

滅菌蒸留水 91
免疫不全 26
　───NPPVから挿管人工呼吸の
　　移行条件 38
　───NPPVの条件 38
　───症例NPPVの適応 37
メンタル面 56

も

問題指向型看護記録 12

や

夜間就寝時の使用 138
夜間せん妄 13
薬剤師 ... 13, 33, 57, 90, 107, 141

ゆ

有酸素運動 126

ら

ライズタイム 138

り

理学療法 133
　───士 13, 48, 56, 66, 79,
　　90, 107, 126, 139, 150, 184
リーク 22
リザーバー付き鼻カニューラ ..84
リザーバーマスク 95
離脱 172
　───困難 161
　───支援 161, 165

臨

臨床検査技師 23
臨床工学技士 57, 140
輪状甲状靱帯穿刺 64
臨床心理士 107
リンパ球性間質性肺炎 100

れ

レジスタンストレーニング ...126
レストレスレッグ症候群 121
レム行動異常症 121

ろ

漏斗胸 171
肋骨転位 79
6分間歩行試験 90

薬剤名索引

あ

アシクロビル 26
アーチスト®(カルベジロール)
　...195

い

イトラコナゾール 26

え

塩酸モルヒネ 108, 147
　───注持続皮下注射 115

お

オピオイド系鎮痛薬 76
オーラルバランス 112

か

カプトリル®(カプトプリル)
　...195
カルペリチド(心房性ナトリウム

利尿ペプタイド) 96

く

クロルプロマジン 199

こ

コバシル®(ペリンドプリル)
　..195

し

シカケア® 110, 203
シクロスポリン 84, 97
ジクロフェナック 76
　───座薬 73
シベレスタットNa 88
　───ナトリウム 84

す

スコポラミン軟膏 107

せ

セファゾリン 26
セフェピム 26, 94

セ

セフタジジム 27
セロクエル®(クエチアピンフマ
ル酸塩) 115

て

デクスメデトミジン
　................ 84, 85, 199, 202
デュオアクティブ® 203
　─── CGF 78

と

トリメトプリム・スルファメトキ
サゾール 27

は

ハイドロサイト® 49, 110
パキシル®(パロキセチン塩酸塩)
　...115
バゾプレッシン 26
パルミコート®(ブデソニド)
　...134
ハロペリドール 7
バンコマイシン 27, 9

ひ
非ステロイド性抗炎症薬..........76

ふ
フェンタニル 76
ブプレノルフィン 73, 76
フルブビプロフェン 76
プロポフォール 72

へ
ペンタジン®(ペンタゾシン) .147

ま
マキシピーム(セフェピム) ...133

み
ミダゾラム....................72, 199

め
メチルプレドニゾロン............51
───注射......................84
メトトレキサート 97
メロペネム 96

も
モルペス®(硫酸モルヒネ)....109, 115

ゆ
ユナシン-S®(スルバクタム) .133

り
硫酸モルヒネ 106, 108

れ
レニベース®(エナラプリル)
195
レペタン®坐薬(塩酸ブプレノルフィン) 147
レンドルミン®(ブロチゾラム)
115

ろ
ロキソプロフェン 74
ロピバカイン 73

●編著者略歴

蝶名林　直彦（ちょうなばやし・なおひこ）

1951年6月30日　西宮市で出生

《学歴および職歴》
1976年3月　　神戸大学医学部卒業
1976～1990年　虎の門病院内科研修医を経て呼吸器内科医長
1988年4月　　東京女子医科大学第1内科学講座にて医学博士取得
1990年10月～　聖路加国際病院　呼吸器内科医長
2007年10月～　　（同）　　　呼吸器内科部長として現在に至る

《専門医・評議員等》
日本内科学会（認定内科医・内科専門医）
日本呼吸器学会（専門医，指導医，評議員）
日本アレルギー学会（評議員）
日本呼吸ケア・リハビリテーション学会（評議員・理事）
日本結核病学会（評議員）
日本呼吸核医学学会（評議員）

《その他》
東京女子医科大学非常勤講師
東北大学医学部学部非常勤講師

《公職》
厚生労働省：保険医療専門調査員

《所属学会》
日本呼吸器学会，日本肺癌学会，日本アレルギー学会，日本感染症学会，日本呼吸器内視鏡学会，日本呼吸ケア／リハ学会，日本化学療法学会，日本呼吸療法学会，日本気胸・嚢胞性肺疾患学会，日本内科学会，日本臨床腫瘍学会，等

《主な著書・編集》
NPPVハンドブック（編著，医学書院），在宅酸素療法（共著，克誠堂），ベッドサイドの呼吸管理（共著，南江堂），呼吸管理セーフティーBOOK（共著，MCメディカ出版），等

症例から学ぶNPPV―チーム医療の役割分担―　〈検印省略〉

2010年5月1日　　第1版第1刷発行

定価（本体6,000円+税）

編著者　蝶名林直彦
発行者　今井　良
発行所　克誠堂出版株式会社
〒113-0033　東京都文京区本郷3-23-5-202
電話（03）3811-0995　振替00180-0-196804
URL　http://www.kokuseido.co.jp

ISBN 978-4-7719-0368-5　C 3047　¥6000E　　印刷　株式会社シナノパブリッシングプレス
Printed in Japan　©Naohiko Chohnabayashi, 2010

・本書の複製権・翻訳権・上映権・譲渡権・公衆送信権（送信可能化権を含む）は克誠堂出版株式会社が保有します。
・JCOPY〈（社）出版者著作権管理機構　委託出版物〉
本書の無断複写は著作権法上での例外を除き禁じられています。複写される場合は，そのつど事前に（社）出版者著作権管理機構（電話 03-3513-6969, Fax 03-3513-6979, e-mail：info@jcopy.or.jp）の許諾を得てください。